高等教育（医药卫生类）案例版规划教材

系统解剖学实验

主　编　张爱林　王　毅

副主编　安　娜　丁淑琴　邹月超

编　者（按姓氏汉语拼音排序）

安　娜（甘肃天慈阳光医院）

丁淑琴（解放军第十医院）

王　毅（河西学院）

张爱林（河西学院）

邹月超（河西学院）

科学出版社

北　京

内 容 简 介

本教材在实验内容中将具体知识点（含形态结构的诸方面及其意义）完整列出，并按掌握与熟悉、了解三个层次予以量化、分类。这样使目的要求更加明朗化，同时弥补了标本和模型不系统、不全面的缺陷，更方便学生自我检测和教师随机抽查，使实验成绩更加客观。

本教材共分上、下两篇，上篇 11 个章节，29 个实验，既有基础验证性实验，也设计了部分创新性实验；下篇为综合练习题，为提高性测试。

本教材可供本专科医药卫生类专业学生使用。

图书在版编目（CIP）数据

系统解剖学实验/张爱林，王毅主编 . — 北京：科学出版社，2018.2
高等教育（医药卫生类）案例版规划教材
ISBN 978-7-03-056568-6

Ⅰ．系… Ⅱ．①张… ②王… Ⅲ．系统解剖学－实验－医学院校－教材
Ⅳ．R322-33

中国版本图书馆 CIP 数据核字（2018）第 028938 号

责任编辑：丁海燕 / 责任校对：张凤琴
责任印制：李 彤 / 封面设计：张佩战

科学出版社 出版
北京东黄城根北街 16 号
邮政编码：100717
http://www.sciencep.com

北京虎彩文化传播有限公司 印刷
科学出版社发行 各地新华书店经销

*

2018 年 2 月第 一 版 开本：787×1092 1/16
2020 年 8 月第二次印刷 印张：16 3/4
字数：336 000
定价：72.00 元
（如有印装质量问题，我社负责调换）

前　言

　　系统解剖学是一门重要的医学基础课程，其实验教学尤为重要。众所周知，解剖学是架构医学基础和临床课程的桥梁，传统的解剖学实验教学仅以验证教学为主，与实际工作所要求的创新能力培养不太相称，更与目前知识的快节奏更新不相适应。如何解决这一矛盾？唯有改革传统的教学方法，将理论与临床实践结合，增设综合性、创新性实验，才能有利于学生综合创新能力的培养，这也是各医学院校目前教学改革的主流。本实验教材正是在这样一种背景下组织编写的。

　　传统的实验教材因为遵循系统性、全面性原则，无法兼顾和突出实验教学的基本环节——从标本和模型来展开教与学的过程。另外，学生由于受现代科技、管理、教育的量化（或任务化）思维的影响，往往对大纲中的目的要求理解的不清楚，导致学习过程中具体目的不明，在一定程度上影响了学习效果。多年来，我们一直致力于解决这些问题：在实验内容中将具体知识点（含形态结构的诸方面及其意义）完整列出，并按掌握与熟悉、了解三个层次予以量化、分类。这样使目的要求更加明朗化，同时弥补了标本和模型不系统、不全面的缺陷，更方便学生自我检测和教师随机抽查，使实验成绩更加客观。本实验教材的编写正体现了这种思想。

　　本教材共分上、下两篇，上篇 11 个章节，29 个实验，既有基础验证性实验，也设计了部分创新性实验；下篇为综合练习题，为提高性测试。根据学时数，一次实验教学可做一至数个实验。专业不同、层次不同的学生，也可对实验内容做出相应的取舍。

本实验教材的编写得到了学院各级领导的大力支持，对我校教研室各位老师的精心付出，在此表示衷心感谢！限于编者水平，本书的不足之处在所难免，望广大师生在使用过程中提出宝贵意见，以使系统解剖学实验教学更加完善。

编　者

2018 年 1 月

目 录

上篇 基础实验

下篇　综合练习题

上篇 基础实验

第一章　运动系统

实验一　骨学总论　躯干骨

一、实验目标

（1）辨认长骨、短骨、扁骨和不规则骨，观察各类骨的形态特点及分布。

（2）观察骨密质和骨松质在骨内的配布，辨认与重力传导有关的骨小梁。

（3）观察骨膜的性状、被覆部位和关节软骨的分布。辨认黄骨髓与红骨髓，观察骨内骨髓的分布特点及其与年龄变化的关系。

（4）观察煅烧骨和脱钙骨的外形，比较两者的物理特性及其与化学成分的关系。

（5）观察椎骨的一般形态，辨认其主要结构。观察骶、尾骨的形态，辨认其主要结构。

（6）辨认颈椎、胸椎和腰椎，观察各部椎骨的形态特点及主要区分标志。

（7）观察寰椎、枢椎和隆椎的形态特点。

（8）观察胸骨和肋骨的形态，辨认其主要结构。

（9）触摸常见的骨性体表标志。

二、实验教具

1. 标本

（1）骨的形态分类（木版固定或串联）。

（2）新鲜动物长骨（示骨质、骨膜和骨髓）。

（3）脱钙骨（肋骨）和煅烧骨（椎骨）。

（4）成套游离椎骨（相邻的颈椎、胸椎和腰椎，包括寰椎、枢椎）。

（5）骶骨、尾骨和腰椎骶化、骶椎腰化。

（6）胸骨（有完整的胸骨柄、胸骨体和剑突）。

（7）成套游离肋骨，包括第 1 肋、第 2 肋、第 11 肋、第 12 肋和第 3~10 肋中任选 2 根。

2. **X 线片**　长骨（股骨或肱骨）。

3. **挂图**　全身骨骼（前面观）；骨的构造；脊柱全貌；各部椎骨的形态；肋骨及肋椎关节；胸廓。

三、实验内容

1. **骨的分类标本**　长骨、短骨、扁骨和不规则骨的形态特点，骨密质和骨松质的配布，骨小梁及其走向，骺线。

2. **新鲜长骨剖面**　骨质、骨膜、骨髓和骺软骨（骺线）。

3. **脱钙骨和煅烧骨**　骨的硬度，比较骨的脆性和韧性的变化。

4. **游离椎骨**

（1）典型椎骨：椎体、椎弓、椎弓根、椎弓板、棘突、横突、上关节突、下关节突、椎孔和椎上切迹、椎下切迹。

（2）各部椎骨：颈椎横突孔、棘突末端分叉、椎体钩和水平位关节突；胸椎肋凹、棘突呈叠瓦状和冠状位关节突；腰椎体粗大，棘突呈板状后伸和矢状位关节突；第 1 颈椎无椎体、棘突和关节突；第 2 颈椎有齿突；第 7 颈椎棘突长且不分叉。

5. **骶骨和尾骨**　骶岬、骶前孔、骶后孔、骶管、骶管裂孔、骶角、耳状面和尾骨角。

6. **全身骨架**

（1）观察骨的形态分类、分布和躯干骨的配布。

（2）第 2~6 颈椎棘突小且末端分叉；胸椎棘突长，呈叠瓦状排列；腰椎棘突呈板状后伸；椎间孔。

（3）胸骨柄、胸骨体和剑突，胸骨角、颈静脉切迹、锁切迹和肋切迹。

（4）真肋（第 1~7 肋）、假肋（第 8~12 肋）、浮肋（第 11、12 肋）和肋弓。

7. **游离肋骨**

（1）典型肋骨：肋头、肋颈、肋结节、肋角、肋体和肋沟。

（2）特殊肋骨：第 1 肋宽、短，无肋沟和肋角，有前斜角肌结节、锁骨下静脉沟和锁骨下动脉沟；第 2 肋有前锯肌隆起；第 11、12 肋无肋结节、肋颈和肋角。

8. **活体触摸**　第 7 颈椎棘突、第 6 颈椎横突前结节、骶角、胸骨角和剑突。

四、实验方法

1. **骨的形态**　在骨分类标本上，辨认呈长管状的长骨，多位于四肢；分为一体两端，且有中空的骨髓腔存在；短骨近似立方体，形态较规则，多位于连结牢固且运动灵活的部位；不规则骨的突起较多，形态不规则，多位于中轴线上；扁骨呈板状，内、外均为密质骨，主要构成体腔的壁。

2. **骨的构造**　在新鲜动物长骨标本上，可观察到骨外膜较致密，分布于关节面以外的骨表面；骨内膜较薄，用镊子不易挑取，仅存在于长骨体内表面和骨松质的间隙内。骨髓腔位于长骨体内，内含有黄骨髓。骨密质较坚硬，位于骨的外表面，尤其是长骨体；骨松质呈疏松状，位于长骨的骺和短骨、扁骨、不规则骨的内部，多含有红骨髓。结合长骨 X 线片观察骨密质和骨松质的分布，其中骨密质的密度高，发亮（图 1-1）；骨松质呈蜂窝状。在长骨体与骺（上、下端）的结合处寻找骺软骨或骺线，与长骨 X 线片对照观察（图 1-2）。

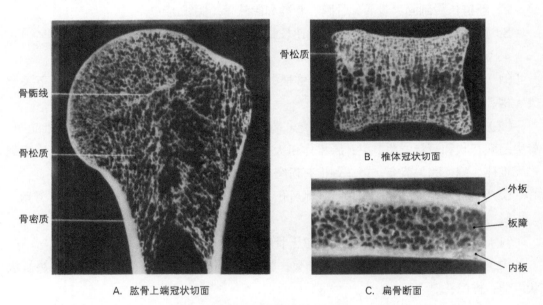

骨松质

骨骺线

骨松质

骨密质

外板

板障

内板

A. 肱骨上端冠状切面　　B. 椎体冠状切面　　C. 扁骨断面

图 1-1　骨的构造

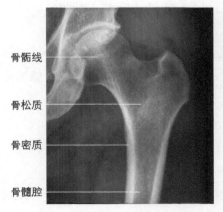

骨骺线

骨松质

骨密质

骨髓腔

图 1-2　长骨 X 线片（股骨正位 X 线片）

3. **骨的理化性质**　用手指捻捏煅烧骨，极易破碎，说明骨内的无机质可使骨坚硬、具有脆性；取出脱钙骨，观察骨的外形是否改变，用手触摸、扭转脱钙的肋骨，发现其可任意弯曲甚至打结，说明骨的有机质有良好的弹性和韧性。

4. **躯干骨**

（1）椎骨

1）首先明确椎骨的持拿方法：圆柱状的椎体位于前方，下部较上部稍宽大；较长的不对称突起（棘突）伸向后方或后下方。

2）辨认各部椎骨：依据颈椎、胸椎和腰椎的特征性结构来鉴别。如颈椎有横突孔（图1-3），胸椎有肋凹（图1-4），腰椎（图1-5）可出现乳突和副突等。重点观察棘突：颈椎棘突短小且分叉，胸椎棘突长且向后下倾斜，腰椎棘突呈板状后伸；同时参照关节突方位辨认：颈椎呈近似水平位，胸椎呈冠状位，腰椎呈矢状位。注意不能完全依据实验室椎体的大小来鉴别颈椎、胸椎和腰椎，椎体大小仅能在同一个人的躯干骨上加以对比。对于较特殊的第1、2、7颈椎，可分别依据无椎体、有齿突和棘突长且不分叉来辨认。

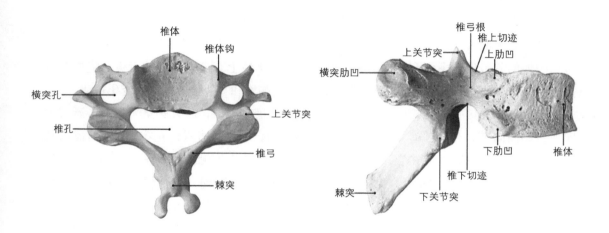

图1-3　颈椎（上面观）　　　　　　　　图1-4　胸椎（侧面观）

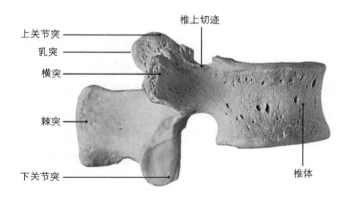

图1-5　腰椎（侧面观）

3）明确颈椎、胸椎和腰椎后，应进一步辨认椎骨上的结构。椎弓分为前部较细的椎弓根和后部扁宽的椎弓板，自椎弓上横行伸向两侧的是横突，伸向后方的是棘突，向上、下的成对突起是关节突。椎体与椎弓围成椎孔，将椎孔相连形成椎管；相邻两个椎体的椎弓根之间围成椎间孔。观察颈椎的椎体较小、横断面呈椭圆形；椎孔较大、呈三角形，横突上有横突孔；第3~7颈椎上面的侧缘有椎体钩，下面的侧缘有唇缘，将相邻两个颈椎叠加起来可观察到颈椎侧方的钩椎关节。观察胸椎的椎体横断面呈心形，侧面的上缘、下缘处各有一个肋凹；横突末端有一个横突肋凹；关节突的关节面近似呈冠状位。注意观察一个胸椎体侧方是否有两个肋凹，怎样与肋骨相关节。观察腰椎的椎体粗壮、横断面呈肾形；上关节突、下关节突粗大，关节面近似呈矢状位；棘突呈板状水平后伸；横突根部和上关节突外侧分别有隆起的乳突、副突。寰椎由前弓、后弓和侧块构成，无椎体、棘突和关节突；前弓后面的正中处有齿突凹，后弓的上面有椎动脉沟；侧块的上面有椭圆形的关节面，下面有圆形的关节面。枢椎的椎体上有向上伸出的齿突。隆椎的棘突特别长，末端不分叉。分别观察7块颈椎、12块胸椎和5块腰椎形态的变化规律。

（2）骶骨和尾骨：骶骨由5块骶椎融合而成，呈三角形，骶骨底宽大朝上、骶骨尖向下；凹面向前，光滑，有4对骶前孔；凸面朝后、粗糙。查看骶正中嵴、4对骶后孔和"∩"形的骶管裂孔，在裂孔两侧有突起的骶角，体表可触摸到。尾骨较小，位于骶骨尖的下部，由3~4块退化的尾椎融合成，一般不易观察到其融合情况。观察全身骨架上尾骨的位置，查看尾骨骨折后的断端易向前还是向后移位。

（3）胸骨（图1-6）：此骨常分为三部分，即胸骨柄、胸骨体和剑突，将胸骨柄与胸骨体对合起来，使骨的凹面向后，注意观察侧缘上的肋切迹和外上方的锁切迹。胸骨柄与胸骨体交界处的前面有横行骨嵴即胸骨角，其两侧有第2肋切迹。

（4）肋：在全身骨架上，观察全部肋骨的形态及其与脊柱胸段、胸骨的连结关系，辨认真肋、假肋和浮肋。肋由肋骨和肋软骨两部分构成，依据典型肋骨来辨认其上的主要结构。注意肋骨的持拿方法和左、右侧别的辨认。肋骨的后端有肋头、肋结节，前端规整；凸面朝外，凹面朝内；内面的下缘有肋沟。较特殊的第1肋扁宽、短，无肋角和肋沟，主要辨认前斜角肌结节、锁骨下动脉沟和锁骨下静脉沟；第2肋有突起的前锯肌粗隆；第11、12肋无明显的肋结节、肋颈和肋角。

5. 触摸活体骨性体表标志　用手触摸自己的身体对侧或其他同学，触摸时应结合全身骨架对照学习。第7颈椎棘突长且不分叉，不随颈部的转动而移动；胸骨角为胸骨柄与胸骨体之间的横行骨嵴，两侧连结第2肋软骨，是计数肋的标志；剑突可在胸骨体下方和两侧肋弓之间寻找，常突向后；第6颈椎横突前结节位于胸锁乳突肌前缘中点的深面，用手按压后可将颈总动脉压于其上，起到暂时止血的作用，但要注意勿压迫气管，以免引起窒息；骶角可在骶骨背面下部的正中线两侧触摸到，呈隆起的小结节状，其间为骶管裂孔。

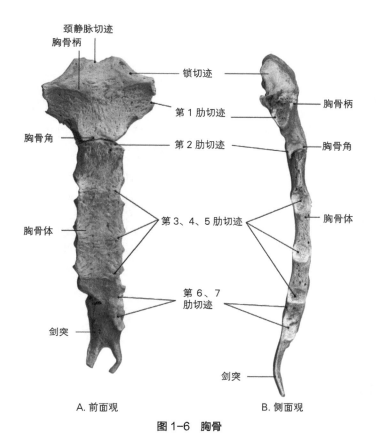

颈静脉切迹
胸骨柄
锁切迹
第 1 肋切迹
胸骨柄
胸骨角
第 2 肋切迹
胸骨角
第 3、4、5 肋切迹
胸骨体
胸骨体
第 6、7 肋切迹
剑突
剑突
A. 前面观
B. 侧面观

图 1-6 胸骨

实验报告

（一）填图题

1.　　　　　4.

2.　　　　　5.

3.

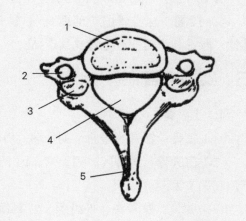

（二）绘图题　请绘出腰椎侧面观，并标示下列结构

1. 椎体　　　　4. 上肋凹

2. 棘突　　　　5. 下肋凹

3. 横突肋凹　　6. 椎下切迹

（三）名词解释

1. 胸骨角　　　2. 椎间孔

实验二 四肢骨

一、实验目标

（1）观察上肢骨的配布及其连结关系，查看上肢骨与躯干骨的连结部。

（2）观察肩胛骨、锁骨、肱骨、尺骨和桡骨的形态特点，辨认其主要结构。

（3）观察8块腕骨的形态、排列和掌骨、指骨的形态及连结关系。

（4）观察下肢骨的配布及其连结关系，查看下肢骨与躯干骨的连结部。

（5）观察髋骨、股骨、髌骨、胫骨和腓骨的形态特点，辨认其主要结构。

（6）观察7块跗骨的形态、排列和跖骨、趾骨的形态及其连结关系。

（7）比较上、下肢骨的形态及结构上的差异。

（8）触摸常见的骨性体表标志。

二、实验教具

1. 标本

（1）游离上肢骨（要求同侧标本）。

（2）游离下肢骨（要求同侧标本）。

（3）男、女性骨盆。

（4）婴幼儿髋骨。

2. 模型 手骨、足骨，男性、女性骨盆。

3. X线片 成人和幼儿的腕骨正位X线片。

4. 挂图 全身骨骼（前面观）；锁骨和肩胛骨；肱骨和前臂骨；手骨及其连结；髋骨；股骨和小腿骨；足骨及其连结。

三、实验内容

1. 上肢骨

（1）锁骨：锁骨的弯曲、胸骨端、肩峰端及其关节面。

（2）肩胛骨：肩胛冈、冈上窝、冈下窝、肩胛下窝、肩峰、喙突、肩胛切迹、肩胛下角和关节盂。

（3）肱骨：肱骨头、外科颈、解剖颈、大结节、小结节、桡神经沟、三角肌粗隆、肱骨小头、肱骨滑车、内上髁、外上髁、鹰嘴窝、冠突窝、桡窝和尺神经沟。

（4）桡骨：桡骨头、桡骨颈、桡骨粗隆和桡骨茎突。

（5）尺骨：滑车切迹、鹰嘴、冠突、尺骨粗隆、尺骨头和尺骨茎突。

（6）腕骨：名称、数目及排列关系。

2. 下肢骨

（1）髋骨：髋臼、髋臼窝、髂嵴、髂前上棘、髂后上棘、髂结节、耳状面、坐骨大切迹、坐骨小切迹、坐骨棘、弓状线、耻骨梳、耻骨结节、坐骨结节和闭孔。

（2）股骨：股骨头、股骨头凹、股骨颈、大转子、小转子、粗线、内侧髁、外侧髁、内上髁、外上髁和髁间窝。

（3）胫骨：髁间隆起、内侧髁、外侧髁、胫骨粗隆、腓关节面、腓切迹和内踝。

（4）腓骨：腓骨头、腓骨颈、外踝和外踝窝。

（5）跗骨：名称、数目及排列关系。

3. 活体触摸 上肢的锁骨、肩胛冈、肩峰、喙突、肱骨大结节、肱骨内上髁、肱骨外上髁、尺骨茎突、桡骨茎突、尺骨鹰嘴、手舟骨和豌豆骨。下肢的髂嵴、髂前上棘、髂后上棘、坐骨结节、股骨大转子、股骨内上髁、股骨外上髁、髌骨、腓骨头、胫骨粗隆、胫骨前缘、内踝、外踝和跟骨结节。

四、实验方法

1. 观察步骤及方法 首先依据结构特点来辨认四肢骨的侧别，同时应该清楚上肢骨和下肢骨属于同源器官，骨的组成（肢带骨和自由骨）、数目、形态及其结构极为相似，但因骨的功能的差异，大小、粗细不同，上肢骨纤细，下肢骨粗壮。区分上、下肢骨的侧别后，对照人体解剖实验学观察各骨上的主要结构，同时注意观察各骨表面光滑的关节面。

2. 上肢骨

（1）上肢带骨

1）锁骨：在游离锁骨标本上，辨认内侧粗大的胸骨端和外侧扁平的肩峰端；上面略凸，下面稍凹；内侧部 2/3 突向前，外侧部 1/3 突向后。在全身骨架上，观察锁骨与胸骨柄、肩峰的连结关系，查看锁骨受到外力撞击时易骨折的部位。

2）肩胛骨（图 1-7）：游离肩胛骨的前面平、凹，后面有隆起的横行骨嵴即肩胛冈；上缘锐利，有肩胛切迹和指状突起的喙突；外侧角粗大，有参与构成肩关节的关节盂。在肩胛骨标本上，辨认后面的肩胛冈、冈上窝、冈下窝和肩峰；辨认上缘的喙突和肩胛切迹；辨认外侧角处的关节盂、盂上结节和盂下结节。在全身骨架上，观察肩胛骨的位置和肩胛骨关节盂与肱骨头的连结关系。

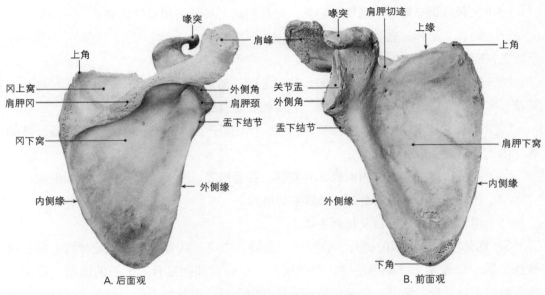

图 1-7 肩胛骨

（2）自由上肢骨

1）肱骨（图 1-8）：持拿肱骨时应使半球形的肱骨头朝向内后上方，下端后面有较深的鹰嘴窝。分清左、右侧别后重点观察 2 颈（解剖颈、外科颈）、2 沟（桡神经沟、尺神经沟）、2 头（肱骨头、肱骨小头）、3 窝（冠突窝、鹰嘴窝、桡窝）、2 髁（外上髁、内上髁）、2 结节（大结节、小结节）和 1 滑车（肱骨滑车）。查看紧邻肱骨头外下方的

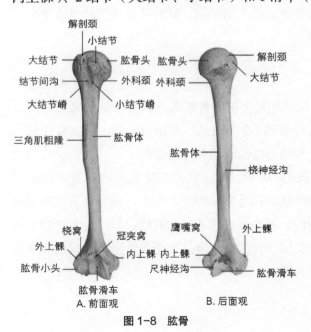

图 1-8 肱骨

浅沟即解剖颈，上端与肱骨体交界处稍细的外科颈，肱骨体后面自内上斜向外下的浅沟即桡神经沟，内上髁与肱骨滑车间的尺神经沟，下端外侧部半球形的肱骨小头和内侧部滑车状的肱骨滑车；观察下端前面的内侧部较大的冠突窝和外侧部较小的桡窝，下端后面较大的鹰嘴窝；触摸下端伸向两侧的突起即内上髁和外上髁，肱骨头外侧及前方的大结节和小结节，肱骨体外侧粗糙的三角肌粗隆。观察肱骨外科颈、桡神经沟和尺神经沟处的结构特点，在何种情况下易造成这些部位骨折。

2）尺骨和桡骨：尺骨的上端粗大，前部有弧形的滑车切迹，下端（尺骨头）的尺骨茎突伸向后下方。分清左右侧别后，观察尺骨上端前面呈半圆形深凹的滑车切迹，切迹后上方突起的鹰嘴和前下方突起的冠突；查看冠突外侧的桡切迹和下方的尺骨粗隆。观察尺骨体的形态变化；尺骨下端有尺骨头，查看尺骨头的前、后、外侧的关节面和伸向后内侧呈锥状的尺骨茎突。桡骨的上端（桡骨头）细小，下端粗大，且前面平、凹，后面凸、粗糙，桡骨茎突伸向外下方。观察上端膨大的桡骨头，及其上面的关节凹和周围的环状关节面；桡骨头下方缩细为桡骨颈，查看桡骨颈内下方突起的桡骨粗隆。桡骨体呈三棱柱形；下端的外侧突出形成桡骨茎突，查看下端内侧的关节面形成的尺切迹和下面的腕关节面。

3）腕骨：在串联的腕骨标本或模型上观察，8块腕骨排成近、远侧两列，近侧列自桡侧向尺侧为手舟骨、月骨、三角骨和豌豆骨，远侧列为大多角骨、小多角骨、头状骨和钩骨；在掌面查看8块腕骨之间连结形成凹陷的腕骨沟。查阅8块腕骨骨化中心分别出现的时间，比较成人与幼儿的腕部X线片（图1-9），依据X线片估计此幼儿的年龄。

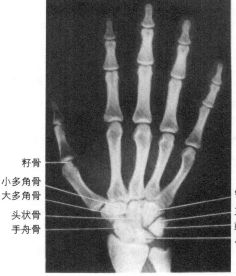

籽骨
小多角骨
大多角骨
头状骨
手舟骨

钩骨
三角骨
豌豆骨
月骨

图1-9 幼儿手骨X线片（正位）

4）掌骨和指骨：掌、指骨底朝向近侧，头或滑车伸向远侧，为典型的长骨。查看掌骨头、体、底的形态特征和指骨底、体、滑车的形态特征。

在全身骨架上观察自由上肢骨之间的连结关系，重点观察肱骨下端与桡、尺骨上端的连结关系，桡骨和尺骨的近、远侧端相互之间的连结关系，桡骨、尺骨下端与近侧列腕骨之间的连结关系。在完整的手骨标本上，观察8块腕骨之间的邻接关系。

3. 下肢骨

（1）下肢带骨（髋骨，见图1-10）：由髂骨、坐骨和耻骨合成。持拿髋骨时应使髋臼朝外，闭孔位于下方，粗糙的耳状面朝后方，即可分辨出左、右侧别。在游离髋骨标本上，查看髂骨、坐骨和耻骨三部分融合后的遗迹，分清三者的位置关系。注意髂骨位于后上方，分为一体一翼，宽大的髂骨翼的游离缘为髂嵴，髂嵴前、后方各有一个突起的棘；坐骨位于后下方，分为一体一支，坐骨体与坐骨支移行处的粗糙隆起是坐骨结节；耻骨位于前方，分为一体两支。然后辨认髂骨翼上缘弓形肥厚的髂嵴及其前、后方突起的髂前上棘和髂后上棘，髂前上棘的下方有髂前下棘，髂后上棘的下方有髂后下棘，髂嵴外唇向外突起形成髂结节；髂骨翼内面的浅窝即髂窝，下界圆钝的骨嵴为弓状线。查看在髋骨上行骨髓穿刺时的最佳部位，比较髂前上棘、髂后上棘穿刺的优缺点。观察坐骨体后缘的尖状突起即坐骨棘及其上方的坐骨大切迹和下方的坐骨小切迹，坐骨体与坐骨支移行处粗糙的坐骨结节；查看髂骨与耻骨结合处的髂耻隆起，耻骨上支的耻骨梳及其内侧的耻骨结节、耻骨嵴。髋臼由髂骨体、坐骨体和耻骨体融合成，内有光滑的月状面和凹陷的髋臼窝，下方的缺损处为髋臼切迹。在全身骨架上，观察髋骨与骶骨、髋骨之间的连结关系。观察婴幼儿髋骨标本，辨认髂骨、耻骨和坐骨结合处的"Y"形软骨，在 16 岁以前的髋骨 X 线片上易误认为是骨折线。

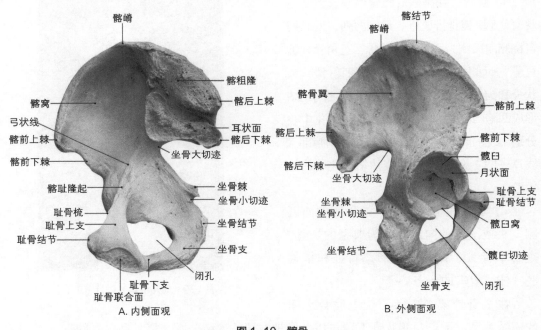

图 1-10　髋骨

（2）自由下肢骨

1）股骨（图 1-11）：形态似肱骨，股骨头朝向内前上方，股骨体微突向前，股骨下端的髁间窝朝后，以确认左、右侧别。在游离股骨标本上，观察股骨头及其中央稍下方的股骨头凹、股骨头下外侧狭细的股骨颈、股骨颈与股骨体连结处外上方的大转子和内下方的小转子，查看大、小转子之间位于前面的转子间线和后面的转子间嵴、股骨体后面的纵行骨嵴即粗线及其向上外延续的臀肌粗隆和向上内的耻骨肌线，辨认股骨下端向后突起的内侧髁和外侧髁及其间的髁间窝、下端两侧的最突出处即内上髁和外上髁、内上髁上方突起的收肌结节。在全身骨架上观察股骨头与髋臼的连结关系。演示重力自股骨头经股骨颈向股骨体的传导，查看股骨颈的力传导情况和股骨颈易骨折的原因。

2）胫骨和腓骨：胫骨上端粗大，下端有伸向内下方的突起即内踝；胫骨体的前缘锐利。分清左、右侧别后，观察胫骨上端向上伸出的髁间隆起和两侧的内、外侧髁；查看上端前面的粗糙隆起即胫骨粗隆。胫骨体呈三棱柱形，后面有比目鱼肌线；胫骨下端稍膨大，辨认下端内下方的内踝和外侧的腓切迹。膨大的腓骨头朝向上方，下端稍扁平；外踝伸向外下方，外踝窝朝后内侧。分清左、右侧别后，观察上方稍膨大的腓骨头及其关节面，腓骨头下方缩细为腓骨颈；查看下端膨大部形成的外踝及其内侧的外踝窝和关节面。

3）髌骨：为全身最大的肌腱内的籽骨，上宽下尖；前面粗糙，后面光滑；内侧的光滑关节面较外侧宽大。

4）跗骨（图1-12）：7块跗骨排成三列，后列的上方是距骨，有前宽后窄的关节面，跟骨位于下方；中列为足舟骨；前列自内侧向外侧依次为内侧楔骨、中间楔骨、外侧楔骨和骰骨。

5）跖骨和趾骨（图1-12）：底朝向近侧，有头或滑车伸向远侧，为典型的长骨。

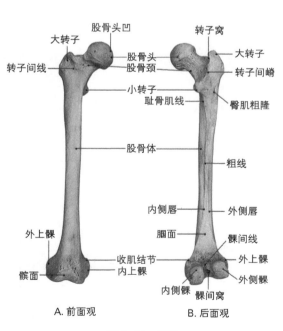

图1-11 股骨

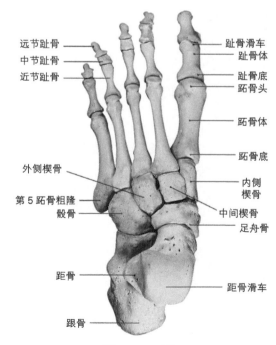

图1-12 足骨

在串联足骨标本上，观察 7 块跗骨之间的位置关系，辨认跟骨结节和舟骨粗隆；查看距骨和趾骨的形态特征，辨认第 5 跖骨粗隆。在全身骨架上观察自由下肢骨之间的连结关系，重点观察股骨下端与胫骨上端、胫腓骨之间、胫腓骨下端与距骨滑车的连结关系。

4. **触摸活体的骨性体表标志** 用手触摸自己身体对侧或其他同学，触摸时应结合全身骨架对照观察。将上肢伸向躯干后方可触摸到对侧的肩胛下角，平对第 7 肋或第 7 肋间隙，是计数肋的标志；将手伸向对侧肩部后方，可触摸到向外上延伸的骨嵴即肩胛冈，外上方的突起处为肩峰；肘关节内、外侧的骨性突起为肱骨内上髁和肱骨外上髁，肘关节后方的骨性突起是鹰嘴，可随关节的运动而移动。髂骨翼的游离缘为髂嵴，即腰带所接触的部位；髂嵴前、后方的骨性突起是髂前上棘、髂后上棘，较平坦，常选为骨髓穿刺的部位；坐位时与凳子相接触的骨性结构即坐骨结节；臀部外侧的骨性隆起为股骨大转子，在膝关节前方可触摸到髌骨。

上肢骨实验报告

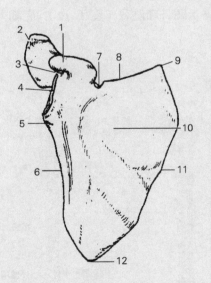

（一）填图题

1.　　　　　7.
2.　　　　　8.
3.　　　　　9.
4.　　　　　10.
5.　　　　　11.
6.　　　　　12.

（二）绘图题：请绘出肱骨，并标示下列结构

1. 大结节　　　4. 三角肌粗隆
2. 解剖颈　　　5. 桡神经沟
3. 肱骨小头

（三）名词解释

外科颈

下肢骨实验报告

（一）填图题

1.
2.
3.
4.
5.
6.
7.
8.
9.
10.
11.
12.
13.
14.
15.
16.
17.
18.
19.
20.
21.

（二）绘图题：请绘出胫骨，并标示下列结构

1. 内侧髁
2. 内踝
3. 髁间隆起
4. 胫骨粗隆
5. 外侧髁

（三）名词解释

1. 弓状线
2. 髂耻隆起

实验三　颅

一、实验目标

（1）观察脑颅骨和面颅骨的形态及配布。

（2）观察蝶骨、筛骨、颞骨、上颌骨和下颌骨的分部，辨认其上的主要结构。

（3）查看颅顶面和颅后面的主要结构。

（4）观察颅底内面的结构，区分颅前、中、后窝；查看各窝的主要结构及孔、裂。

（5）查看颅底外面和颅侧面的主要结构，观察颞窝、颞下窝和翼腭窝的位置及其相互关系，查看翼腭窝的交通。

（6）观察眶的形态及围成，查看其交通；观察骨性鼻腔的形态及围成，查看其外侧壁上的主要结构。

（7）观察额窦、蝶窦、筛窦和上颌窦的位置及开口部位。

（8）观察新生儿颅，查看前囟、后囟的形态及位置；与成人颅比较，观察其差别。

（9）触摸常见的骨性体表标志。

二、实验教具

1. 标本

（1）整颅、水平切颅和正中矢状切颅。

（2）颅正中矢状切（封装，上颌窦和额窦开窗，示鼻甲、鼻道）。

（3）舌骨、筛骨和蝶骨（封装）。

（4）颞骨、上颌骨和下颌骨。

（5）完整的分离颅骨（封装）。

（6）新生儿颅。

（7）冠状切颅（封装，通过第三磨牙，示鼻旁窦）。

2. 模型 颞骨、蝶骨和颅底放大。

3. 挂图 全身骨骼（前面观）；颅的前面及前囟；颅及前囟的侧面观；颅底外面；颅底内面；鼻腔外侧壁。

三、实验内容

1. 颅骨 23块，分为脑颅和面颅。脑颅骨8块，围成颅腔，包括成对的顶骨、颞骨，不成对的额骨、枕骨、蝶骨和筛骨。面颅骨15块，构成面部支架，包括成对的上颌骨、颧骨、泪骨、鼻骨、腭骨和下鼻甲，不成对的下颌骨、犁骨和舌骨。

（1）蝶骨：蝶骨体、大翼、小翼和翼突。

（2）筛骨：筛板、垂直板和筛骨迷路。

（3）颞骨：鳞部、鼓部和岩部。

（4）下颌骨：下颌支、下颌体、牙槽弓、颏孔、冠突、髁突、下颌切迹、下颌头、下颌颈、下颌角、下颌孔和颏棘。

2. 颅顶面和颅后面观 冠状缝、矢状缝、人字缝和枕外隆凸（图1-13）。

3. 颅底内面观

（1）颅前窝：鸡冠、眶板和筛孔。

（2）颅中窝：垂体窝、蝶鞍、前床突、视神经管、颈动脉沟、破裂孔、眶上裂、圆孔、卵圆孔、棘孔、三叉神经压迹、弓状隆起和鼓室盖。

（3）颅后窝：枕骨大孔、斜坡、内耳门、舌下神经管内口、枕内隆凸、颈静脉孔、横窦沟和乙状窦沟。

4. 颅底外面观　牙槽弓、骨腭、鼻后孔、翼突、颧弓、下颌窝、关节结节、枕骨大孔、枕髁、乳突、茎突、茎乳孔、颈动脉管外口、卵圆孔、棘孔、颈静脉孔和舌下神经管外口。

5. 颅侧面观　外耳门、颧弓、颞窝、颞下窝、翼腭窝和翼点（图1-13）。

6. 颅前面观（图1-13）

（1）眶：视神经管、眶上孔、泪腺窝、眶下沟、眶下管、眶下孔、眶上裂、眶下裂和泪囊窝。

（2）骨性鼻腔：上、中、下鼻甲和上、中、下鼻道，蝶筛隐窝，鼻旁窦及其开口部位。

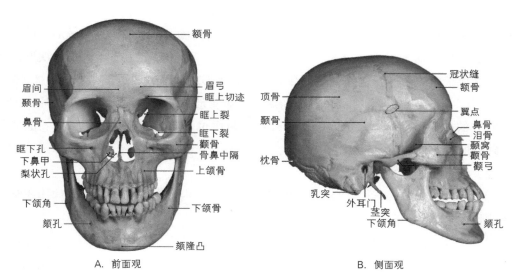

A. 前面观　　　　　　　　　B. 侧面观

图1-13　颅骨

7. 新生儿颅　前囟、后囟，脑颅与面颅的比例。

8. 活体触摸　枕外隆凸、乳突、下颌角、颧弓、髁突和眉弓。

四、实验方法

1. 观察步骤及方法　首先应明确分离颅骨的名称、位置、形态及其上的主要结构，然后在完整的分离颅骨封装标本上确定其具体位置及配布，然后再观察整颅，重点是颅底内面观和前面观上的孔、裂。颅的实验应以分离颅骨的名称、位置及其上的主要结构作为主线，结合颅整体观的特点进行观察、学习。

2. 观察时注意事项

（1）首先应正确持拿整颅，示指和中指伸入枕骨大孔，手掌托起颅底，手指勾持颧弓，不得将手指伸入眶腔或伸入鼻腔持拿，以免造成骨标本的损坏。

（2）颅骨的孔、裂较多，可用细铁丝试探其连通，但不能用力过大，以免破坏颅骨。

（3）在颅正中矢状切标本上，鼻腔外侧壁处十分脆薄，应注意勿损坏；泪骨、下鼻甲、犁骨和舌骨的体积非常小，观察时注意勿损坏或丢失；因筛骨和蝶骨等较脆，观察时需注意保护以免损坏。

3. 分离颅骨

（1）分离颅骨的位置及形态：在完整的分离颅骨封装标本上，观察脑颅骨和面颅骨的形态，确定其位置。筛骨呈"巾"形，位于鼻腔、眶腔与颅前窝之间；额骨位于眶腔上方；顶骨为四边形的扁骨，构成颅顶；枕骨位于颅的后下方，呈勺状，有较大枕骨大孔；蝶骨位于颅底的中部偏前，形似展翅飞翔的蝴蝶，分为蝶骨体、大翼、小翼和翼突；颞骨为成对的不规则骨，锥状的颞骨岩部伸向前内侧，形成颅中窝与颅后窝的分界线。下颌骨位于面部下方，分为一体两支，可活动；舌骨位于颈部，呈马蹄铁形，较小；犁骨位于两侧鼻后孔之间，分隔鼻腔；上颌骨形成颜面的中央部，分为一体四突；腭骨呈"L"形，构成鼻腔外侧壁及骨腭后份；鼻骨形成鼻背，为长条形小骨片；泪骨位于眶腔的内侧壁前份，呈方形的小骨片；下鼻甲位于鼻腔外侧壁下份，为卷曲的骨片；颧骨形成面颊部的突起。

（2）分离颅骨上的主要结构

1）额骨：分为三部分，呈贝壳状的部分是额鳞，内含有额窦；水平后伸构成眶上壁的薄骨板是眶部；位于两眶之间呈马蹄铁形的是鼻部。

2）筛骨：分为三部分，构成鼻腔顶且有多个小孔的水平骨板是筛板，前部有伸向上方的鸡冠；自筛板中线向下伸出的是垂直板，构成鼻中隔上部；垂直板两侧为筛骨迷路，蜂窝样的小腔即筛窦，内侧壁上卷曲的小骨片形成上鼻甲、中鼻甲。

3）蝶骨（图1-14）：分为四部分，中间立方形的骨块为蝶骨体，内含有蝶窦；上方呈马鞍状的结构是蝶鞍，中央有凹陷的垂体窝。自蝶骨体的两侧发出向外上扩展的蝶

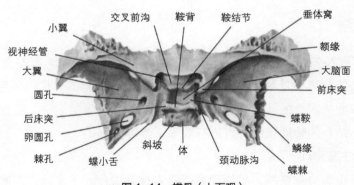

图1-14　蝶骨（上面观）

骨大翼，翼突根部自前内侧向后外侧有圆孔、卵圆孔和棘孔。自蝶骨体的前上部发出三角形薄板的蝶骨小翼，小翼与蝶骨体交界处有视神经管，小翼与大翼之间的裂隙为眶上裂。蝶骨体与大翼交界处向下伸出的突起是翼突，分为翼突内、外侧板；翼突根部有矢状位较细的翼管。

　　4）颞骨：分为三部分，外耳门前上方呈鳞片状的是鳞部，外面前下部有伸向前方的颧突；颧突根部下方的深窝即下颌窝，其前方的突起为关节结节。围绕外耳道前、下、后方的弯曲骨片即鼓部。呈三棱状伸向前内侧的是岩部，前面的中央有弓状隆起及其外侧的鼓室盖；后面中央部有一小孔即内耳门；下面有颈动脉管外口，向前内侧通向颈动脉管，查看颈动脉管的走向及开口于岩部尖端的颈动脉管内口；颈动脉管外口后方的深窝是颈静脉窝，后外侧的细长骨突为茎突；外耳门后方肥厚的突起是乳突，内有乳突小房；茎突根部后方的小孔即茎乳孔。

　　5）枕骨和顶骨：枕骨借枕骨大孔分为四部分，即基底部（前）、枕鳞（后）和左、右侧部；顶骨为外隆内凹的四边形扁骨。

　　6）下颌骨（图1-15）：分为一体两支，下颌体呈弓形板状，上缘形成牙槽弓，前外侧面有颏孔；下颌支为向后方上耸的方形骨板，内面有下颌孔；下颌支末端两个突起即前方的冠突和后方的髁突，髁突上端膨大为下颌头，下方狭细的是下颌颈。下颌支后缘与下颌底相交处为下颌角。

　　7）上颌骨：分为一体四突，上颌体内的空腔为上颌窦；上颌体分为前面、眶面、鼻面和颞下面；额突伸向上方，颧突伸向外侧，牙槽突伸向下方且容纳牙根，腭突水平伸向内侧。

　　8）舌骨和犁骨：舌骨分为中间的舌骨体和向后延伸的舌骨大角，向上的短突为舌骨

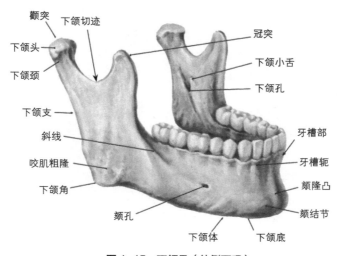

图1-15　下颌骨（外侧面观）

小角。犁骨为斜方形的小骨片。

9）腭骨和颧骨：腭骨分为水平板和垂直板两部分。颧骨呈菱形。

10）鼻骨、泪骨和下鼻甲：鼻骨为长条形的小骨片，上窄下宽。泪骨为方形的小骨片，连于上颌骨与筛骨迷路之间。下鼻甲为薄且卷曲的小骨片。

4. 颅的整体观

（1）颅底内面观（图1-16）：重点查看颅前、中、后窝的构成及颅底的孔、裂。①颅前窝的位置较高，由位于眶腔上部较大的额骨眶板和后方较小的蝶骨小翼构成，中线上有突起的鸡冠，两侧的诸多小孔为筛孔。②颅中窝高低不平，由隆起的蝶骨体、低凹的蝶骨大翼和锥状的颞骨岩部形成，中部的蝶骨体上有垂体窝，垂体窝的前外侧与蝶骨小翼根部之间为视神经管口；蝶骨小翼与蝶骨大翼之间是眶上裂，蝶骨大翼根部自前内侧向后外侧依次有圆孔、卵圆孔和棘孔；颞骨岩部上有弓状隆起和骨质较薄的鼓室盖，尖端有三叉神经压迹；颞骨岩部与蝶骨体之间形成破裂孔。③颅后窝最低，由枕骨和颞骨岩部构成，中部是枕骨大孔，两侧有舌下神经管内口；枕骨与颞骨岩部之间为岩枕裂，内有不规则的腔隙为颈静脉孔，经乙状窦沟与横窦沟相延续，颞骨岩部后面的小孔即内耳门。注意观察颅前、中、后窝的骨质薄厚。查看颅顶受到钝性外伤时力向颅底的传导，常导致颅底何处骨折。

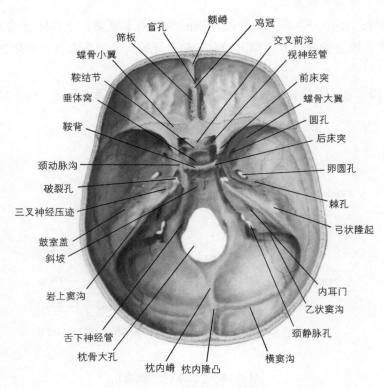

图1-16　颅底（内面观）

（2）颅底外面观：颅底的外面高低不平，孔、裂甚多，相互之间的位置关系复杂，可通过两侧关节结节做连线将其分为前区、后区。在前区内查看上颌骨的牙槽弓和骨腭，于骨腭上辨认上颌骨腭突与腭骨水平板，辨认腭中缝、切牙孔及其通连的切牙管；在骨腭后缘的两侧辨认腭大孔，查看骨腭后方的鼻后孔和翼突内、外侧板；在翼突外侧板根部后方寻找卵圆孔和棘孔。注意颅底外面找不到圆孔，用铁丝查看圆孔的连通。在后区内辨认枕骨大孔及其两侧的枕髁、舌下神经管外口和髁管的开口；在枕髁的外侧辨认颈静脉孔、颈动脉管外口、茎突、茎乳孔、下颌窝和破裂孔。

（3）颅侧面观：以颧弓为界分为上方的颞窝和下方的颞下窝，颧弓上方"H"形的骨缝为翼点，即"太阳穴"；此处的骨质较薄，外力撞击后易致人死亡。将下颌骨放回原位，观察颞下窝的围成，此窝位于下颌支内面和上颌骨、颧骨后面。去掉下颌骨，观察此窝内侧的裂隙即翼上颌裂，裂隙向内侧通翼腭窝。翼腭窝的交通途径较多，用细铁丝查看其交通，即借眶下裂通眶腔，蝶腭孔通鼻腔，圆孔通颅中窝，翼管通颅外，翼腭管和腭大孔通口腔，向外侧连通颞下窝。

（4）颅前面观

1）眶：查看参与构成眶的骨性结构后，重点观察眶的上、下、内侧、外侧壁和眶底、眶尖的结构。在眶底处的上、下方辨认眶上孔（或眶上切迹）和眶下孔；在眶尖处辨认较规则、伸向后内侧的视神经管，并用铁丝查看其交通。在眶上壁外侧辨认泪腺窝；在眶内侧壁下份辨认泪囊窝，查看其经鼻泪管向下与鼻腔的交通。在眶下壁后部寻找眶下裂及其向前延续的眶下沟、眶下管，查看其与眶下孔的交通。在眶外侧壁与上壁交界处的眶尖处，辨认裂隙状的眶上裂。

2）骨性鼻腔：在颅正中矢状切标本上，观察骨性鼻腔的外侧壁，查看上、中、下鼻甲及相应下方的上、中、下鼻道，辨认上鼻甲后方与蝶骨体之间的蝶筛隐窝和蝶骨与腭骨形成的蝶腭孔，观察鼻旁窦的位置，即位于蝶骨体内的蝶窦、额骨内的额窦；在颅冠状切标本上，查看上颌骨内的上颌窦和筛骨迷路内的筛窦。注意辨认鼻旁窦开口的方法，可借助软铁丝查看鼻旁窦口与鼻道的位置关系；观察鼻旁窦内液体的流出情况和直立位时不利于液体引流的鼻旁窦。在保留了鼻中隔的颅矢状切标本上，观察鼻中隔的构成和犁骨与筛骨垂直板的关系。

3）骨性口腔：重点观察骨性口腔的上壁，即骨腭。

4）额区：查看额结节、眉弓和眉间。

5）颅顶面观和颅后面观：在成人整颅标本上，观察额骨与顶骨之间的冠状缝，左、右侧顶骨之间的矢状缝，顶骨与枕骨之间的人字缝。注意观察骨缝与年龄的变化关系。查看颅顶面突起的顶结节，颅后面突起的枕外隆凸，并结合新生儿颅进行对比观察。

5. **新生儿颅** 新生儿的面颅较大、脑颅小，与成人颅明显不同。颅顶骨的形成为膜化骨，新生儿颅顶骨因未完全骨化，保留了前部膜性的额囟（前囟）和后部的枕囟（后囟）；可用手触摸，体会囟的位置。在胎儿标本上，观察是否存在颅侧面前方的蝶囟和后方的乳突囟。

6. **触摸活体的骨性体表标志** 用手触摸颅后最突出部即枕外隆凸，此处骨质最厚，内有窦汇；触摸耳郭后下方突起的乳突，内有蜂窝样的乳突小房；耳郭前下方的下颌支与下颌底交界处向后突起的下颌角；耳郭前方的骨性突起即颧弓，形成面颊部的隆起；当张口、闭口时，在外耳门前方可触摸到运动的髁突。

颅骨实验报告

（一）填图题

1.   12.
2.   13.
3.   14.
4.   15.
5.   16.
6.   17.
7.   18.
8.   19.
9.   20.
10.   21.
11.   22.

（二）绘图题：请绘出下颌骨，并标示下列结构

1. 下颌颈   4. 下颌体
2. 下颌切迹   5. 咬肌粗隆
3. 下颌孔

（三）名词解释

鼻旁窦

自测题 骨学

| 选择题

1. 桡神经沟位于（　　）
   A. 肱骨上端　B. 肱骨体　　C. 肱骨下端
   D. 尺骨体　　E. 桡骨体

2. 眶下孔位于（　　）
   A. 颧骨　　　B. 鼻骨　　　C. 上颌骨
   D. 下颌骨　　E. 颞骨

3. 骶软骨（　　）
   A. 位于骶的表面
   B. 属于透明软骨
   C. 属于成人的呈线状
   D. 属于纤维软骨
   E. 随着年龄的增长而渐长

4. 属于桡骨下端的结构是（　　）
   A. 桡神经沟　B. 桡切迹　　C. 尺切迹
   D. 尺神经沟　E. 桡骨头

5. 犁骨（　　）
   A. 左右各一
   B. 位于筛板正下方
   C. 构成骨性鼻中隔上部
   D. 构成骨性鼻中隔下部
   E. 属于脑颅骨

6. 眶上裂（　　）
   A. 位于颅前窝
   B. 属于筛骨上的结构
   C. 属于额骨上的结构
   D. 属于蝶骨上的结构
   E. 是蝶骨和筛骨间的裂隙

7. 肩胛骨（　　）
   A. 内侧缘称腋缘
   B. 内侧缘称脊柱缘，外侧角上有关节盂
   C. 肩峰末端膨大形成喙突
   D. 前面有肩胛冈
   E. 后面为肩脚下窝

8. 腕骨包括（　　）
   A. 距骨　　　B. 骰骨　　　C. 楔骨
   D. 月骨　　　E. 跖骨

9. 外踝位于（　　）
   A. 胫骨下端　B. 胫骨上端　C. 腓骨上端
   D. 腓骨下端　E. 股骨下端

10. 髋臼上有（　　）
    A. 耳状面　　B. 月状面　　C. 臀面
    D. 髌面　　　E. 以上都不是

11. 一般椎骨不包括（　　）
    A. 椎体　　　B. 椎弓　　　C. 椎孔
    D. 侧块　　　E. 棘突

12. 关于胸椎叙述正确的是（　　）
    A. 关节突呈矢状位
    B. 椎体小
    C. 椎孔最大
    D. 有肋凹
    E. 棘突呈方板状

13. 颈椎特有的结构是（　　）
    A. 横突肋凹　B. 关节突　　C. 棘突
    D. 横突孔　　E. 椎孔

14. 骶骨和髋骨均有的结构是（　　）
    A. 粗线　　　B. 月状面　　C. 耳状面
    D. 弓状线　　E. 髋臼

15. 不成对的面颅骨有（　　）
    A. 鼻骨　　　B. 泪骨　　　C. 舌骨
    D. 腭骨　　　E. 额骨

16. 成对的脑颅骨有（　　）
    A. 颧骨　　　B. 犁骨　　　C. 顶骨
    D. 蝶骨　　　E. 枕骨

17. 颅后窝有（　　）
    A. 颈动脉沟　　　B. 乙状窦沟
    C. 外耳门　　　　D. 三叉神经压迹
    E. 筛孔

18. 脑膜中动脉沟起自（　　）
    A. 圆孔　　B. 卵圆孔　　C. 棘孔
    D. 破裂孔　E. 茎乳孔

19. 肱骨骨折的最易发部位是（　　）
    A. 解剖颈　B. 外科颈　C. 肱骨干
    D. 肱骨下端　E. 尺神经沟

20. 不属于颅中窝的结构有（　　）
    A. 眶上裂　B. 眶下裂　C. 颈动脉沟
    D. 视神经管　E. 卵圆孔

21. 颅底内面能见到而外面看不见的结构有（　　）
    A. 圆孔　　B. 卵圆孔　　C. 棘孔
    D. 破裂孔　E. 颈静脉孔

22. 骶管麻醉的穿刺部位应正对（　　）
    A. 骶前孔　B. 骶后孔　C. 骶管裂孔
    D. 骶角　　E. 骶岬

23. 颅中窝有（　　）
    A. 筛孔　　　　　B. 垂体窝
    C. 颈动脉管外口　D. 颈静脉孔
    E. 鸡冠

24. 眶与鼻腔相交通是通过（　　）
    A. 眶下裂　B. 眶下管　C. 眶下孔
    D. 鼻泪管　E. 圆孔

25. 构成骨性鼻中隔的是（　　）
    A. 犁骨和腭骨
    B. 上颌骨和犁骨
    C. 筛骨垂直板和犁骨
    D. 下鼻甲和犁骨
    E. 犁骨和鼻骨

26. 中鼻甲属于（　　）
    A. 上颌骨　　　　B. 蝶骨
    C. 筛骨　　　　　D. 上鼻甲的一部分
    E. 鼻骨

27. 关于鼻旁窦，正确的说法是（　　）
    A. 都开口于上鼻道
    B. 都开口于中鼻道
    C. 口腔感染时易波及鼻旁窦
    D. 鼻腔感染时易波及鼻旁窦
    E. 上颌窦开口于下鼻道

28. 分泌物引流最不畅的鼻旁窦是（　　）
    A. 上颌窦　　　　　B. 筛窦前群、中群
    C. 蝶窦　　　　　　D. 额窦
    E. 以上都不是

29. 肱骨内上髁后下方的一个浅沟是（　　）
    A. 桡神经沟　B. 尺神经沟　C. 结节间沟
    D. 半月切迹　E. 冠突窝

30. 下颌窝前方的隆起称为（　　）
    A. 大结节　　B. 小结节　　C. 顶结节
    D. 关节结节　E. 跟结节

31. 眶内侧壁前下部的长圆形窝是（　　）
    A. 眶下裂　　B. 泪腺窝　　C. 泪囊窝
    D. 眶下沟　　E. 眶下管

32. 属于肋骨的结构是（　　）
    A. 肋凹　　　B. 横突肋凹　C. 肋切迹
    D. 锁切迹　　E. 肋沟

33. 有下颌神经通过的是（　　）
    A. 棘孔　　　B. 圆孔　　　C. 卵圆孔
    D. 破裂孔　　E. 筛孔

34. 筛窦后群开口于（　　）
    A. 上鼻道　B. 中鼻道　C. 下鼻道
    D. 总鼻道　E. 蝶筛隐窝

35. 翼点（　　）
    A. 由顶骨、枕骨、颞骨、蝶骨构成
    B. 由顶骨、额骨、颞骨、蝶骨构成
    C. 内面紧贴脑膜中动脉前支
    D. 颅外侧部最薄弱点
    E. 呈"H"形

36. 眶（　　）
    A. 借筛孔与颅前窝交通
    B. 借视神经管与颅中窝交通
    C. 借鼻泪管与鼻腔交通
    D. 借眶下裂与颅后窝交通
    E. 泪腺窝位于眶上壁前外侧

37. 属于胸椎的结构有（　　）
    A. 横突孔　　　　　B. 横突肋凹
    C. 齿突凹　　　　　E. 棘突伸向后下方
    E. 上关节凹

38. 寰椎（　　　）
    A. 有齿突
    B. 有齿突凹
    C. 无椎体
    D. 两侧块下面有关节面
    E. 棘突末端分叉

39. 可作为体表骨性标志的是（　　　）
    A. 齿突　　　　　B. 隆椎的棘突
    C. 肩胛骨下角　　D. 枕外隆凸
    E. 骶角

40. 锁骨（　　　）
    A. 只有外侧端可在体表触及
    B. 内侧 2/3 突向前
    C. 外侧 2/3 突向前
    D. 外侧端称为肩峰端
    E. 骨折后上肢运动不受影响

41. 骶角（　　　）
    A. 是骶骨的最下端
    B. 在骶管裂孔两侧
    C. 由第 5 骶椎下关节突构成
    D. 由于第 4、5 骶椎椎弓缺如而形成
    E. 为确定骶管裂孔位置的骨性标志

42. 构成桡腕关节的有（　　　）
    A. 三角骨　　B. 手舟骨　　C. 月状骨
    D. 豌豆骨　　E. 桡尺骨下端的腕关节面

43. 肋沟（　　　）
    A. 位于肋颈
    B. 位于肋骨体上缘
    C. 位于肋体肋颈交界处
    D. 位于肋体内面下缘
    E. 有神经血管通过

44. 胸骨角（　　　）
    A. 微向前凹
    B. 微向前凸
    C. 在胸骨柄和体连结处
    D. 侧方对第 2 肋
    E. 是查肋序数的标志

45. 构成胸廓上口的有（　　　）
    A. 锁骨　　　　　　B. 第 1 肋
    C. 胸骨柄上缘　　　D. 第 1 胸椎
    E. 肩峰

46. 构成胸廓下口的有（　　　）
    A. 第 12 胸椎椎体　B. 第 12 肋
    C. 第 11 肋　　　　 D. 胸骨体下端
    E. 剑突

47. 属于纤维软骨的是（　　　）
    A. 多数关节软骨　　B. 肋软骨
    C. 关节盘　　　　　D. 半月板
    E. 椎间盘

48. 位于颅中窝的有（　　　）
    A. 颈静脉孔　　　　B. 破裂孔
    C. 圆孔　　　　　　D. 棘孔
    E. 筛孔

49. 属于短骨的是（　　　）
    A. 手舟骨　　B. 指骨　　C. 距骨
    D. 颞骨　　　E. 骰骨

50. 胸骨（　　　）
    A. 由胸骨柄和胸骨体构成
    B. 是扁骨
    C. 参与构成胸廓
    D. 前面微凹
    E. 胸骨角对第 1 肋切迹

51. 颈椎（　　　）
    A. 有横突肋凹
    B. 有横突孔
    C. 有第 2 至第 6 颈椎的棘突分叉
    D. 横突孔均有椎动脉通过
    E. 第 1 颈椎又称寰椎

52. 属于颅前窝的结构有（　　　）
    A. 鸡冠　　B. 眶下裂　　C. 眶下沟
    D. 眶下孔　　E. 筛孔

53. 成对的脑颅骨有（　　　）
    A. 颞骨　　B. 额骨　　C. 顶骨
    D. 上颌骨　　E. 鼻骨

54. 有冠突的骨是（　　）
    A. 桡骨　　　B. 尺骨　　　C. 上颌骨
    D. 下颌骨　　E. 肱骨

55. 属于桡骨的结构是（　　）
    A. 滑车切迹　B. 桡切迹　　C. 尺切迹
    D. 冠突　　　E. 腕关节面

56. 肱骨上端有（　　）
    A. 内上髁　　　　　B. 三角肌粗隆
    C. 大结节　　　　　D. 大转子
    E. 小结节

57. 属于胫骨下端的结构是（　　）
    A. 胫骨粗隆　　　　B. 腓关节面
    C. 腓切迹　　　　　D. 内踝
    E. 外踝

58. 颅后窝有（　　）
    A. 颈动脉管外口　B. 舌下神经管内口
    C. 舌下神经管外口 D. 颈静脉孔
    E. 内耳门

59. 胸骨（　　）
    A. 前面微凸
    B. 体的侧缘连结第 1~7 肋
    C. 分胸骨柄、胸骨体和剑突
    D. 后面微凸
    E. 胸骨角平对第 2 肋

60. 髋骨（　　）
    A. 属不规则骨
    B. 只由髂骨和耻骨构成
    C. 髂骨翼外面称髂窝
    D. 髂骨翼内面称髂窝
    E. 髂骨翼内面粗糙而有隆凸

61. 含有成骨细胞和破骨细胞的是（　　）
    A. 骨外膜全层
    B. 骨内膜
    C. 骨外膜外层
    D. 骨外膜内层
    E. 颅盖骨内板

62. 骨密质（　　）
    A. 配布于各类骨的表面
    B. 包括内板
    C. 包括外板
    D. 包括板障
    E. 在颅盖骨内板厚而坚韧，外板薄而松脆

63. 骨髓（　　）
    A. 充填于骨髓腔
    B. 充填于松质间隙内
    C. 分为红骨髓和黄骨髓
    D. 成人的黄骨髓有时也可转化为红骨髓
    E. 髂骨内终生都是红骨髓

64. 骨质的化学成分中（　　）
    A. 骨主要由有机质和无机质组成
    B. 有机质赋予骨以弹性和韧性，无机质使骨坚硬和挺实
    C. 成人骨有机质与无机质之比约为 3 : 7
    D. 老年人骨有机质占比例较大
    E. 幼儿骨有机质占比例较成人大

65. 成人椎骨（　　）
    A. 有 24 块　　　　B. 有 32 块
    C. 有 26 块　　　　D. 由椎体和椎弓构成
    E. 一般有 7 个突起

66. 颈椎（　　）
    A. 有肋凹
    B. 有横突孔
    C. 椎体间可形成 Luschka 关节（钩椎关节）
    D. 第 6 颈椎横突末端有颈动脉结节
    E. 棘突呈叠瓦状排列

67. 椎体钩（　　）
    A. 位于第 3~7 颈椎体上两侧缘
    B. 位于第 3~7 胸椎体上面侧缘
    C. 椎体钩若与上位椎体的前后唇缘相接，则形成钩椎关节
    D. 过度增生可形成颈椎病
    E. 可形成 Luschka 关节

68. 由顶骨参与构成的有（　　　）

　　A. 冠状缝　　B. 矢状缝　　C. 人字缝

　　D. 翼点　　　E. 顶孔

69. 计数椎骨的标志有（　　　）

　　A. 隆椎棘突（第 7 颈椎）

　　B. 髂嵴最高点平第 3～4 腰椎棘突间

　　C. 髂前上棘

　　D. 髂前下棘

　　E. 坐骨棘

70. 计数肋的标志有（　　　）

　　A. 颈静脉切迹　　B. 肋弓

　　C. 胸骨角　　　　D. 肩胛下角

　　E. 以上皆无

‖ 填空题

1. 运动系统由_____、_____和_____组成。

2. 长骨呈管状_____，分为体和端。体又称为_____，其内腔称_____，长骨两端膨大称为_____，体和端相连的部分称为_____，体和端间幼年时是_____，成年后骨化为_____。

3. 骨主要是由_____、_____和_____构成。

4. 骨质包括_____、_____；骨髓有_____和_____，其中人的一生中都有的骨髓是_____，它主要有_____功能。

5. 颈椎的独特特点是有_____孔，其内多数有_____和_____通过。第 1 颈椎既无棘突又无_____，其椎体形成了枢椎的_____；第 7 颈椎称_____。胸椎的独特特点是有_____凹和_____凹。

6. 胸骨从上向下分为_____、_____和_____三部分。胸骨柄和胸骨体连接处向前微凸的部分为_____，其侧方连结的是第_____肋。

7. 肋骨由_____、_____和_____构成。

8. 颅侧面最薄弱处是_____，它位于_____、_____、_____和_____四骨汇合处，常呈_____形的缝。其内面紧邻_____动脉的前支。

9. 眶腔借_____和_____与颅中窝相通，通过_____与下鼻道相通。有眶下神经通过的结构是_____、_____和_____。

10. 骨骼由_____和_____构成。骨按形态可分为_____、_____、_____和_____四类。

11. 肋由_____和_____两部分构成。根据与胸骨的连结关系，可分为_____和_____两类。

12. 下颌底与下颌支后缘相交处称_____，下颌支前方的突起称_____，髁突上端膨大称_____。

13. 骶骨底前缘向前突出称_____。骶骨前面的 4 对孔称_____，其内有_____通过。

14. 椎间孔内有_____通过，骶后孔内有_____通过。

15. 椎弓与椎体间的孔称_____，相连椎骨的椎上、下切迹间为_____孔。

16. 分布于骨表面，质地致密的骨质称_____；分布于骨内部，由骨小梁构成的是_____；位于颅盖骨内、外板间的松质称_____。

17. 髋骨是人体最大的_____，股骨是人体最大的_____。

18. 椎弓后面正中的突起称_____，向上、下各发出一对突起分别称为_____和_____。

19. 各椎孔连结形成_____，其内容纳_____。各骶椎椎孔连结形成_____，后者向前通_____孔，向后通_____孔，向下的开口是_____。

20. 上鼻甲与中鼻甲之间是_____，在此处开口的鼻旁窦是_____。

21. 额窦开口于_____，蝶窦开口于____

____。

22．中鼻甲与下鼻甲间为_____鼻道，下鼻甲下方为_____鼻道。

23．肩胛骨外侧角上的关节面称_____，它构成_____关节。

24．浮肋包括第_____和_____对肋，真肋包括第_____对肋，假肋包括第_____对肋。

25．蝶骨分为_____、_____和_____4部，蝶骨体上面的窝称_____。

26．骨性鼻中隔由_____和_____构成，骨腭由_____和_____构成。

27．乳突与茎突根部之间的孔称_____，面部中央的孔称_____。

28．寰椎前弓后面的凹窝称_____；枢椎椎体向上伸出的突起是_____，它由_____形成。

29．骨按部位可分为_____、_____和_____。

30．筛骨可分为_____、_____和_____3部，筛窦开口于_____。

31．颅底内面由前向后的_____窝是_____、_____和_____。

32．两顶骨间的缝称_____，额骨和两顶骨间的缝是_____。

33．脊柱侧面观有4个生理弯曲，即颈、胸、腰、骶曲。其中胚胎时已形成的是_____和_____，腰曲凸向_____。

34．含气骨有_____、_____、_____。

35．围成骨盆下口的结构有_____、_____、_____和_____，外形呈_____形。

36．颅底内、外面都能见到的孔裂主要有_____、_____、_____。

37．新生儿颅有_____、_____和_____3个主要特点。

III 简答题

1．颈椎、胸椎、腰椎各有何主要特征？
2．简述鼻旁窦的名称及其开口部位。
3．颅骨可区分为哪两部分？各部分由哪些骨组成？
4．颅前、后窝各有哪些主要孔裂？各通过哪些结构？
5．颅中窝有哪些主要孔裂？各通过哪些结构？
6．骨性鼻中隔由什么构成？鼻腔外侧壁上主要有哪些结构？
7．试述眶腔的交通关系。
8．腕骨有哪几块？
9．骶前孔、骶后孔通入什么部位？有什么结构通过？骶管裂孔是怎样形成的？
10．肋可区分为哪几类？肋由什么构成？肋弓是怎样形成的？
11．肱骨体骨折易损伤哪个神经？为什么？
12．髋骨由哪几部分构成？附骨包括哪几块？
13．椎间孔的构成及其通行物是什么？
14．不成对的脑颅骨有哪些？颅顶面观有哪几条缝？
15．新生儿颅有哪些特征？
16．计数肋、椎骨主要的骨性标志有哪些？
17．躯干有哪些主要骨性标志？
18．上肢、下肢各有哪些主要骨性标志？
19．头部有哪些骨性标志？

IV 论述题

1．骨由哪几部分构成？
2．试述翼点。
3．老年人为什么比儿童易发生骨折？

V 名词解释

1．骨膜　　3．颈干角
2．红骨髓　　4．长骨

5. 短骨	9. 颈动脉结节	13. 下颌孔	17. 骶管
6. 扁骨	10. 骶角	14. 肋弓	18. 骨髓
7. 骶管裂孔	11. 尺神经沟	15. 胸骨角	19. 骺
8. 鼻旁窦	12. 垂体窝	16. 颅囟	20. 椎管

实验四　关节总论　中轴骨连结

一、实验目标

（1）观察纤维连结、软骨连结和骨性结合的结构特点及分布。

（2）辨认关节的基本构造和辅助结构，观察其结构特点及配布。

（3）演示关节的基本运动形式，辨认关节的种类；观察关节运动形式与运动轴的关系。

（4）观察椎间盘的位置、形态、性状及构造，查看关节盘的厚度及其与脊柱各段的关系。

（5）查看前纵韧带和后纵韧带的位置，棘上韧带、棘间韧带和黄韧带的附着部位及其韧带间的连结关系。

（6）查看关节突关节的构成及结构特点。

（7）观察寰枕关节和寰枢关节的构成、连结及运动形式。

（8）观察脊柱的生理性弯曲，比较胎儿脊柱与成人脊柱的异同点。

（9）观察胸廓的形态及与各肋前、后端的连结关系；查看肋弓的形成。

（10）观察颅顶的纤维连结和颅底的软骨连结，比较直接连结与间接连结的结构特点。

（11）观察下颌窝和下颌头的结构特点，查看颞下颌关节盘、外侧韧带的形态和颞下颌关节囊的薄弱部位，演示颞下颌关节的运动。

二、实验教具

1. 标本

（1）新生儿颅和幼儿长骨纵剖面（示缝和透明软骨结合）。

（2）幼儿完整脊柱（示前纵韧带、棘间韧带、棘上韧带和椎间盘）。

（3）肩关节冠状切面（示关节面、关节囊、关节腔和关节唇）。

（4）打开关节囊的膝关节（示囊内韧带、囊外韧带和关节盘）。

（5）膝关节正中矢状面（示滑膜囊和滑膜襞）。

（6）手部冠状切面（示关节的分类）。

（7）脊柱腰段（包括 2~3 个椎骨，1/2 正中矢状切开，示腰穿层次）。

（8）脊柱胸段沿椎弓根冠状切面，包括前、后两部分（示椎间盘的构造和黄韧带、关节突关节、肋横突关节、肋头关节）。

（9）游离胸廓前壁（示胸锁关节和胸肋关节）。

（10）整体胸廓（示肋弓和胸骨下角）。

（11）颞下颌关节矢状切面和打开关节囊的颞下颌关节。

2. **挂图**　全身骨骼（前面观）；脊柱全貌；椎骨的连结；胸廓（前面观）；肋骨及肋椎连结；颅及囟的侧面观。

三、实验内容

1. **新生儿颅、幼儿脊柱和长骨纵剖面**　韧带连结、缝，透明软骨结合、纤维软骨联合和骨性结合。

2. **肩关节和膝关节**　关节面、关节囊、关节腔、囊内韧带、囊外韧带、关节盘、关节唇、滑膜襞和滑膜囊。

3. **活体和手部关节冠状切面**　屈、伸、收、展、旋转、环转和车轴关节、滑车关节、椭圆关节、鞍状关节、球窝关节、平面关节。

4. **脊柱腰段 1/2 矢状切面**　椎间盘（髓核、纤维环）、前纵韧带、后纵韧带、棘上韧带、棘间韧带、黄韧带、关节突关节和椎管、椎间孔的围成。

5. **脊柱胸段经椎弓根冠状切面**　黄韧带、前纵韧带、后纵韧带和椎间盘。

6. **带肋骨的脊柱胸段**　肋头关节、肋横突关节、椎间孔和脊神经。

7. **胸廓前壁**　胸锁关节、胸肋关节、肋弓、胸骨下角和剑肋角。

8. **全身骨架**　脊柱的构成、弯曲和棘突的排列；胸廓的构成及上、下口的围成；肋弓和胸骨下角。

9. **颞下颌关节**　关节面、关节囊、关节盘和上、下关节腔；关节的运动及脱位方向。

四、实验方法

1. **直接连结**　观察直接连结的分布部位及连结特点，在部分矢状切开的脊柱标本上，用镊子挑认相邻椎骨棘突之间的棘间韧带和相邻椎弓板之间的黄韧带；在新生儿颅标本上，用手触摸位于相邻顶骨之间的少量结缔组织（矢状缝）和顶骨与额骨交界处的结缔组织（前囟）；在去颅顶骨的幼儿颅标本上，观察蝶骨与枕骨之间的透明软骨结合（蝶枕结合）；在幼儿脊柱标本上，观察相邻椎体之间的纤维软骨连结（椎间盘）。在成人颅标本上找到上述相应的连结部位，查看骨性结合与缝、暂时性透明软骨结合的关系。

2. **间接连结（关节）**

（1）关节的基本结构：在肩关节冠状切标本上（图 1–17），辨认构成关节的骨关节面

及其表面的关节软骨和包绕相邻骨关节面的
关节囊，查看关节面的接触面积多少，了解
面差与运动的关系。注意观察关节囊内面的
滑膜层较外面的纤维层光滑，附着于关节软
骨周缘，与关节软骨共同围成密闭的关节腔。

（2）关节的辅助结构

1）在膝关节标本上（图1-18），用镊子
挑认连于股骨外上髁与腓骨头之间的腓侧副
韧带，连于股骨内上髁与胫骨内侧髁之间的
胫侧副韧带，两者均为囊外韧带；辨认关节
囊内连于胫骨髁间隆起与股骨内、外侧髁之
间的两条交叉韧带，以及股、胫骨之间的关
节盘（内、外侧半月板）。

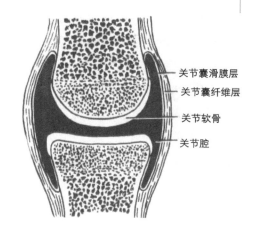

图 1-17　关节的构造（膝关节正中矢状面）

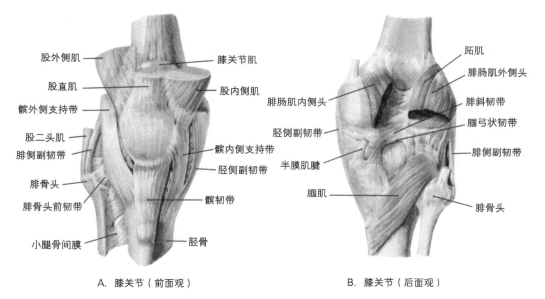

A. 膝关节（前面观）　　　　　B. 膝关节（后面观）

图 1-18　关节的辅助结构（打开膝关节囊）

2）在膝关节正中矢状切标本上，观察位于股四头肌腱深面和髌韧带后方的滑膜囊
（髌上囊）；位于髌骨下方，由关节囊滑膜层突向关节腔所形成的滑膜襞。查看形成滑膜
囊和滑膜襞的结构。

3）在打开关节囊的肩关节标本上，观察附着于肩胛骨关节盂周缘的纤维软骨即关
节唇；查看关节盘和关节唇在关节运动中的作用。

（3）关节的运动：在活体上，以肩关节为例演示关节的运动，臂部沿矢状轴靠近躯干为收，远离为展；臂部沿冠状轴向前为屈，向后为伸；臂部沿垂直轴向前内侧旋转为旋内，向后外侧为旋外；以肱骨头为中心，肢体远侧端做圆周运动为环转。观察环转是否为沿冠状轴和垂直轴上屈、伸、收、展运动的组合。查看哪些因素影响关节运动的灵活性和稳固性。

（4）关节的分类：在前臂及手部冠状切标本上，观察各骨的关节面形态，辨认关节的种类。桡尺近侧关节是车轴关节，指骨间关节是滑车关节，腕关节是椭圆关节，拇指腕掌关节是鞍状关节，掌指关节为球窝关节，腕骨间关节是平面关节。查看关节种类与关节运动的关系。

3. 躯干骨连结

（1）脊柱

1）椎骨间连结：①椎体间连结。在脊柱矢状切标本上，相邻椎体间的纤维软骨盘即椎间盘（图1-19），其中央部的胶状物质是髓核，周围部是呈同心圆排列的纤维环。用手指按压椎间盘，观察其厚度的改变，查看脊柱向不同方向弯曲时椎间盘厚度的变化。紧贴于椎体前、后面上，可见纵行走向且坚韧的前、后纵韧带（图1-20）。②椎弓间连结。在脊柱矢状切标本上，相邻椎弓板之间由弹性纤维构成的黄韧带相连结，注意黄韧带是由黄色弹性纤维构成，外观上并不呈黄色。棘突之间的结缔组织膜为棘间韧带，其前缘与黄韧带相连接。连接各棘突末端的纵行韧带是棘上韧带，前方与棘间韧带相融合，不易分离，观察棘上韧带在脊柱各段的形态变化。注意观察自棘突之间穿刺进针时依次经过哪些韧带，椎间盘的髓核易脱出向何处。相邻横突之间的结缔组织膜是横

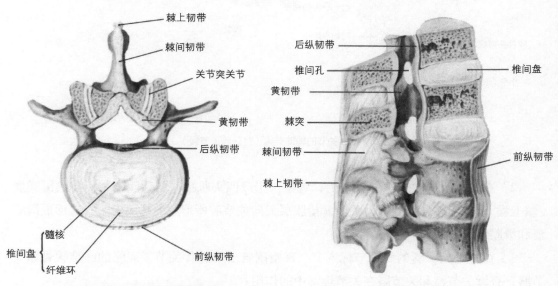

图1-19　椎间盘和关节突关节（横断面）　　　　　图1-20　椎骨间连结（正中矢状面）

突间韧带。相邻的上位椎骨下关节突与下位椎骨上关节突的关节面形成关节突关节，可将镊子伸入关节腔内进行查看。

2）寰椎与枕骨、枢椎的连结：在全身骨架上，寰枕关节由两侧稍凸的枕髁与寰椎侧块的上关节凹构成；寰枢关节由寰椎侧块的下关节面与枢椎上关节面构成的两个寰枢外侧关节，加上枢椎齿突与寰椎前弓后面的关节面及寰椎横韧带构成的寰枢正中关节组成。寰枢正中关节为人类所特有的关节，使寰椎沿枢椎齿突做旋转运动。

3）脊柱整体观：前面可见椎体自上而下逐渐增大；后面正中部棘突的形态各异；侧面可见 4 个生理性弯曲，上段的胸曲和下段的骶曲凸向后，先天形成；颈曲和腰曲凸向前，于婴幼儿抬头、走路时形成。查看脊柱生理性弯曲的作用。

（2）胸廓

1）肋椎关节：在肋椎关节标本上（图 1-21），用手晃动肋骨，观察肋头、肋结节分别与胸椎体肋凹、横突肋凹之间形成的肋头关节和肋横突关节。也可将其中一根肋骨自关节处取下，观察关节的构成。

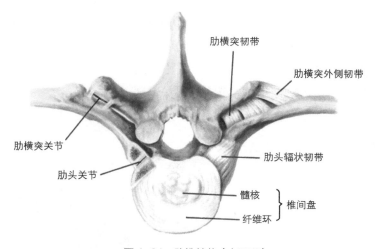

图 1-21　肋椎关节（上面观）

2）胸肋关节：在游离胸廓前壁的一侧冠状切标本上，第 2~7 肋软骨与胸骨相应肋切迹构成的胸肋关节显示较好，可晃动肋软骨来观察关节腔。第 1 肋与胸骨柄之间形成软骨结合，第 8~10 肋软骨前端与上位肋软骨借软骨间连结形成肋弓。肋弓可在体表触摸到，注意观察肋弓由哪些肋软骨构成和区分 12 对肋与胸骨的连结形式。

3）胸廓整体观：在整体胸廓标本或全身骨架上，观察胸廓的构成及形态。胸廓呈圆锥状，前后稍扁；上口小、倾斜，下口大、不规则。查看肋间隙的数目和构成肋弓的肋软骨数目，观察胸廓前后径和左右径的比例关系。查看胸廓前后径随年龄变化的情况。

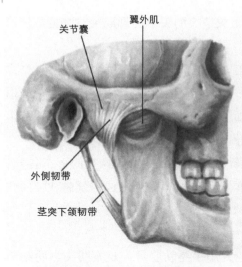

关节囊
翼外肌
外侧韧带
茎突下颌韧带

图 1-22 颞下颌关节（外侧面观）

4. 颅骨连结

（1）纤维连结和软骨连结：在新生儿颅标本上，观察颅顶的冠状缝、人字缝、矢状缝和前囟，均有薄的结缔组织膜覆盖，即通过纤维相连结，随着年龄增长演变为骨性结合。在新生儿颅底标本上，观察颅底蝶骨与枕骨间的软骨连结，随年龄增长也转化为骨性结合。

（2）颞下颌关节：在颞下颌关节标本上（图 1-22），观察颞下颌关节的关节囊和下颌颈外侧的外侧韧带。在全身骨架上，将下颌骨放回原位，观察颞下颌关节的构成，注意下颌窝前方向下突起的关节结节也被包裹于关节囊内，参与关节的构成。在经颞下颌关节矢状切标本上，观察关节盘的位置及形态，此关节盘将关节腔分为上、下两部分；用手活动关节头，注意观察关节盘的运动方向。将下颌体做下行和上行运动，观察下颌头的运动方向是否为前进和后退；查看张口、闭口和研磨时下颌骨的运动。将下颌体向下移动做张口动作，观察下颌头向前的移动过程，张口过大时关节头可滑过关节结节而不能退回到关节窝内，即形成颞下颌关节脱位。演示颞下颌关节复位的过程，应注意哪些事项。

中轴骨连结实验报告

（一）填图题

1.　　　　6.

2.　　　　7.

3.　　　　8.

4.　　　　9.

5.

（二）绘图题：请绘出滑膜关节并标示下列结构

1. 关节面　　　4. 关节腔

2. 纤维膜　　　5. 囊外韧带

3. 滑膜

（三）简答题

相邻椎骨靠哪些结构连结？

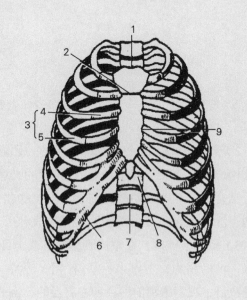

四肢骨连结

一、实验目标

（1）观察肩关节面的形态特点，查看喙肩韧带、喙肱韧带、盂唇、肱二头肌长头腱和关节囊的薄弱部位。

（2）观察肘关节面的形态特点，查看尺侧副韧带、桡侧副韧带、桡骨环状韧带和关节囊的薄弱部位。

（3）观察髋关节面的形态特点，查看髋臼唇、髋臼横韧带、股骨头韧带、髂股韧带、耻股韧带、坐股韧带和关节囊的薄弱部位。

（4）观察膝关节面的形态特点，查看髌韧带、腓侧副韧带、胫侧副韧带、腘斜韧带、膝交叉韧带、翼状襞、髌上囊和半月板的位置及形态。

（5）比较男、女性骨盆的差别，辨认骶髂韧带、骶结节韧带和骶棘韧带，查看耻骨联合和坐骨大孔、坐骨小孔、界线的围成。

（6）观察腕关节和距小腿关节关节面的形状、连结方式及主要韧带。

（7）查看前臂骨间、小腿骨间、手骨间和足骨间的连结方式。查看拇指腕掌关节和跗横关节的构成及连结方式。

（8）观察足弓，查看内侧纵弓、外侧纵弓和横弓的构成。

二、实验教具

1．标本

（1）上肢整体骨连结（示喙肩韧带、喙肱韧带、尺侧副韧带、桡侧副韧带、桡骨环状韧带和前臂骨间膜）。

（2）游离肩关节（打开关节囊，示关节唇和肱二头肌长头腱）。

（3）游离肘关节（打开关节囊，示肱尺关节、肱桡关节和桡尺近侧关节）。

（4）腕关节及手部关节（冠状切面）。

（5）胸锁关节（冠状切面，示关节的构成）。

（6）下肢整体骨连结（示骶棘韧带、骶结节韧带、髂股韧带、耻股韧带、坐股韧带、胫侧副韧带、腓侧副韧带、髌韧带、三角韧带、距腓前韧带、距腓后韧带和跟腓韧带）。

（7）男性和女性骨盆（示骶髂前韧带、骶髂后韧带、髂腰韧带、耻骨上韧带、耻骨弓状韧带、骶棘韧带和骶结节韧带）。

（8）游离髋关节（环状切开关节囊 2/3，示股骨头韧带、轮匝带、关节唇和关节囊包裹股骨颈的范围）。

（9）游离膝关节（打开关节囊，示胫侧副韧带、腓侧副韧带、前交叉韧带、后交叉韧带、内侧半月板和外侧半月板）。

（10）分离膝关节的下半部分（去除股骨，示内、外侧半月板和前、后交叉韧带的起点）。

（11）膝关节正中矢状面（示关节囊、关节腔、滑膜襞和髌上囊）。

（12）足关节斜切面（示距小腿关节和足骨间关节的构成）。

2．**模型**　男性和女性骨盆。

3．**挂图**　全身骨骼（前面观）、肩关节、肘关节、手的连结、骨盆、骨盆径线、髋关节及骨盆的韧带、髋关节、膝关节（打开关节囊和不打开关节囊）、足骨及其连结、足的韧带。

三、实验内容

1．**上肢整体骨连结标本**　肩锁关节、喙肩韧带、肩锁韧带、喙锁韧带、喙肱韧带、肱二头肌长头腱、尺侧副韧带、桡侧副韧带、桡骨环状韧带、腕横韧带和前臂骨间膜，上肢各关节的构成和关节囊的紧张程度、厚度，关节的运动。

2．**下肢整体骨连结标本**　骶髂关节、骶结节韧带、骶棘韧带、坐骨大孔、坐骨小孔、髂股韧带、耻股韧带、坐股韧带、胫侧副韧带、腓侧副韧带、髌韧带、小腿骨间膜、三角韧带、足横弓、内侧纵弓和外侧纵弓。

3．**打开关节囊的游离关节标本**

（1）肩关节：关节腔、关节囊、盂唇、肱二头肌长头腱和肱骨头。

（2）肘关节：肱骨滑车、肱骨小头、桡骨头、桡骨环状韧带、尺侧副韧带、桡侧副韧带、滑车切迹、肱尺关节、肱桡关节和桡尺近侧关节。

（3）髋关节：股骨头韧带、髋臼唇和股骨颈的囊内、外部。

（4）膝关节：前交叉韧带、后交叉韧带、内侧半月板和外侧半月板。

4．**膝关节正中矢状面**　滑膜、翼状襞、髌上囊和髌下深囊。

5．**手部冠状切面**　桡尺远侧关节、腕关节、腕骨间关节、腕掌关节、拇指腕掌关节、掌指关节和指骨间关节。

6．**足斜切面**　距小腿关节、跗骨间关节、跗横关节、跗跖关节、跖趾关节和趾骨间关节。

7．**骨盆**　耻骨联合、界线和小骨盆下口的围成。

8．**活体观察**　演示肩关节、肘关节、腕关节、髋关节、膝关节和距小腿关节的运动，及上述关节各种运动与运动轴的关系。

四、实验方法

1. 观察步骤及方法 首先应依据全身骨架或活体区分出持拿关节的侧别，然后依据系统解剖实验学的实验方法来对照观察。需注意书中的插图常为右侧，与持拿的左侧标本的方位不相吻合。

2. 上肢骨连结

（1）上肢带骨连结

1）胸锁关节：在游离的胸前壁冠状锯切标本上，重点观察关节的构成和关节腔内的关节盘。锁骨的胸骨端与胸骨锁切迹、第1肋软骨构成胸锁关节，关节盘将关节腔分为外上、内下两部分。

2）肩锁关节：在肩关节整体标本上，用手晃动锁骨，观察锁骨的肩峰端与肩峰之间的连结，此连结处即肩锁关节。查看关节下方连于喙突与锁骨之间的喙锁韧带。

3）喙肩韧带：连于喙突与肩峰之间，可防止肩关节向上脱位。

（2）自由骨连结

1）肩关节：在肩关节冠状切标本上（图1-23），查看由肩胛骨关节盂和肱骨头构成的肩关节，注意观察关节头与关节窝所接触的比例关系。将肱骨头用力拉开，查看关节囊和关节腔，关节囊松弛，附着于关节盂周缘和肱骨的解剖颈，向外侧可达外科颈。突出于关节窝周缘的环状软骨为关节唇，用手拉动关节囊外面的肱二头肌长头腱，观察关节囊内的变化情况，注意不要将关节囊内的肱二头肌腱与囊内韧带相混淆。在肩关节整体标本上，观察连于喙突与肱骨大结节之间的喙肱韧带和围绕于肩关节周围的腱板即肌腱袖，查看肩关节向下方脱位的原因。在活体上演示肩关节的运动形式。

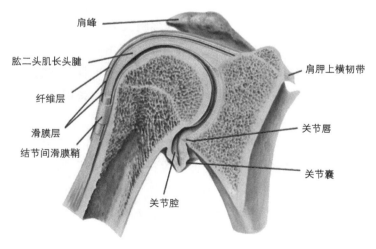

图1-23 肩关节（冠状切面）

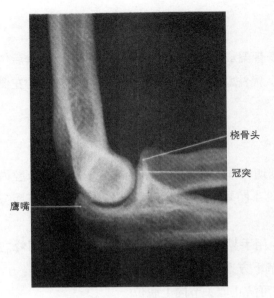

桡骨头

冠突

鹰嘴

图 1-24 肘关节 X 线片（侧位）

2）肘关节：在肘关节矢状切标本上，观察由肱骨下端的滑车和尺骨上端的滑车切迹构成的肱尺关节，并对比肘关节 X 线片（图 1-24）；用力向上推动尺骨，观察尺骨的移动方向，即可出现向后上脱位。打开肘关节囊，查看肱桡关节的构成；在桡骨头周缘用镊子仔细辨认桡骨环状韧带，两端附着于尺骨桡切迹的前、后缘，与该切迹共同围成上口大、下口小的骨纤维环，容纳桡骨头。用手向下牵拉桡骨，观察桡骨环状韧带与桡骨头的位置变化关系；当停止牵拉复回原位后，查看是否有部分桡骨环状韧带被卡于肱骨下端与桡骨头之间，此即桡骨小头半脱位。用手旋转桡骨，观察桡骨上端与肱、尺骨之间的肱尺关节和桡尺近侧关节。在上肢整体标本上，观察肘关节的囊外韧带，即肘关节内、外侧紧贴于关节囊的尺侧副韧带和桡侧副韧带，查看参与构成肘关节的肱尺关节（滑车关节）、肱桡关节（球窝关节）和桡尺近侧关节（车轴关节）的关节类型及运动形式，演示肘关节的运动。

3）桡尺连结：在上肢整体标本上，观察桡尺近侧关节、前臂骨间膜和桡尺远侧关节的构成。前臂骨间膜附着于尺、桡骨的骨间嵴，自桡骨斜向下内侧至尺骨，用手转动桡骨，观察骨间膜的紧张及松弛情况。桡尺远侧关节由尺骨头的环状关节面与桡骨的尺切迹构成，参与前臂的旋转运动。

4）腕关节：在手部冠状切标本上，注意观察腕关节的关节头和关节窝的形状及构成。尺骨头下方的关节盘参与构成关节窝；关节盘为三角形的纤维软骨板，尖端附着于尺骨茎突根部，底附着于桡骨的尺切迹下缘。桡骨下端和尺骨下端的关节盘共同形成椭圆形的关节窝，手舟骨、月骨和三角骨形成突起的关节头；豌豆骨较小，位于三角骨表面，没有参与形成关节头。在活体上演示腕关节的运动形式。

5）拇指腕掌关节：在打开腕掌关节囊的标本（图 1-25），观察拇指呈马鞍状的关节面。在活体上演示拇指腕掌关节的屈、伸、收、展和对掌运动，拇指靠近示指桡侧根部为收，远离则为展；拇指靠近小指掌面根部为屈，远离则为伸；拇指接触其余四指末端为对掌运动。此关节的重要功能为对掌运动，是人类所特有的关节。

6）其他关节：观察腕骨间关节、腕掌关节、掌指关节、指骨间关节的构成及关节面的形态。

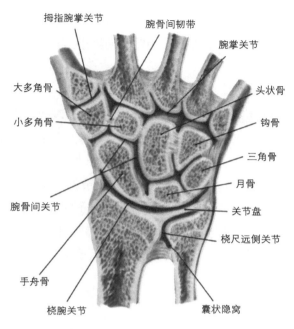

拇指腕掌关节　腕骨间韧带

大多角骨

小多角骨

腕骨间关节

手舟骨

桡腕关节

腕掌关节

头状骨

钩骨

三角骨

月骨

关节盘

桡尺远侧关节

囊状隐窝

图 1-25　手部关节（冠状切面）

3. 下肢骨连结

（1）肢带骨连结

1）耻骨联合：在骨盆湿标本上，观察两侧耻骨联合面之间的耻骨联合和耻骨间盘，上方有耻骨上韧带，下方有耻骨弓状韧带。在经耻骨联合冠状切标本上，观察耻骨间盘内的矢状位裂隙。

2）骶髂关节：在全身骨架上，观察凸凹不平的骶髂关节面。在下肢整体标本上，观察连接于第 5 腰椎横突与髂嵴之间坚韧肥厚的髂腰韧带，以及骶髂关节前、后面的骶髂前韧带和骶髂后韧带。

3）骶棘韧带和骶结节韧带：在骨盆湿标本上，自骶骨侧缘向外侧查看，呈三角形止于坐骨棘的骶棘韧带，呈扇形止于坐骨结节的骶结节韧带。观察骶棘韧带与坐骨大切迹围成的坐骨大孔，骶棘韧带、骶结节韧带与坐骨小切迹围成的坐骨小孔，比较两者的形态差异。

4）骨盆：在全身骨架或骨盆标本上观察时，首先要将骨盆的正常位置摆放好。骨盆整体向前倾斜，髂前上棘与耻骨结节处于同一冠状面，耻骨联合上缘与尾骨尖处于同一水平面。在骨盆内面辨认骶岬、弓状线、耻骨梳、耻骨结节和耻骨嵴，将这些结构连结形成一环行线即界线，是上方的大（假）骨盆与下方的小（真）骨盆的分界线。观察骨盆的构成及连结时，注意分辨骨盆的性别差异。男性骨盆高窄、上口呈椭圆形，耻骨下角较小；女性骨盆短宽、上口呈圆形，耻骨下角较大。观察小骨盆的上、下口的围成及骨盆腔，注意骨盆腔为一弯曲的管道，为胎儿的娩出路径。观察直立位和坐位时重力传导的方向及保护弓的构成。

（2）自由骨连结

1）髋关节：在打开髋关节囊的标本上（图1-26），观察由髋臼和股骨头构成的髋关节，注意观察关节头与关节窝所接触的比例关系；髋臼切迹被髋臼横韧带封闭，髋臼窝内充填有脂肪组织，增大了关节的接触面。向外拉动股骨头，观察关节头与关节窝之间的股骨头韧带和髋臼周缘的髋臼唇。在完整髋关节标本上，观察髋关节囊的包被情况，注意查看股骨颈与关节囊的位置关系，前面达转子间线，后面仅包裹股骨颈的内侧2/3。查看囊外韧带，髂前下棘与转子间线间的髂股韧带最为强大。在活体上演示髋关节的运动形式，比较髋关节与肩关节的结构特点及运动形式。

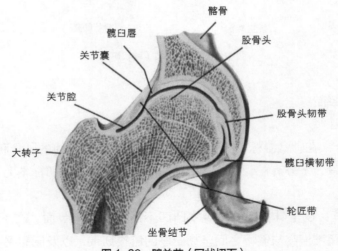

图1-26　髋关节（冠状切面）

2）膝关节：①在膝关节整体标本上，观察膝关节的囊外韧带，前壁有股四头肌腱、髌骨和髌韧带，外侧壁有连于股骨外上髁与腓骨头之间的腓侧副韧带，内侧壁有宽扁的胫侧副韧带，后壁有半膜肌腱延续形成的腘斜韧带。②在打开膝关节囊标本上，查看由股骨下端与胫骨上端、髌骨构成的膝关节，注意观察腓骨没有参与膝关节的构成，可以对比膝关节X线片（图1-27）；髌骨与股骨的髌面相关节，股骨的内、外侧髁分别与胫骨的内、外侧髁相对合。重点观察交叉韧带和半月板，前、后交叉韧带均以起点命名，起自胫骨髁间隆起前方的是前交叉韧带，后方者为后交叉韧带，观察交叉韧带的走行及止点。将膝关节置于半屈曲位，用手移动胫骨做屈、伸运动，观察交叉韧带的紧张、松弛情况。骨前移（伸）时，前交叉韧带起止点之间的距离加大，韧带被拉紧，限制胫骨向前移位；胫骨向后移动（屈）时，后交叉韧带紧张。在胫骨前移（伸）和后移（屈）的过程中，注意观察半月板的运动，伸膝时半月板向前移动，屈膝时半月板向后移动，旋转时则一侧向前移动而另一侧向后移动。③在分离的膝关节标本上，观察半月板的形态及起止。半月板的外侧缘肥厚，内侧缘锐薄，前缘之间以膝横韧带相连；内侧半月板较大，呈"C"形；外侧半月板较小，近似"O"形。④在膝关节正中矢状切标本上，观察膝关节囊的附着、关节腔的围成、滑膜襞和滑膜囊的位置及连通，重点观察由滑膜延伸至髌骨上缘以上、股四头肌腱深面的髌上囊及髌韧带与胫骨上端之间的髌下深囊和自前向后伸向关节腔的滑膜襞。⑤演示膝关节的运动形式，注意观察膝关节运动过程中半月板和交叉韧带的位置及形态变化。

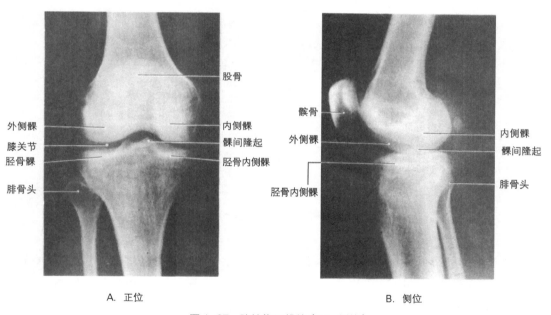

A. 正位　　　　　　　　　　B. 侧位

图 1-27　膝关节 X 线片（正、侧位）

3）胫腓连结：在下肢整体标本上，观察由胫骨外侧髁的腓关节面与腓骨头构成的胫腓关节，连于胫骨体、腓骨体之间的小腿骨间膜和连接两骨下端的胫腓前、后韧带。与桡尺连结进行对比观察，寻找其异同点。

4）距小腿关节：在足斜切面标本上（图 1-28），观察由胫骨下端、腓骨和距骨构成的距小腿关节。在全身骨架上，观察距骨上关节面的形态及前宽后窄的结构特点。在下肢整体标本上，观察距小腿关节的内、外侧韧带，内侧的三角韧带呈扇形止于足舟骨、距骨和跟骨；外侧是距腓前韧带、跟腓韧带和距腓后韧带。

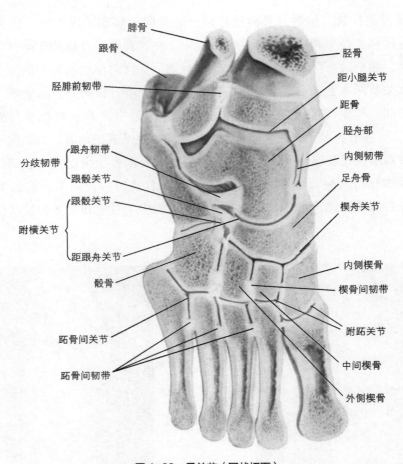

图 1-28 足关节（冠状切面）

5）跗横关节：在足斜切面标本上（图 1-28），观察跟骨与骰骨之间的跟骰关节和距骨与足舟骨之间的距跟舟关节，两者呈横行的"S"形，内侧凸向前，外侧凸向后；此两关节联合构成跗横关节，查看两个关节的关节腔是否相通。

6）其他关节：在足斜切面标本上（图 1-28），观察跗骨间关节、跗跖关节、跖趾关节和趾间关节的构成及形态。

7）足弓：在足骨整体标本或模型上，观察由跗骨和跖骨形成的凸向上的足弓；从内侧查看由跟骨、距骨、足舟骨、3 块楔骨和内侧的 3 块跖骨连结形成的内侧纵弓，从外侧查看由跟骨、骰骨和外侧的 2 块跖骨连结形成的外侧纵弓，从下方查看由骰骨、3 块楔骨和跖骨连结形成的横弓。将足骨整体标本或模型放到桌上，观察足弓的三个着地点，即第 1 跖骨头、第 5 跖骨头和跟骨结节。在足骨连结标本上，辨认维持足弓的韧带、肌腱。

附肢骨连结实验报告

（一）填图题

1.   6.
2.   7.
3.   8.
4.   9.
5.   10.

（二）绘图题：请绘出肩关节冠状切面，并标示下列结构

1. 肱骨头   4. 关节腔
2. 关节盂   5. 肱二头肌长头腱
3. 关节囊

（三）名词解释

1. 足弓   2. 界线

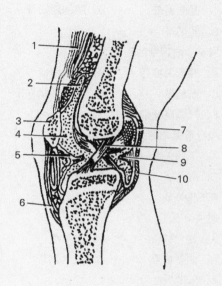

自测题 关节学

选择题

1. 黄韧带（   ）
   A. 位于棘突间
   B. 位于横突间
   C. 位于椎弓板间
   D. 有限制脊柱过度后伸的功能
   E. 颈部后延形成项韧带

2. 骨盆（   ）
   A. 女性比男性高
   B. 女性比男性相对宽
   C. 女性骨盆上口为心形
   D. 男性耻骨下角较大
   E. 耻骨上支和坐骨支构成耻骨弓

3. 肩关节脱位多发生于（   ）
   A. 关节上方   B. 关节外侧   C. 关节内侧
   D. 关节下方   E. 关节前方

4. 肘关节（   ）
   A. 属于联合关节
   B. 包括 3 个关节
   C. 常见的脱位是桡骨、尺骨向后脱位
   D. 可单独完成前臂旋前绕关节属于滑车关节
   E. 关节囊外侧最薄弱

5. 关于膝关节说法错误的是（   ）
   A. 全身关节中最复杂的关节
   B. 有腓侧副韧带加固，伸膝时最紧张
   C. 有由透明软骨构成的半月板，内侧"C"形，外侧"O"形
   D. 交叉韧带实质上是在关节腔之外，即滑膜之外
   E. 可做屈伸运动和条件性旋转运动

6. 可防止胫骨后移的主要韧带是（   ）
   A. 前交叉韧带   B. 后交叉韧带
   C. 胫侧副带   D. 腓侧副韧带
   E. 髌韧带

7. 属于囊内韧带的是（   ）
   A. 膝交叉韧带   B. 髂股韧带
   C. 髌韧带   D. 桡骨环状韧带
   E. 尺侧副韧带

8. 全身最复杂的关节是（   ）
   A. 下颌关节   B. 肩关节
   C. 肘关节   D. 髋关节
   E. 膝关节

9. 肘关节有（   ）
   A. 囊内韧带   B. 关节盘
   C. 侧副韧带   D. 交叉韧带
   E. 关节唇

10. 幼儿开始坐立出现的脊柱弯曲是（   ）
    A. 颈曲   B. 胸曲   C. 腰曲
    D. 骶曲   E. 以上都不是

11. 能防止脊柱过度后伸的韧带是（   ）
    A. 项韧带   B. 棘间韧带
    C. 棘上韧带   D. 前纵韧带
    E. 黄韧带

12. 人体特有的关节运动是（   ）
    A. 肩关节旋转
    B. 拇指对掌运动
    C. 前臂旋前和旋后
    D. 寰枢关节的旋转
    E. 脊柱侧屈

13. 髋关节的韧带有（   ）
    A. 骶棘韧带   B. 骶结节韧带
    C. 髂股韧带   D. 交叉韧带
    E. 股骨头韧带

14. 限制脊柱过度前屈的韧带有（   ）
    A. 黄韧带   B. 棘上韧带
    C. 棘间韧带   D. 前纵韧带
    E. 后纵韧带

15. 构成距小腿关节的有（   ）
    A. 胫骨下端关节面 B. 腓骨下端关节面
    C. 距骨滑车   D. 跟骨
    E. 腓骨下端关节盘

16. 椎体间的连结有（   ）
    A. 黄韧带   B. 棘间韧带
    C. 前纵韧带   D. 后纵韧带
    E. 椎间盘

17. 有关节盘的关节是（   ）
    A. 肩关节   B. 胸锁关节
    C. 肘关节   D. 距小腿关节
    E. 颞下颌关节

18. 肩关节和髋关节的相同点是（   ）
    A. 内韧带
    B. 都有囊外韧带
    C. 三轴关节
    D. 都能做收和展的运动
    E. 运动的灵活性基本相同

19. 关节的辅助结构有（   ）
    A. 关节头   B. 关节软骨
    C. 关节盘   D. 关节唇
    E. 韧带

20. 参与构成桡腕关节的骨有（   ）
    A. 舟骨   B. 豌豆骨
    C. 三角骨   D. 尺骨下端
    E. 桡骨下端

21. 肘关节的韧带有（   ）
    A. 前侧副韧带
    B. 尺侧副韧带
    C. 后侧副韧带
    D. 桡侧副韧带
    E. 桡骨环状韧带

‖ 填空题

1. 软骨连结包括_____、_____。

2. 滑膜关节的基本结构是_____、_____
和_____。其辅助结构有_____、_____和

_____。关节腔内的压力是_____压。

3. 椎体间借_____、_____和_____相连结。

4. 肩关节是全身最_____的关节，关节面由_____和_____构成，可作_____轴运动。其关节盂周缘附有_____，脱位常发生在关节的_____方。

5. 肘关节由_____、_____和_____构成，包括_____、_____和_____3个关节。主要做_____运动，其韧带有_____。

6. 连结骶尾骨和髋骨间的韧带主要有_____和_____。

7. 两侧耻骨联合面借耻骨间盘的连结构成_____，耻骨间盘属于_____软骨。

8. 髋关节前方有强韧的_____韧带，它上起于_____，向下止于_____，此韧带可防止髋关节_____。髋臼周缘附有_____，髋臼的关节面为_____。

9. 膝关节是全身最_____和最_____的关节，它由_____和_____骨构成，主要做_____运动。关节滑膜突向关节腔形成_____。

10. 跗骨和跖骨借关节和韧带形成足弓，它分为_____弓、_____弓和_____弓。

11. 椎间盘由_____和_____构成。紧贴椎体后面的韧带是_____，它作用是_____。

12. 胸锁关节和颞下颌关节腔内均有_____。颞下颌关节由_____和_____连结构成。

13. 前臂骨连结主要有_____、_____、_____。

14. 骶髂关节由骶骨和髂骨的_____面连结构成_____坐骨最低处为_____。

15. 桡腕关节的关节窝由桡骨下端的_____和尺骨头下方的_____构成。

16. 限制脊柱过度后伸的主要韧带是_____，而限制其过度前屈的韧带主要有_____、_____、_____、_____等。

17. 髋关节的辅助结构主要有_____、_____、_____、_____、

18. 连结椎弓的韧带主要有_____、_____、_____、_____、_____等。

19. 肩关节和髋关节可做的运动有_____、_____、_____、_____和_____，其运动幅度髋关节比肩关节_____。

Ⅲ 简答题

1. 说明胸廓的组成及功能。

2. 通过闭膜管的结构有哪些？

3. 说明髋关节构成及结构特点。

4. 说明膝关节的构成、结构特点及运动方式。

5. 试述距小腿关节的运动和组成。

6. 膝关节有哪些囊内、囊外韧带？说明囊内韧带的作用。

7. 胸廓上口、下口各有哪些结构围成？

Ⅳ 论叙题

1. 试述骨盆的构成、划分及女性骨盆特点。

2. 硬膜外麻醉时，穿刺针头进入硬膜外腔需经过哪些结构？

3. 试比较肘关节和膝关节的异同点。

4. 说明关节的基本结构。

5. 说明肩关节的构成、结构特点及运动。

Ⅴ 名词解释

1. 髓核
2. 坐骨大孔
3. 坐骨小孔
4. 韧带
5. 关节（骨连结）
6. 拇对掌运动
7. 骨盆
8. 椎间盘
9. 耻骨联合
10. 喙肩弓
11. 关节腔
12. 黄韧带
13. 乳突

实验六 肌学总论 头颈肌和上肢肌

一、实验目标

（1）观察长肌、短肌、扁肌和轮匝肌的形态及配布，区分肌腹、肌束、肌腱和腱膜，查看肌的起止点。

（2）观察浅、深筋膜的配布，查看滑膜囊和腱鞘的位置、形态及构成。

（3）观察枕额肌的形态及分部。观察眼轮匝肌、口轮匝肌、颊肌、咬肌、颞肌、翼内肌和翼外肌的位置及形态。

（4）观察胸锁乳突肌的位置、形态及起止点，结合活体触摸该肌的轮廓。

（5）观察舌骨上、下肌群的分层及排列，前、中斜角肌的位置。查看斜角肌间隙的围成及穿行的锁骨下动脉、臂丛。

（6）观察上肢带肌的位置及形态，查看三角肌的起止点。

（7）观察臂肌和前臂肌的分群，查看各群肌的分层，各肌的位置、形态及排列。查看肱二头肌和肱三头肌的起止点，结合活体触摸该肌的轮廓。观察解剖"鼻烟窝"的位置及形成，触摸形成"鼻烟窝"的肌腱。

（8）观察手掌内侧群、外侧群和中间群的位置及形态。

（9）观察手掌腱滑膜鞘的位置、形态及连通。

（10）触摸头颈、上肢肌的肌性体表标志。

（11）观察三边孔、四边孔、腋窝、肘窝和腕管的位置及围成。

二、实验教具

1. 标本

（1）肌的类型（示长肌、短肌、扁肌、轮匝肌、二头肌和二腹肌）。

（2）臂部中段横断面（去除肌及血管神经，示筋膜鞘和肌间隔）。

（3）整尸（示颈部的浅、中、深层肌）。

（4）面肌。

（5）咀嚼肌。

（6）上肢浅层肌（包括手的浅层肌）。

（7）上肢深层肌（示喙肱肌、肱肌、旋前圆肌、旋后肌和旋前方肌）。

（8）手部腱鞘（封装）。

2. 模型 头颈肌、咀嚼肌和手肌。

3. **挂图**　全身体表及骨骼肌（前、后面观）；头肌（浅、深层侧面观）；颈肌（前面观，浅、深层侧面观）；颈深肌群和翼肌；肩带肌、臂肌和前臂肌（前、后面观）；手掌肌（浅、深层）。

三、实验内容

1. **肌的分类标本**　肌的分类。
2. **整尸**　肌的构造及起止点。
3. **臂部横断面**　浅筋膜、深筋膜及其形成的结构。
4. **头部浅层**　表情肌、咬肌和颞肌的位置及作用。
5. **头部深层**　颊肌、翼内肌和翼外肌的位置及作用。
6. **整尸颈部**　颈肌的分群，胸锁乳突肌和前、中、后斜角肌及斜角肌间隙。
7. **游离上肢肌**

（1）单侧上肢带肌6块：三角肌、冈上肌、冈下肌、小圆肌、大圆肌和肩胛下肌。

（2）单侧臂肌4块：前群有肱二头肌、肱肌和喙肱肌；后群有肱三头肌。

（3）单侧前臂肌19块：前群有肱桡肌、旋前圆肌、桡侧腕屈肌、掌长肌、尺侧腕屈肌、指浅屈肌、拇长屈肌、指深屈肌和旋前方肌；后群有桡侧腕长伸肌、桡侧腕短伸肌、指伸肌、小指伸肌、尺侧腕伸肌、旋后肌、拇长展肌、拇短伸肌、拇长伸肌和示指伸肌。

（4）单侧手肌18块：外侧群有拇短展肌、拇短屈肌、拇对掌肌和拇收肌，内侧群有小指展肌、小指短屈肌和小指对掌肌，中间群有蚓状肌4块、骨间掌侧肌3块和骨间背侧肌4块。

8. **手部腱鞘标本**　拇长屈肌腱鞘和屈肌总腱鞘。
9. **活体触摸**　咬肌、胸锁乳突肌、肱二头肌和腕部的桡侧腕屈肌腱、掌长肌腱、拇短伸肌腱、拇长伸肌腱、拇长展肌腱和指伸肌腱。
10. **上肢的局部记载**　腋窝、三边孔、四边孔、肘窝和腕管的围成及内容。

四、实验方法

1. **肌的形态及构造**　在肌分类标本或整尸上，长肌呈细长形，多见于四肢；短肌位于脊柱深部；扁肌参与围成胸腔、腹腔；轮匝肌位于孔、裂周围。观察肌的形态时应注意其构造，有红色的肌腹和白色的肌腱构成；长肌的肌腱细长，附着于骨；扁肌的肌腱薄、宽，形成腱膜。

2. **肌的起止、配布及作用**　在整尸标本上，用镊子提起肌，观察肌与骨的附着点，即肌的起止点。一般以肌腱的形式起止，中间为肌腹。肌要跨越关节通过牵拉骨产生运动，肌在关节周围的配布与关节的运动轴有关。用手牵拉关节周围的肌，演示肌与关节运动的关系。观察关节运动时的原动肌、拮抗肌、协同肌和固定肌，肌在关节周围的配布规律。

　　3. **肌的辅助装置**　　在整尸或臂部横断面标本上，观察浅筋膜和深筋膜的结构特点及配布。浅筋膜多为黄色脂肪组织；深筋膜是脂肪组织深面呈白色膜性的致密结缔组织，附着于骨的部分为肌间隔。滑膜囊存在于关节周围活动度较大的肌腱深面。在腱鞘标本上（图1-29），辨认腱纤维鞘和腱滑膜鞘。

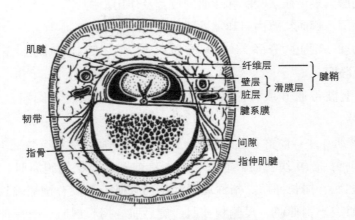

图1-29　肌的辅助装置（横断面）

　　4. 头肌

　　（1）面肌：在面肌标本上，面肌位于浅筋膜内的孔、裂周围，呈环状或辐射状，关闭或开大孔、裂，同时牵拉皮肤改变面部外形以表达喜、怒、哀、乐等心理活动。牵拉眼轮匝肌，观察泪囊的变化；眼轮匝肌除具有关闭眼裂的作用外，还可扩张泪囊，使泪液经鼻泪管流向鼻腔。枕额肌可提眉并使前额皮肤出现皱纹和向后牵拉帽状腱膜。颊肌位于面颊深层，使唇、颊紧贴牙，辅助咀嚼和吸吮。观察眼、口、鼻和耳周围肌的形状、数目及大小。

　　（2）咀嚼肌：在面侧区标本上，表浅的咬肌和深面的翼内肌的肌纤维方向一致，共同止于下颌角外侧或内侧，收缩时牵拉下颌体向上。翼内肌和翼外肌的位置均较深，分别起自翼突内、外侧板，以起点命名；翼外肌向后外止于下颌颈，收缩时牵拉下颌颈向前，使下颌体下行而张口。颞肌位于颞窝内，止于下颌骨冠突。用镊子分别牵拉各肌，观察咀嚼肌在张、闭口中的作用。

5. 颈肌

1）在颈部的浅层肌标本上（图1-30）：观察扁薄的颈阔肌和粗壮的胸锁乳突肌。重点是胸锁乳突肌（图1-30），以起止点命名，斜向后外上方；用手牵拉胸锁乳突肌，观察颈部和面部的转动方向，是否为颈部屈向同侧，面部转向对侧并上仰。模拟先天性斜颈的手术方法，寻找合适的切口部位。

2）在颈前肌标本上（图1-30）：观察舌骨上、下肌群。以舌骨为界分为舌骨上、下肌群，各有4对肌肉，除二腹肌以形态命名外，其余均以起止命名，即下颌舌骨肌、茎突舌骨肌、颏舌骨肌、肩胛舌骨肌、胸骨舌骨肌、胸骨甲状肌和甲状舌骨肌；16块肌在舌骨的上、下方形成一组拮抗肌，并围成若干三角形区域。

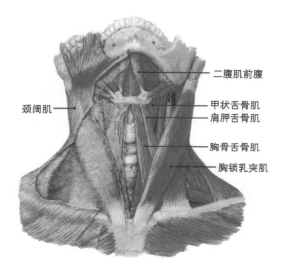

二腹肌前腹

颈阔肌

甲状舌骨肌
肩胛舌骨肌

胸骨舌骨肌

胸锁乳突肌

图1-30 颈肌

3）在颈深肌标本上，分为中间群肌和外侧群肌，重点观察外侧群肌，注意查看前、中、后斜角肌的起止点。三块肌的起点相近，均起自颈椎横突；其中前、中斜角肌止于第1肋，后斜角肌止于第2肋。将镊子放入前、中斜角肌之间，查看两者之间的缝隙即斜角肌间隙，内有臂丛和锁骨下动脉通过。牵拉斜角肌，观察颈部的移动方向；如固定颈部不动时，观察第1肋如何运动。

6. 上肢肌

（1）上肢带肌：均起自上肢带骨，止于肱骨，运动且稳定肩关节。

1）三角肌：在上肢浅层肌标本上，三角肌包绕肩关节形成圆隆的肩部，观察三角肌的起止点。以三角肌为例通过牵拉的方法分析肌的作用，牵拉全部肌纤维使肩关节外展，牵拉三角肌的前部肌纤维使肩关节前屈和旋内，牵拉三角肌的后部肌纤维使肩关节后伸和旋外。

2）冈上肌和冈下肌：在肩胛冈的上、下方辨认冈上肌和冈下肌，向外侧查看冈上、下肌肌腱经肩关节何部位止于肱骨。牵拉肌腱，观察肩关节的运动。

3）大圆肌和小圆肌：均以形态命名，位于肩胛骨的后下方。小圆肌的位置较高，细小，向外侧以肌腱经肩关节后方达肱骨；大圆肌的位置较低，粗壮，向前外侧止于肱骨。

4）肩胛下肌：位于肩胛骨前面的肩胛下窝内，肌腱经肩关节前方达肱骨。

冈上肌、冈下肌、小圆肌和肩胛下肌的肌腱分别经肩关节的上、后和前方达肱骨，肌腱在肩关节周围融合为腱板形成"肌腱袖"，保护肩关节以防止其脱位。

（2）臂肌

1）在上肢浅层肌标本上，臂前部肱二头肌的位置表浅，肌腹呈梭形，有长、短头，向下以肌腱止于桡骨；牵拉肱二头肌，观察肘关节的运动。在整尸标本上，固定肘关节后牵拉肱二头肌，观察肩关节的运动。

2）在上肢深层肌标本上，观察喙肱肌和肱肌。喙肱肌位于臂上部，以起止点命名；肱肌位于臂下部，起自肱骨，止于尺骨。牵拉此二肌观察肩关节和肘关节的运动。

3）在上肢浅层肌标本上，肱三头肌位于臂后部，有3个起点，以肌腱止于尺骨鹰嘴。肱三头肌长头以肌腱起自肩胛骨盂下结节，向下经小圆肌、肩胛下肌、大圆肌，并将小圆肌、肩胛下肌与大圆肌之间的三角形裂隙分为内侧的三边孔和外侧的四边孔，分别有血管、神经穿行。查看三边孔和四边孔的围成及通过结构。牵拉肱三头肌，观察肘关节的运动，是否可以伸肘关节。

（3）前臂肌：多数为细长肌腱的长肌，常以其作用命名。①在上肢浅层肌标本上，前臂前群的浅层有5块肌，自桡侧向尺侧为肱桡肌、旋前圆肌、桡侧腕屈肌、掌长肌和尺侧腕屈肌。观察肱骨内上髁处肌的起点，可依据肌的走行和牵拉肌的止点进行辨认；其中旋前圆肌自内上斜向外下，掌长肌连于掌腱膜。②在上肢浅层肌标本上，将浅层的5块肌翻起，观察深面的指浅屈肌、指深屈肌和拇长屈肌；可依据肌的位置和肌腱的止点部位来辨认，其中指浅屈肌止于中节指骨，指深屈肌止于远节指骨；也可通过牵拉肌腱来观察手指运动的方法加以区别。③在上肢深层肌标本上，观察旋前方肌，似腕部前面带有一块手表。模拟肌收缩的动作，观察前群肌的主要作用，是否为屈腕关节、屈指关节和前臂旋前。

在上肢浅层肌标本上：①后群的浅层也有5块，自桡侧向尺侧为桡侧腕长伸肌、桡侧腕短伸肌、指伸肌、小指伸肌和尺侧腕伸肌。以起自肱骨外上髁和肌的走行来辨认，注意不要将肱桡肌与桡侧腕长伸肌相混淆；指伸肌与小指伸肌的肌腹常紧密相贴，分辨不清时也可通过牵拉肌观察止点的方法来辨认。②将浅层肌翻起，观察后群深面的旋后肌、拇长展肌、拇短伸肌、拇长伸肌和食指伸肌，可依据肌的起止、排列、作用及肌腱所到达的部位来辨认，其中旋后肌位于肘关节稍下方，其余四块肌在前臂桡侧自上而下排列。模拟肌收缩的动作，观察后群肌的主要作用，是否为伸腕关节、伸指关节和前臂旋后。

（4）手肌：依据部位分为三群，外侧群肌称为鱼际肌，分为浅、深两层（4块），浅层包括外侧的拇短展肌和内侧的拇短屈肌，深层有外侧的拇对掌肌和较大的拇收肌。中间群11块肌，包括位置表浅的位于肌腱之间细小的蚓状肌（4块）及其深面掌骨之间的骨间肌（7块），其中骨间背侧肌4块（使第2、4、5指离开中指）和骨间掌侧肌3块（使第2、4、5指向中指靠拢），牵拉蚓状肌观察其作用。内侧群肌称小鱼际肌，也分为浅、深两层（3块），即浅层的小指展肌和小指短屈肌，深层的小指对掌肌。

在观察手部肌时，注意查看指浅、深屈肌腱的走行及止点部位；指深屈肌腱自指浅屈肌腱的分叉中间穿过，止于末节指骨底的前面。分别牵拉指浅、深屈肌腱，观察指骨间关节的运动。

7. 活体肌性标志

（1）咬肌：咬紧牙，颧弓下方的下颌支外侧可摸到的坚硬的肌隆起。

（2）颞肌：咬紧牙，于颧弓上方的颞部可摸到的坚硬的肌隆起。

（3）胸锁乳突肌：当面部转向对侧时，在颈外侧部自前下斜向后上，呈长条状的明显肌隆起。

（4）三角肌：在肩部形成圆隆的外形，其止点在臂外侧中部呈现一小凹。

（5）肱二头肌：当屈肘关节时，此肌腹收缩形成臂前部的明显肌隆起。在肘窝中央，当屈肘关节时可明显摸到此肌的肌腱。

（6）"鼻烟窝"：在腕部背侧面，当拇指伸直外展时，自桡侧向尺侧可见拇长展肌腱、拇短伸肌腱和拇长伸肌腱，后两者肌腱之间有一个较深的凹陷。

8. 局部记载

（1）腋窝：上肢外展时，在活体上触摸臂与胸侧壁之间的锥体形腔隙即腋窝。在整尸标本上辨认腋窝各壁及上口的围成，注意除前壁外，其余各壁均有骨参与。

（2）三边孔和四边孔：在整尸肩胛区标本上，将上肢外展，大圆肌、小圆肌与肱三头肌长头之间的裂隙清楚可见，内侧是三边孔，外侧是四边孔；注意查看三、四边孔的围成及通过结构。

（3）肘窝：在肘关节伸直位浅层肌标本上，将肱骨内、外上髁之间作一连线，其与肱桡肌、旋前圆肌围成的尖向下的三角形凹陷即肘窝，被肱二头肌腱分为内、外侧两部分，内侧部有较粗的血管、神经通过。

（4）腕管：在上肢浅层肌标本上，从手掌处用镊子伸入屈肌支持带的深面进行查看，此管道即为腕管；观察管内通过的神经（1条）和指浅、深屈肌腱及拇长屈肌腱（9条），也可将屈肌支持带切开来观察。

头肌及上肢肌实验报告

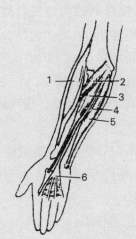

（一）填图题

1.   4.

2.   5.

3.   6.

（二）绘图题：用简图绘示出翼内肌、翼外肌起止点

（三）名词解释

1. 三边孔   2. 帽状腱膜

实验七 躯干肌 下肢肌

一、实验目标

（1）观察斜方肌和背阔肌的位置及形态，辨认肌束的方向，查看肌的起止点。观察肩胛提肌、菱形肌和竖脊肌的位置及形态，在活体上触摸竖脊肌的轮廓。观察胸腰筋膜的位置及分层。

（2）观察胸大肌、胸小肌和前锯肌的位置及形态，查看肌的起止点。在活体上触摸胸大肌的轮廓。辨认肋间内、外肌，查看肌纤维的方向。

（3）观察膈的位置、形态及附着部位。辨认食管裂孔、主动脉裂孔和腔静脉孔的位置及通过结构。辨认腰肋三角和胸肋三角。

（4）观察腹直肌的位置及形态，查看腱划的数目及与腹直肌鞘的关系。查看弓状线的位置及形成，弓状线以下的腹直肌后面与腹横筋膜的关系。

（5）观察腹外斜肌、腹内斜肌和腹横肌的腱性部、肌性部、纤维方向及形成结构（腹股沟韧带、腹股沟管浅环、腹股沟镰、腔隙韧带、耻骨梳韧带和提睾肌），三层扁肌的腱膜与腹直肌鞘的关系。

（6）观察腹股沟管的位置、围成及通过结构，查看腹股沟三角的位置及境界。

（7）观察髂腰肌的组成、位置及形态，查看肌的起止点及其与髋关节的关系。查看臀大肌的起止及形态。观察臀中肌、臀小肌、梨状肌和闭孔外肌的形态及其排列。查看闭孔内肌的起止及走行。在活体上触摸臀大肌的轮廓。

（8）观察股四头肌四个头的排列、起止和髌韧带的位置，并触摸自己的髌韧带。在活体上触摸股四头肌的轮廓。观察缝匠肌的位置、形态及其与髋、膝关节的位置关系。

（9）观察耻骨肌、长收肌、股薄肌、短收肌和大收肌的位置、形态、排列及其与髋关节的位置关系。

（10）观察半腱肌、半膜肌和股二头肌的位置、形态、排列及其与髋、膝关节的位置关系。

（11）观察胫骨前肌、踇长伸肌和趾长伸肌的位置、形态及排列，各肌腱的走行方向及其与距小腿关节的位置关系。

（12）观察腓骨长肌和腓骨短肌的位置、形态及其与踝关节的位置关系。

（13）观察腓肠肌和比目鱼肌的位置及形态，查看跟腱的形成、起止点及其与膝关节、距小腿关节的位置关系。观察胫骨后肌、踇长屈肌和趾长屈肌的位置、形态及其肌腱与距小腿关节的位置关系。

（14）活体触摸躯干、下肢的肌性体表标志。

（15）查看梨状肌上孔、梨状肌下孔、股三角、收肌管、腘窝和踝管的位置、形态及围成。

二、实验教具

1. 标本

（1）整尸（背部浅层肌示斜方肌、背阔肌；深层肌示夹肌、肩胛提肌、菱形肌和竖脊肌，完整的胸腰筋膜。胸部浅层肌示胸大肌、前锯肌；深层肌示胸小肌、肋间内肌和肋间外肌。膈的位置。腹部浅层肌示腹外斜肌；深层肌示腹直肌、腹直肌鞘、腹内斜肌、腹横肌和腹股沟管）。

（2）腹前壁和腹后壁的横断面（示腹直肌鞘、白线和胸腰筋膜的分层）。

（3）游离肋间隙（示肋间内、外肌）。

（4）游离膈（示膈上的孔、裂和三角）。

（5）下肢肌（要求到足底肌，并显示深层肌）。

2. 挂图　全身体表及骨骼肌（前、后面内观）；背肌（浅、深层）；胸腹壁肌（浅、深层）；前锯肌和胸横肌；腹直肌鞘和腹横筋膜；膈和腹后壁肌；髋肌、大腿肌和小腿肌（前、后面观）；足底肌（浅、深层）；腹股沟管（浅、深层和腹股沟三角）。

三、实验内容

1. 整尸

（1）背部：斜方肌、背阔肌和竖脊肌的位置及形态，胸腰筋膜的位置及分层。

（2）胸部：胸大肌、胸小肌、前锯肌、肋间内肌和肋间外肌的位置及纤维方向。

（3）腹部：腹直肌、腹外斜肌、腹内斜肌和腹横肌的位置及纤维方向。注意观察腹直肌鞘的形成、弓状线、白线、腹股沟管浅环、腹股沟管四壁的构成和腹股沟三角的围成。

2. 游离肋间隙　肋间内、外肌的位置及纤维方向。

3. 游离膈　膈的分部、中心腱和腔静脉孔、食管裂孔、主动脉裂孔、腰肋三角、胸肋三角。

4. 腹前壁、后壁横断面　腹直肌鞘、白线、腹壁层次和胸腰筋膜的分层。

5. 游离下肢肌　与上肢肌相比较，观察肌的分部、分群、所跨越的关节，重点观察下肢浅层肌。

（1）髋肌9块：前群有髂腰肌（由腰大肌和髂肌组成）、阔筋膜张肌；后群有臀大肌、臀中肌、臀小肌、梨状肌、闭孔内肌、股方肌和闭孔外肌。

（2）大腿肌10块：前群有缝匠肌、股四头肌；内侧群有耻骨肌、长收肌、股薄肌、短收肌和大收肌；后群有股二头肌、半腱肌和半膜肌。

（3）小腿肌9块：前群有胫骨前肌、趾长伸肌和姆长伸肌；后群有小腿三头肌、趾长屈肌、姆长屈肌和胫骨后肌；外侧群有腓骨长肌和腓骨短肌。

6. 活体触摸　斜方肌、背阔肌、竖脊肌、胸大肌、前锯肌、腹直肌、股四头肌和股二头肌。

7. 下肢局部记载　梨状肌上孔、梨状肌下孔、股三角、收肌管、腘窝和踝管。

四、实验方法

1. 背肌　多为扁肌，分层配布，起自棘突，止于肢带骨或肱骨。

（1）背浅肌：分为浅、深层，起自脊柱，止于肢带骨或自由骨。

1）斜方肌：在整尸标本上，斜方肌位于背上部的浅层，以形态命名，两侧对合后呈一斜方形。

2）背阔肌：位于背下部的浅层，为一宽大的肌，肌纤维斜向外上，止于肱骨。牵拉背阔肌，观察肩关节的运动方向（后伸、内收和旋后）。将上肢固定后作引体向上运动，观察背阔肌的作用。

3）菱形肌：位于斜方肌深面的肩胛骨与脊柱之间，以形态命名。

4）肩胛提肌：位于斜方肌深面和背上部外侧，呈细长形，以作用命名。

（2）背深肌（竖脊肌）：竖脊肌纵行于脊柱两侧的沟内，查看肌自下而上止于椎骨、肋骨和枕骨处，此肌是背部的强大伸肌。

（3）胸腰筋膜：位于腰部，为白色的致密结缔组织，整尸标本上的浅层呈四边形。在腹后壁横断面标本上，胸腰筋膜分为前、中、后层，用镊子在竖脊肌与腰方肌之间查看胸腰筋膜中层，在腰方肌前方查看胸腰筋膜深层，三层分别包裹竖脊肌和腰方肌形成肌鞘。查看胸腰筋膜向内侧的附着点及向外侧的延续。

2. 胸肌

（1）胸上肢肌：起自胸廓，止于肢带骨或肱骨。

1）胸大肌：在整尸标本上，胸大肌位于胸上部的浅层，呈扇形，向外侧止于肱骨。查看胸大肌的起点，用手牵拉观察肩关节的运动（前屈、内收和旋内）。

2）胸小肌：位于胸大肌的深面，较小。

3）前锯肌：位于胸侧壁，以起始部的形态命名。前锯肌以锯齿形式起自肋骨，翻起肩胛骨，观察前锯肌经肩胛骨前方止于肩胛骨内侧缘处。牵拉前锯肌，观察肩胛骨的运动方向，是否向前贴紧胸廓。

（2）胸固有肌

1）肋间外肌：在游离肋间隙标本上（图 1-31），观察浅层的肋间外肌，注意肋间隙前部不存在肌纤维，为结缔组织形成的肋间外膜；胸前部的肌纤维自外上斜向内下，肋间外肌收缩时提肋助吸气。

2）肋间内肌：位于肋间外肌的深面，后部为肋间内膜。注意查看胸前壁肋间隙内的肌纤维方向，自外下斜向内上。肋间内肌收缩时降肋助呼气。

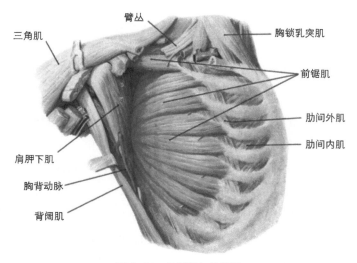

图 1-31　肋间肌与前锯肌

3. **膈** 在整尸标本上，观察胸腔与腹腔之间呈穹隆状的膈，注意查看膈起始处的三部分及孔、裂的位置高度。在游离膈标本上，仔细辨认膈的肌部和腱部，重点观察三个孔裂和两对三角。主动脉裂孔因与脊柱共同围成而不完整，内有主动脉和胸导管通过；食管裂孔位于两孔之间，内有食管和迷走神经通过；腔静脉孔较规则，位于中心腱内，内有下腔静脉通过。腰肋三角位于膈起始处的腰部与肋部之间，较大，呈膜状，缺乏肌纤维，易形成膈疝；胸肋三角较小。在整尸上用镊子牵拉膈，模拟膈向下的收缩和向上的舒张，观察胸腔容积的变化和对呼吸的作用。

4. **腹肌** 多为扁肌，位于胸廓与骨盆之间，围成腹腔，保护腹腔内脏器。

（1）前外侧群肌

1）腹外斜肌：在整尸标本上，腹外斜肌位于浅层的外侧，前部肌纤维自外上斜向内下，在脐与髂前上棘连线以下移行为腱膜。髂前上棘与耻骨结节之间的腹外斜肌腱膜返转增厚形成腹股沟韧带；用镊子挑起观察，并注意腹股沟韧带向内后下方延续成的腔隙韧带和耻骨梳韧带。在耻骨结节外上方，用镊子仔细分离腹股沟管浅环（皮下环），此为腹外斜肌腱膜形成的三角形裂隙，内有男性精索或女性子宫圆韧带通过。

2）腹内斜肌：位于腹外斜肌的深面，前部肌纤维自外下斜向内上，靠近腹直肌处延续为腱膜；下部肌纤维呈弓形跨越精索或子宫圆韧带，以肌腱的形式参与形成腹股沟镰，止于耻骨结节周围。用镊子仔细分离弓状下缘和腹股沟镰，观察二者与精索的位置关系。

3）腹横肌：位于腹内斜肌的深面，前部肌纤维横行向内侧，在腹直肌外侧缘移行为腱膜；下部肌纤维也呈弓形跨越精索或子宫圆韧带，但此弓形结构较腹内斜肌的弓状下缘跨度大，被腹内斜肌的起始部掩盖一部分。腹横肌与腹内斜肌共同形成腹股沟镰，位于精索或子宫圆韧带的后方，向下止于耻骨结节周围。查看阑尾手术切口时的部位及经过层次。

4）腹直肌：切开腹直肌前面的腱膜进行观察，腹直肌为多腹肌，有 3~4 个腱划；肌腹的上部较下部宽大。注意观察腱划与腹直肌鞘的结合程度。

5）腹直肌鞘：在腹前壁横断面标本上，观察腹直肌前、后面的腱性结构即腹直肌鞘（图 1-32）。用镊子仔细分离，观察腹直肌鞘的形成，前鞘由腹外斜肌腱膜和腹内斜肌腱膜的前层形成，后鞘由腹内斜肌腱膜的后层和腹横肌腱膜形成。在整尸标本上，翻起腹前壁，注意观察腹直肌后鞘在脐以下 4~5cm 处，由于缺损形成的弓状线。辨认弓状线上、下方的层次结构，注意其区别。

6）白线：在腹前壁横断面标本上，两侧腹直肌之间的白色腱性结构即白线（图 1-32），由两侧腹直肌鞘融合形成。在整尸标本上，查看白线的宽度，呈上宽下窄状，中部有脐环。查看经脐以下白线切口的层次，与右下腹阑尾切口处的层次结构相比较，观察其异同点。

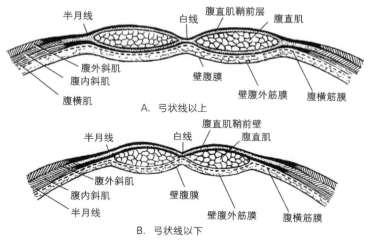

图 1-32 腹直肌鞘（经腹前壁横断面）

（2）后群肌：位于腹腔后壁，包括腰方肌和腰大肌。腰大肌较粗大，自内上腰椎处斜向外下；腰方肌位于腰大肌的后外侧，以部位和形状综合命名。

（3）腹股沟区

1）边界及层次：在整尸标本上，自髂前上棘向腹正中线做垂线，由此线与腹直肌外侧缘、腹股沟韧带围成的相对薄弱区域即腹股沟区；观察此区内由浅入深的腹外斜肌、腹内斜和腹横肌，查看此区结构相对薄弱的原因。

2）腹股沟管：在整尸腹前壁下部标本上，腹股沟管为一肌筋膜裂隙，位于腹股沟韧带内侧半上方，自外上斜向内下，长 4～5cm。腹股沟管由四壁、两口构成，两口即入口和出口，入口即腹股沟管深环（腹环），由腹横筋膜向外突出形成，位于腹前壁深面的腹股沟韧带中点上方；出口即腹股沟管浅环（皮下环），由腹外斜肌腱膜形成的三角形裂隙，位于耻骨结节外上方。重点腹股沟管四壁的构成，应以精索或子宫圆韧带为中心标志，用镊子逐层翻开腹外斜肌腱膜和腹内斜肌起始部，此两者将精索或子宫圆韧带全部覆盖即为前壁；用镊子分离精索或子宫圆韧带上方的腹内斜肌和腹横肌的弓状下缘，此即上壁；用镊子将精索或子宫圆韧带牵拉出来，观察其后面位于弓状下缘下方的腹横筋膜和内侧的腹股沟镰，将精索或子宫圆韧带复回原位，腹横筋膜和腹股沟镰则被掩盖即后壁；下方为腹股沟韧带即下壁。腹股沟管为腹壁的薄弱区，腹腔内容物易经该处突出形成腹股沟斜疝。

3）腹股沟三角：将腹前壁翻向下方，在腹壁内面辨认腹壁下动脉、腹直肌外侧缘和腹股沟韧带，此三者所围成的区域即腹股沟三角。查看腹股沟三角与腹股沟管腹环的位置关系，观察腹股沟斜疝和腹股沟直疝的突出部位及鉴别标志。

5. 下肢肌

（1）髋肌

1）髂腰肌：在整尸标本上，髂腰肌由起自腰椎的腰大肌和起自髂窝的髂肌组成，经腹股沟韧带深面达股部。在腹股沟韧带上方牵拉髂腰肌，观察髋关节的运动（前屈、旋外）。

2）阔筋膜张肌：位于股前外侧部，上部的肌腹较小，肌腱参与形成髂胫束，向下止于胫骨外侧髁。

3）臀大、中、小肌：在游离下肢肌标本上，臀大肌的位置表浅，形成圆隆的臀部；臀中肌位于臀大肌深面，翻开臀中肌可见臀小肌。分别牵拉臀大、中、小肌，观察其对髋关节的作用，即臀大肌使髋关节后伸、旋外，臀中、小肌使髋关节外展。观察臀部外上 1/4 肌内注射时，是将药物注入臀大肌还是臀中肌。结合肌内注射，寻找适合人体肌内注射的其他部位。

4）梨状肌和股方肌：位于臀大肌的深面，梨状肌自坐骨大孔穿出，止于股骨大转子，其将坐骨大孔分为梨状肌上孔、下孔。股方肌位于梨状肌下方，以位置和形态综合命名。

5）闭孔内、外肌：在游离下肢肌标本上，在盆腔前外侧部的闭孔处寻找闭孔内肌，查看此肌穿过坐骨小孔止于转子窝处。闭孔外肌不易观察，切开股方肌或在专门制作的闭孔外肌标本上，查看闭孔外肌起自闭孔外面处，向外止于转子窝。牵拉此两肌，均可使髋关节旋外。

（2）大腿肌

1）股四头肌：在游离下肢肌标本上，股四头肌位于股前部，粗壮，较表浅，有四个头即股直肌、股内侧肌、股外侧肌及其深面的股中间肌，以肌腱包绕髌骨延续为髌韧带，向下止于胫骨粗隆。牵拉股四头肌，观察膝关节的运动（膝关节强有力的伸肌）。演示股四头肌瘫痪后的表现。

2）缝匠肌：位于大腿前面，自外上斜向内下。牵拉缝匠肌，观察髋关节和膝关节的运动（屈髋关节、屈膝关节）。

3）股二头肌：位于股后部的外侧，有两个头。牵拉股二头肌，观察其伸髋关节、屈膝关节的运动，并可使小腿旋外。

4）半腱肌和半膜肌：位于股后部的内侧，半腱肌的下部为肌腱，细长；半膜肌的上部为呈膜状宽阔的肌腱，据此可鉴别出半腱肌与半膜肌。

5）内侧群肌：分为浅、深层，浅层肌自外侧向内侧为较小的耻骨肌、长收肌和细长的股薄肌。将长收肌翻起，深面有大收肌和短收肌；大收肌的腱板连于股内侧肌，据此可区别大收肌与短收肌。查看大收肌止于收肌结节的肌腱与股骨之间的收肌腱裂孔。

牵拉内侧群各肌，观察是否均可使髋关节内收。

（3）小腿肌

1）前群：在游离下肢肌标本上，小腿前内侧自外侧向内侧为胫骨前肌和趾长伸肌，两者之间的深面为姆长伸肌；也可牵拉肌腱通过足趾的运动来辨认趾长伸肌与姆长伸肌。趾长伸肌外侧有肌束止于第5跖骨底，称为第三腓骨肌，牵拉此肌可使足外翻。牵拉胫骨前肌，重点观察足内翻的情况。

2）外侧群：腓骨短肌的位置较深，被腓骨长肌所掩盖；腓骨长、短肌均经外踝后方至足底。牵拉腓骨长、短肌，观察踝关节的运动（屈踝关节），注意观察足外翻的情况。

3）后群：分为浅、深层，浅层由表浅的腓肠肌和深面的比目鱼肌形成，合称为小腿三头肌，两者形成粗大的跟腱，向下止于跟骨结节。牵拉跟腱，观察其作用；在活体上切断跟腱后将失去跳跃功能。深层有三块肌，自外侧向内侧为姆长屈肌和趾长屈肌，两者之间是胫骨后肌。查看经内踝后方至足底的姆长屈肌腱与趾长屈肌腱交叉处，牵拉各肌观察距小腿关节的运动，注意观察胫骨后肌是否可以使足内翻。

（4）足肌：主要位于足底，与手肌基本相似，也分为三群；中间群有较大的趾短屈肌和足底方肌。观察维持足横弓的足底方肌、姆展肌、小趾展肌、趾长屈肌和姆长屈肌，维持足纵弓的胫骨前肌、胫骨后肌、腓骨长肌和腓骨短肌。

6. 活体肌性标志

（1）竖脊肌：脊柱两侧的纵行肌性隆起。

（2）胸大肌：胸前壁较膨隆的肌性隆起，下缘参与形成腋窝前壁。

（3）腹直肌：腹前正中线两侧的纵形肌性隆起，肌发达者可见脐以上有三条横沟，即为腹直肌的腱划。

（4）股四头肌：位于大腿前面，股直肌位于缝匠肌与阔筋膜张肌所组成的夹角内。股内侧肌和股外侧肌在大腿前面的下部，分别位于股直肌的内、外侧。

（5）臀大肌：在臀部形成圆隆外形。

（6）小腿三头肌：在小腿后面可明显见到该肌膨隆的肌腹，并向下形成粗索状的跟腱，止于跟骨结节。

7. 局部记载

（1）梨状肌上、下孔：在游离下肢肌标本上，翻起臀大肌，可见深面呈三角形的梨状肌，向内侧追踪，可见梨状肌自坐骨大孔穿出，其上、下方各有一明显的缝隙，分别有血管、神经出入，此即梨状肌上、下孔，可用镊子进行分离观察。

（2）股三角：在股前部浅层肌标本上，可见由缝匠肌、长收肌和腹股沟韧带围成的尖向下的三角形区域即股三角，内有血管、神经通过。

（3）收肌管：在股前部浅层肌标本上，翻起缝匠肌和长收肌，可见大收肌上的白色腱板附着于股内侧肌，腱板深面为一管道，内有血管、神经通过，此管道即为收肌管。用镊子查看收肌管，向上通股三角，向下借收肌腱裂孔通向腘窝。

（4）腘窝：在下肢浅层肌标本上，膝关节后方可见一菱形的腔隙即腘窝；辨认围成腘窝四壁的结构，观察窝内的血管、神经。

（5）踝管：在内踝与跟骨结节之间的屈肌支持带深面，用镊子查看其间形成的管道即踝管，内有肌腱、血管和神经通过。

躯干肌实验报告

（一）填图题

1.　　　　　5.
2.　　　　　6.
3.　　　　　7.
4.　　　　　8.

（二）绘图题：用简图绘出胸大肌起止点

（三）名称解释

腹股沟管

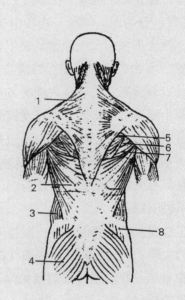

下肢肌实验报告

（一）填图题

1.　　　　　4.
2.　　　　　5.
3.

（二）绘图题：请绘出大腿内收肌，并标示下列结构

1. 耻骨肌　　　3. 大收肌
2. 长收肌

（三）名词解释

1. 收肌管　　　2. 股三角

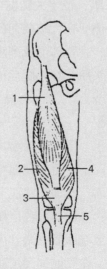

自测题 肌学

选择题

1. 骨骼肌（　　）
   - A. 属于平滑肌
   - B. 属于随意肌
   - C. 主要由肌腹和深筋膜构成
   - D. 辅助结构有位膜
   - E. 肌都有一个起点和一个止点
2. 指深屈肌（　　）
   - A. 其腱穿经腕管
   - B. 经腕横韧带浅方
   - C. 只有屈指作用
   - D. 屈掌指关节，伸指间关节
   - E. 分为 5 个腱
3. 臀大肌（　　）
   - A. 属大腿肌后群
   - B. 收缩时使大腿后伸
   - C. 收缩时使大腿旋内
   - D. 防止躯干后仰
   - E. 肌束斜向内下
4. 位于大腿肌后群外侧的是（　　）
   - A. 半腱肌　 B. 半膜肌　 C. 股二头肌
   - D. 股四头肌　E. 股外侧肌
5. 腹内斜肌（　　）
   - A. 肌纤维斜向内下
   - B. 腱膜在髂前上棘和耻骨联合上缘间形成腹股沟韧带
   - C. 腱膜在耻骨嵴外上方形成皮下环
   - D. 参与构成提睾肌
   - E. 胸膜伸延形成精索内筋膜
6. 助呼气的肌是（　　）
   - A. 肋间内肌　　　 B. 肋间外肌
   - C. 胸大肌　　　　 D. 胸小肌
   - E. 前锯肌
7. 能使肩关节做内收、旋内和后伸的一组肌肉是（　　）
   - A. 冈上肌和肩胛下肌 B. 冈下肌和肩胛下肌
   - C. 背阔肌和大圆肌　 D. 肩胛下肌和大圆肌
   - E. 以上均不对
8. 使肩关节外展的肌是（　　）
   - A. 背阔肌　　 B. 肱二头肌　C. 肱三头肌
   - D. 三角肌　　 E. 以上均参与
9. 肱二头肌的主要作用是（　　）
   - A. 使肩关节外展
   - B. 使肘关节屈曲
   - C. 使肘关节伸直
   - D. 使肩关节旋内
   - E. 主要运动肩胛骨
10. 可使足内翻的肌肉有（　　）
    - A. 腓肠肌
    - B. 比目鱼肌
    - C. 胫骨后肌和胫骨前肌
    - D. 胫骨前肌和腓骨长肌
    - E. 腓骨短肌
11. 能屈掌指关节的肌肉有（　　）
    - A. 桡侧腕屈肌　　　 B. 指浅屈肌
    - C. 指深屈肌　　　　 D. 尺侧腕屈肌
    - E. 蚓状肌
12. 属于股四头肌的是（　　）
    - A. 半腱肌　　 B. 半膜肌　　 C. 股内侧肌
    - D. 股外侧肌　E. 股中间肌
13. 腹直肌鞘（　　）
    - A. 前层仅由腹外斜肌腱膜形成
    - B. 后层仅由腹内斜肌腱膜形成
    - C. 后层在脐下 4~5cm 处，有半环线
    - D. 腹横肌腱膜在脐上参与构成鞘的后层
    - E. 鞘的前层不完整

14. 附着于肩胛骨喙突的肌有（　　　）

　　A. 肱二头肌　B. 肱三头肌　C. 肩胛下肌

　　D. 三角肌　　E. 胸小肌

15. 斜角肌间隙（　　　）

　　A. 位于前、中斜角肌和第 1 肋之间

　　B. 内有锁骨下动脉通过

　　C. 内有锁骨下静脉通过

　　D. 内有臂丛通过

　　E. 内有膈神经通过

16. 拉下颌骨向前并向对侧运动的肌有（　　　）

　　A. 咬肌　　　B. 翼内肌　　C. 翼外肌

　　D. 颞肌　　　E. 颊肌

17. 腹股沟管（　　　）

　　A. 为肌和腱之间的一裂隙

　　B. 位于腹股沟韧带内侧半上方

　　C. 男性内有精索通过

　　D. 腹环位于腹股沟韧带中点上方 1.5cm 处

　　E. 皮下环是腹横筋膜向外的突口

18. 属于膈上的结构有（　　　）

　　A. 破裂孔　　　　B. 主动脉裂孔

　　C. 腔静脉沟　　　D. 腔静脉孔

　　E. 食管裂孔

19. 构成腹直肌鞘前层（脐以上）的有（　　　）

　　A. 腹内斜肌腱膜后层

　　B. 腹内斜肌腱膜前层

　　C. 腹外斜肌腱膜

　　D. 腹横肌腱膜前层

　　E. 腹横肌腱膜后层

20. 腹股沟管的四壁中（　　　）

　　A. 前壁由腹外斜肌腱膜参与构成

　　B. 后壁是腹横肌

　　C. 后壁是腹横筋膜和腹股沟镰

　　D. 上壁为腹内斜肌和腹横肌下缘

　　E. 下壁为腹股沟韧带

Ⅱ 填空题

1. 骨骼肌一般由＿＿＿＿和＿＿＿＿构成。

2. 筋膜分为＿＿＿＿和＿＿＿＿两种。

3. 腱鞘由＿＿＿＿和＿＿＿＿构成，后者分为内、外两层，内层包在肌腱表面称＿＿＿＿，外层称＿＿＿＿。

4. 咀嚼肌包括＿＿＿＿、＿＿＿＿、＿＿＿＿和＿＿＿＿。

5. 腕管由＿＿＿＿和＿＿＿＿围成，管内有＿＿＿＿、＿＿＿＿、＿＿＿＿和＿＿＿＿通过。

6. 腹股沟管中男性有＿＿＿＿通过；女性有＿＿＿＿通过。

7. 大腿肌的起始部由＿＿＿＿、＿＿＿＿和＿＿＿＿三部分构成。

8. 臂的前群肌肉有＿＿＿＿、＿＿＿＿和＿＿＿＿，由＿＿＿＿神经支配。

9. 呼吸肌主要有＿＿＿＿、＿＿＿＿和＿＿＿＿等。

10. 小腿前群肌有＿＿＿＿、＿＿＿＿和＿＿＿＿。

11. 下颌下三角由＿＿＿＿和＿＿＿＿围成。

12. 股四头肌包括＿＿＿＿、＿＿＿＿、＿＿＿＿和＿＿＿＿。

Ⅲ 简答题

1. 使腕关节内收、外展的肌有哪些？

2. 使前臂旋前与旋后的肌各有哪些？

3. 使膝关节屈、伸的肌有哪些？

4. 膈上有哪几个裂孔？各有什么结构通过？说明其位置和构成。

5. 使足内翻与外翻的肌各有哪些？

6. 腹直肌鞘是怎样构成的？弓状线是怎样形成的？

7. 上提下颌骨，拉下颌骨向后、向前各有哪几块肌参与？

8. 小腿后群肌深、浅层各有哪些肌？

Ⅳ 论述题

1. 在脐下 3cm 和 7cm 处分别经腹直肌打开

腹壁各经过腹壁的哪些结构？

2．手肌分哪些群？各有什么肌？

3．试述附着于肩胛骨的肌名称及神经支配。

4．说明运动肩关节的主要肌及神经支配。

5．说明肘关节的运动及运动的主要肌。

6．说明腹股沟管的位置、构成和内容。

7．上腹经腹直肌切口到腹膜腔依次经哪些层次？

8．上腹正中切口至腹膜腔依次经哪些结构？

9．阑尾炎时经麦氏点做切口进入腹膜腔需经哪些层次？

Ⅴ 名词解释

1．筋膜

2．腰肋三角

3．腹股沟镰

4．弓状线（半环线）

5．白线

6．斜角肌间隙

7．腹股沟管

8．腹直肌鞘

（王　毅）

第二章 消化系统

一、实验目标

（1）查看消化系统的组成和上、下消化道的区别。

（2）观察活体的口腔：①辨认人中和鼻唇沟；②查看唾液腺的位置及导管开口部位；③观察软腭游离缘、腭垂、腭舌弓和腭咽弓的形态，查看咽峡的围成；④查看腭扁桃体的位置；⑤观察舌的形态、分部、色泽及舌苔、舌乳头、舌系带、舌下襞和舌下阜；⑥观察牙的排列，牙冠的形态，牙龈的位置、形态及色泽，计数牙的总数和各类牙的数目。

（3）观察舌乳头、舌扁桃体、舌内肌束的走行和颏舌肌的位置及纤维方向。

（4）观察牙本质、牙釉质、牙骨质、牙髓腔、牙根管结构和各类牙的牙根数目。

（5）查看咽的位置、分部及其与鼻腔、口腔、喉腔的连通关系。查看咽的结构：鼻咽的咽扁桃体、咽隐窝、咽鼓管咽口和咽鼓管圆枕；口咽的腭扁桃体和会厌谷；喉咽的梨状隐窝。

（6）观察食管的形态及三个狭窄，查看食管胸部的毗邻关系。

（7）观察胃的位置及形态，辨认胃的大小弯及分部；查看胃的毗邻关系。查看胃黏膜皱襞、胃道和幽门括约肌的形态及位置。

（8）观察十二指肠的分部及各部的位置，查看十二指肠与胰头的位置关系，辨认十二指肠空肠曲和十二指肠悬肌。查看十二指肠纵襞、十二指肠大乳头和肝胰壶腹的开口部位。

（9）观察空肠、回肠在腹腔内的位置，肠系膜根的走向；比较空肠与回肠环状襞的形态及疏密、淋巴滤泡的形态及分布状况。

（10）观察盲肠的位置、形态及其与回肠的延续；观察阑尾的形态、位置和阑尾系膜，验证阑尾根部与三条结肠带的关系。查看回盲瓣、回盲口和阑尾的开口部位。画出阑尾根部的体表投影。

（11）观察结肠各段的位置、形态及活动度，查看结肠右曲、左曲与肝、脾的位置关系。辨认结肠和盲肠的结肠带、结肠袋和肠脂垂。

（12）观察直肠的位置及其在矢状面上的弯曲，查看直肠毗邻结构的性别差异；观察直肠横襞的位置及形态。

（13）观察肛管内的肛柱、肛瓣、肛窦、齿状线、肛梳的形态和肛门内括约肌、外括约肌的位置。

（14）观察肝的位置，画出肝的体表投影，查看肝的毗邻关系。

（15）观察肝和胆囊的形态及分部；辨认肝外胆道的组成及其延续关系，查看胆总管穿经十二指肠的部位和胆总管的开口。画出胆囊底的体表投影。

（16）观察胰的位置、形态及分部；查看胰头与十二指肠和胰尾与脾的位置关系。

二、实验教具

1. 标本

（1）整尸（示在体的食管、胃、小肠、大肠、肝和胰的位置及形态）。

（2）头颈部正中矢状面（示口腔、咽侧壁结构和三对唾液腺导管的开口部位）。

（3）各类牙和磨牙纵剖面（固定于木板上）。

（4）游离舌。

（5）游离胃（沿胃大弯切开）。

（6）咽腔（后壁切开）和咽肌。

（7）游离空、回肠（封装，示孤立淋巴滤泡和集合淋巴滤泡）。

（8）游离直肠（切开，示肛柱、肛瓣、肛窦和齿状线）。

（9）回盲瓣及阑尾。

（10）游离大、小肠（部分大、小肠纵行切开，示腔内结构）。

（11）游离胰十二指肠（示胆总管和十二指肠大乳头，胰管剖开）。

（12）肛门内、外括约肌。

（13）游离肝（示肝门结构和第二肝门）。

（14）肝胆胰十二指肠（瓶装，示肝外胆道，胰管剖开）。

2. 模型　胃放大、咽肌、肝内管道、肝胆胰脾和直肠内腔。

3. X线片　食管造影。

4. 挂图　消化系统模式图，口腔及咽峡，口腔底及舌下面，恒牙和乳牙，牙的构造模式图（纵切），舌，鼻腔、咽和喉的正中矢状面，唾液腺，咽肌和舌肌（侧面观），咽腔（后面观），咽肌（后面观），食管（前面观），胃，腹部脏器（前面观），直肠（内面观），空、回肠（内面观）和结肠（外面观），肝，肝叶、肝段及血管、胆管的肝内分布，胆道、十二指肠和胰（前面观）。

三、实验内容

1. **头颈部正中矢状面**   四种舌乳头、舌下阜、舌下襞和唾液腺的位置及开口部位;咽峡的围成和腭扁桃体的位置;咽的位置及交通,咽鼓管咽口、咽鼓管圆枕、咽隐窝、梨状隐窝和食管颈段的位置。

2. **整尸**   食管、胃、小肠和结肠的位置、形态及分部;盲肠和阑尾的位置及形态;肝和胰的位置、形态及毗邻关系。

3. **离体标本**

(1)游离胃:胃的形态、构造、四部、两口、两弯和胃壁的层次、黏膜特点。

(2)十二指肠:十二指肠的分部和十二指肠大、小乳头。

(3)空、回肠:黏膜皱襞、孤立淋巴滤泡和集合淋巴滤泡。

(4)结肠:结肠带、结肠袋和肠脂垂。

(5)直肠肛管纵切面:直肠横襞、肛柱、肛瓣、肛窦、齿状线、肛梳和肛门外括约肌。

(6)肝胆胰:肝、胆囊和胰的形态及分部;肝的分叶、肝裸区、肝门结构、肝圆韧带、冠状韧带、镰状韧带、肝外胆道的组成和胆总管的分段。

4. **活体观察**   舌乳头、舌系带、舌下阜、舌下襞、腭舌弓、腭咽弓、腭帆和腭垂。

四、实验方法

1. **观察步骤及方法**   首先在整尸标本上观察消化系统的组成(消化管和消化腺)、消化管的延续关系和消化腺分泌液的注入部位;然后在游离标本上观察各消化器官的形态及其主要结构。消化系统的实验应以内容物在消化管内的运动顺序作为主线进行观察、学习;除观察实验标本外,对于口腔、牙、舌和口咽等可相互做活体观察。注意观察标本时动作要轻柔,以免损坏。

2. **消化管**

(1)口腔:在头颈部正中矢状切标本上,查看口腔的围成和以牙列为界区分的口腔前庭与固有口腔。

1)对照活体观察唇、颊及颊黏膜,注意颊黏膜上腮腺管的开口部位及形态。

2)观察口腔与鼻腔之间的腭,前部为骨性部即硬腭,由上颌骨腭突和腭骨水平板及其黏膜构成;后部是软组织即软腭,由腭帆张肌等构成。在活体上张口做"啊"的动作,观察口腔后部的较狭窄通道即咽峡,注意辨认腭帆、腭垂、腭舌弓、腭咽弓和腭扁桃体。软腭后部的游离部分为腭帆,腭帆后缘中央向后下方的突起是腭垂;自腭帆向两侧延伸形成两条弓形皱襞，即前方的腭舌弓和后方的腭咽弓，二者之间的凹陷为扁桃体窝，内有腭扁桃体。

3）对照活体观察牙的位置、排列及分类，对着镜子张口数一数自己或其他同学有多少颗牙，分别用牙式表示。在牙的纵剖面标本上，结合牙模型观察牙的形态、构造及牙周组织，查看拔牙时的注意事项，在标本上进行模拟演示。

4）对着镜子将舌伸出，观察自己或其他同学舌的形态（图2-1）、分部及舌体背面的黏膜，注意依据位置及大小区分出丝状乳头、菌状乳头、叶状乳头、轮廓乳头和舌扁桃体；将舌尖翘起，观察位于舌腹正中的舌系带及其两侧有唾液流出的黏膜隆起即舌下阜、舌下襞。在头颈部正中矢状切标本上，观察舌内肌和舌外肌，重点是舌外肌的茎突舌肌、舌骨舌肌和颏舌肌；查看颏舌肌起自下颌骨的颏棘，止于舌体及舌根的中线处。牵拉一侧颏舌肌，观察伸舌时舌尖的偏移方向。

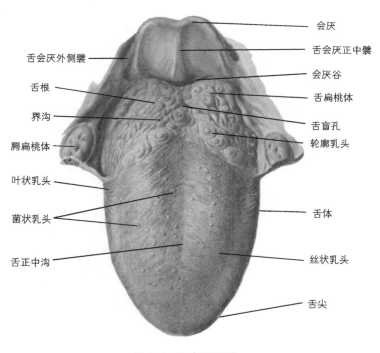

图2-1 舌（背面观）

5）在显示大唾液腺的头颈部标本上，观察腮腺、下颌下腺和舌下腺的位置、形态及分部。腮腺位于面侧区的外耳道前下方，下颌下腺位于下颌体内侧，舌下腺位于舌下襞的黏膜深面，用镊子寻找唾液腺的导管，查看导管的开口部位，即腮腺开口于上颌第二磨牙相对的颊黏膜上。下颌下腺开口于舌下阜，舌下腺开口于舌下阜和舌下襞。注意腮腺管自其浅部发出，而下颌下腺管是自其深部发出的。在标本上观察腮腺管的走行特点及腮腺肿大时对周围结构的影响。

（2）咽：①在头颈部正中矢状切标本上（图2-2），观察咽的位置和呈上宽下窄、前后略扁的肌性管道，辨认软腭游离缘和会厌上缘，以此二者为界分为鼻咽、口咽和喉咽。②鼻咽侧壁上查看弓形隆起的咽鼓管圆枕，在其上、下方分别用镊子查看咽隐窝和咽鼓管咽口。③在口咽和喉咽处寻找舌根与会厌之间的会厌谷，由鼻咽侧壁的咽鼓管扁桃体、后壁的咽扁桃体和口咽的腭扁桃体、舌扁桃体，围绕于口咽和鼻咽周围呈环状分布的咽淋巴环，喉口两侧的梨状隐窝；注意观察梨状隐窝与甲状软骨的位置关系。④查看咽的交通途径，即经鼻后孔通鼻腔，咽峡通口腔，喉口通喉腔，两侧经咽鼓管咽口通鼓室，向下与食管相延续。⑤在咽肌标本上，观察呈叠瓦状排列的咽上、中、下缩肌和咽提肌（茎突咽肌、咽鼓管咽肌和腭咽肌）。

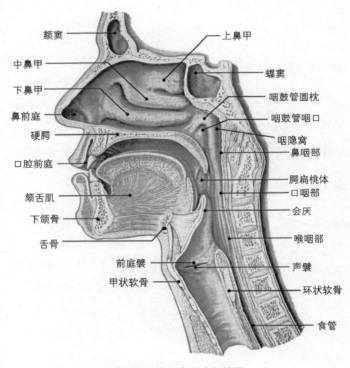

图2-2　头颈部正中矢状面

（3）食管：在整尸标本上，观察食管的位置、走行、分部、毗邻及狭窄部位，注意在气管与脊柱之间和主动脉弓、左主支气管、左心房的后方寻找；测量狭窄部位与上颌中切牙的距离。注意食管的三个狭窄除穿膈处较明显外，其余均不清楚，应结合X线片观察。在游离食管胃标本上，纵行切开食管壁观察其构造，于胃贲门延续处查看有无食管括约肌存在。

（4）胃

1）在整尸标本上，观察位于左季肋区和腹上区的胃及其毗邻结构，注意胃前壁的游离面和胃后壁的胰、左肾、左肾上腺、横结肠及其系膜共同形成的"胃床"。

2）在游离胃标本上，首先摆放好正常位置确定胃的类型，然后观察胃的形态和分部，注意分辨前后壁、大小弯、出入口、贲门切迹和角切迹。用手捏住两口，贲门因无明显的括约肌而较柔软，幽门有较厚的环形括约肌则捏之较硬。在胃大弯远侧端寻找中间沟，以此沟为界将幽门部分为幽门窦和幽门管。幽门部与十二指肠之间无明显的分界限，在交界处的前壁寻找纵行的幽门前静脉，此为二者的表面分界线。

3）在沿胃大弯剖开胃的标本上，观察胃黏膜的走行，注意查看胃小弯侧黏膜皱襞的走行规律。

4）在模型上观察胃的肌层，查看各层肌的纤维方向。

（5）小肠

1）在整尸标本上，观察小肠的位置、分部（十二指肠、空肠和回肠）、毗邻及特点。触摸自右膈脚连于十二指肠升部末端的十二指肠悬韧带，牵拉十二指肠空肠曲，辨认十二指肠悬肌。十二指肠悬韧带由平滑肌和结缔组织形成，将十二指肠空肠曲固定于腹后壁，是手术中确认空肠起始的重要标志。

2）在肝胰十二指肠标本上，观察十二指肠的分部及其与胰的位置关系；十二指肠呈"C"形，环绕胰头，以胰头为标志分为上部、降部、水平部和升部。切开十二指肠降部，观察其后内侧壁中、下 1/3 处的黏膜隆起即十二指肠大乳头，查看其连通关系；在十二指肠上部查看壁薄腔大的十二指肠球，此为溃疡的好发部位。

3）在整尸标本上，依据位置来辨认空肠与回肠。空肠位于左上腹，回肠居右下腹，二者无明显分界线。提起肠系膜查看系膜根部，对着光线观察肠系膜内动脉弓的多少，1~2级动脉弓的肠管是空肠，3~4级动脉弓的肠管是回肠；注意复原肠管时勿使肠系膜扭转。在游离肠管标本上，可用手触摸肠壁的厚度，较厚者为空肠，较薄者是回肠；将肠管纵行剖开（图2-3），黏膜皱襞高密、透光观察时存在许多散在的芝麻大小且不透光的结节即孤立淋巴滤泡者为空肠，黏膜皱襞稀疏且有成片的椭圆形不透光区即集合淋巴滤泡者是回肠。注意仅有在活体时才能依据肠壁颜色来区分空肠与回肠。

（6）大肠：在整尸标本上，观察大肠的位置及分部（盲肠、阑尾、结肠、直肠和肛管）。

1）首先辨认结肠带、结肠袋和肠脂垂，并与小肠进行比较；结肠与空、回肠的鉴别不能仅以管径粗细来区分，应以结肠的三大特征作为鉴别标志。注意观察结肠的分部（升结肠、横结肠、降结肠和乙状结肠）、结肠左曲和结肠右曲的位置及毗邻关系。

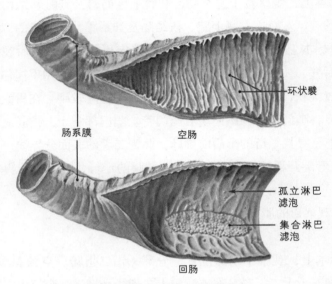

图2-3　空、回肠（切开肠腔）

2）在游离回盲部标本上（图2-4），切开盲肠壁观察回盲瓣和阑尾口；回盲口为肠套叠的易发生部位，动手演示肠套叠的过程，并设计肠套叠的非手术治疗和手术方法及注意事项。

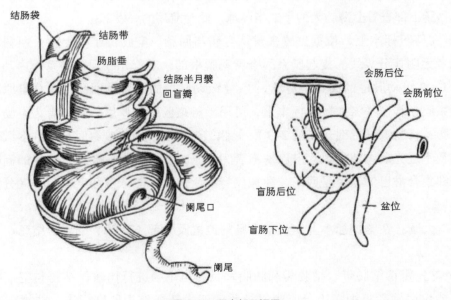

图2-4　回盲部及阑尾

3）在整尸标本上观察阑尾的位置及类型；用手向下触摸结肠带，查看结肠带与阑尾根部的关系（图2-4）。用镊子提起阑尾末端，分别放到回肠和盲肠的前、后方，模仿阑尾位置的其他类型。在腹壁上画出阑尾的体表投影点，模仿手术切口，观察切口所经过的腹壁层次。

4）在盆会阴正中矢状切标本上，观察骶骨前方的直肠弯曲（骶曲凹向前，会阴曲凹向后）及直肠腔内的横襞，测量较为恒定的直肠中横襞与肛门之间的距离；注意观察男、女性直肠前面的毗邻结构的差异。观察肛管内纵行黏膜形成的肛柱，用镊子在相邻两个肛柱下端之间夹起肛瓣，其与肠壁之间的小腔隙为肛窦；将肛柱下端与肛瓣游离缘作一环行连线即齿状线，查看齿状线上、下结构的差异。齿状线下方1cm的环行区域为肛梳，是外痔的发生部位；辨认肛直肠线、齿状线和白线。

5）在肛门括约肌标本上（图2-5），辨认肛门内括约肌（平滑肌）、肛门外括约肌（骨骼肌）及其分部；查看肛直肠环的位置及构成（肛门内括约肌、直肠纵行肌、肛门外括约肌的浅部及深部、耻骨直肠肌）。如直肠癌行肛门切除术后要重建括约肌，设计利用哪些骨骼肌可用来进行肛门括约肌重建。

3. 消化腺

（1）肝

1）在整尸标本上，观察位于右季肋区和腹上区的肝及其形态、毗邻结构，画出肝的体表投影区域；重点观察肝脏面的毗邻结构。

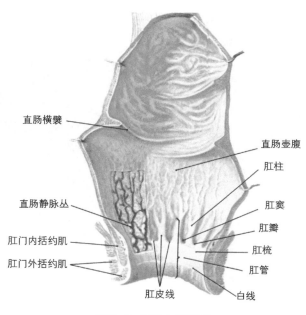

图2-5 肛管（内面观）

2）在游离肝标本上（图2-6），观察肝的两面、四缘，重点观察肝脏面的"H"形沟及沟内的结构。左纵沟的前部为肝圆韧带裂，内有由脐静脉闭锁形成的肝圆韧带；后部为静脉韧带裂，内有由静脉导管闭锁形成的静脉韧带。右纵沟的前部是胆囊窝，容纳胆囊；后部为腔静脉沟，内有下腔静脉通过。横沟即肝门，由右前方的肝管、左前方的肝固有动脉和两者后方的肝门静脉等出入。以"H"形沟为标志分为前方的方叶、后方的尾状叶和侧方的左、右叶。在腔静脉沟上端寻找肝左、中、右静脉出肝注入下腔静脉处，此处即第二肝门；腔静脉沟下部的第三肝门不易辨认。

3）在肝内管道铸型标本或模型上，观察经第一、二肝门出入的管道。在游离肝或模型上依据 Glisson 系统画出肝的分叶、分段。

4）在肝胰十二指肠及肝外胆道标本上（图 2-6），辨认出入肝门的肝左、右管及肝总管、梨形的胆囊、胆囊管、胆囊管与肝总管汇合成的胆总管；也可逆行沿胆总管向肝门方面追踪，可见肝总管分为肝左、右管入肝，再向下追踪，胆总管经十二指肠降部与胰头之间，在十二指肠降部中点斜穿肠壁，开口于十二指肠大乳头。注意观察胆总管的走行及开口部位。

5）查看胆囊三角的围成，查看三角内是否有胆囊动脉通过。注意区分产生胆汁的器官是肝还是胆囊，胆囊有何作用。在标本上演示胆汁的产生及排出途径。

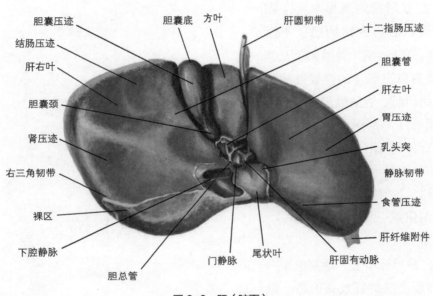

图 2-6　肝（脏面）

（2）胰：在整尸标本上，观察位于第 1、2 腰椎前方的胰及其形态、毗邻结构，重点是胰前方的网膜囊。在游离标本上观察胰的分部，无明显界线，分为胰头、颈、体、尾四部分；沿胰的长轴钝性分离，查看胰管和副胰管的走行，导管自左向右行，沿途接纳诸多的细小管道。观察胰管的开口部位（十二指肠大乳头）。胰尾处有大量的胰岛组织，是胰的内分泌部。

消化系实验报告

（一）填图题

1.　　　　　6.
2.　　　　　7.
3.　　　　　8.
4.　　　　　9.
5.　　　　　10.

（二）绘图题：请绘出胃的形态和分部，并标示下列结构

1. 贲门　　　5. 幽门管
2. 幽门　　　6. 幽门窦
3. 胃底　　　7. 胃大弯
4. 胃体　　　8. 胃小弯

（三）简答题

胆汁从何处产生，经哪些管道入十二指肠？

自测题　消化系统

┃ 选择题

1. 舌扁桃体（　　）
   A. 构成咽淋巴环
   B. 构成咽峡
   C. 位于舌尖
   D. 位于舌两侧
   E. 位于界沟前方

2. 有肠脂垂的肠管是（　　）
   A. 回肠　　　　　B. 十二指肠
   C. 降结肠　　　　D. 阑尾
   E. 直肠

3. 颏舌肌（　　）
   A. 单侧收缩使舌尖向同侧
   B. 双侧收缩使舌尖向前下
   C. 双侧收缩使舌尖部伸向前上
   D. 单侧收缩使舌尖向前下
   E. 属舌内肌

4. 鼻咽癌的好发部位是（　　）
   A. 咽鼓管咽口周围
   B. 咽隐窝
   C. 咽鼓管圆枕
   D. 梨状隐窝
   E. 喉咽部

5. 食管的第三狭窄位于（　　）
   A. 与左支气管交叉处
   B. 与左肺动脉交叉处
   C. 距切牙 35cm 处
   D. 穿肠肌处
   E. 与胃交界处

6. 十二指肠纵襞（　　）
   A. 位于十二指肠上部
   B. 位于十二指肠水平部
   C. 位于十二指肠升部
   D. 位于十二指肠降部前内侧壁
   E. 位于十二指肠降部后内侧壁

7. 伤寒杆菌易侵犯的肠管部位是（　　）
   A. 结肠袋　　　　　B. 结肠带
   C. 肠脂垂　　　　　D. 集合淋巴滤泡
   E. 孤立淋巴滤泡

8. 手术时找阑尾最简捷的方法是（　　）
   A. 找到回肠末端
   B. 沿结肠带向下追寻
   C. 找到回盲瓣
   D. 找到肠脂垂消失处
   E. 把小肠全部移到腹上部

9. 胆总管（　　）
   A. 是左右肝管汇合而成
   B. 是肝总管和胆囊管汇合而成
   C. 肝总管和胰管汇合而成
   D. 位于肝胃韧带内
   E. 以上均不对

10. 乙状结肠（　　）
   A. 无系膜　　　　　B. 有系膜
   C. 无结肠袋　　　　D. 为腹膜外位器官
   E. 由肠系膜上动脉供血

11. 上消化道是指（　　）
   A. 从口腔到食管
   B. 从口腔到胃
   C. 从口腔到十二指肠
   D. 从口腔到空肠
   E. 从口腔到回肠

12. 下消化道是指（　　）
   A. 从十二指肠到肛门
   B. 从空肠到肛门
   C. 从回肠到肛门
   D. 从胃到肛门
   E. 从空肠到直肠

13. 腭帆（　　）
   A. 呈水平位
   B. 由肌肉、肌腱和黏膜构成
   C. 为腭的前 1/3
   D. 为腭的后 1/3
   E. 又称腭垂

14. 舌（　　）
   A. 舌下面的黏膜有菌状乳头、丝状乳头
   B. 舌乳头均含有味蕾
   C. 舌扁桃体是由舌根黏膜内淋巴组织形成的突起
   D. 舌下阜有下颌下腺和舌下腺小管的开口
   E. 舌分为舌体、舌根两部分

15. 牙（　　）
   A. 分为牙冠、牙颈、牙体、牙根四部分
   B. 上磨牙有 2 个牙根
   C. 下磨牙有 3 个牙根
   D. 牙周组织由牙周膜、牙槽骨和牙龈构成
   E. 牙组织由牙本质、釉质和牙骨质组成

16. 舌下阜（　　）
   A. 有下颌下腺管和舌下腺小管的开口
   B. 只有下颌下腺管的开口
   D. 为舌下腺形成的一个隆起
   C. 有下颌下腺管和舌下腺大管的开口
   E. 为下颌下腺形成的一个隆起

17. 舌扁桃体位于（　　）
   A. 舌后 1/3 部
   B. 舌后 2/3 部
   C. 舌前 1/3 部
   D. 舌前 2/3 部
   E. 舌的边缘部

18. 腮腺管开口于（　　）

A. 平对上颌第 2 磨牙牙冠的颊黏膜上

B. 平对上颌第 2 前磨牙牙冠的颊黏膜上

C. 平对上颌第 3 磨牙牙冠的颊黏膜上

D. 平对下颌第 2 磨牙牙冠的颊黏膜上

E. 平对下颌第 3 磨牙牙冠的颊黏膜上

19. 咽（　　）

A. 内腔上宽下窄，可分 3 部

B. 口咽部有咽隐窝

C. 喉咽部续于气管

D. 鼻咽部有腭扁桃体

E. 向下于第 7 颈椎下缘续于食管

20. 咽（　　）

A. 只是消化道的一部分

B. 前壁和后壁都不完整

C. 喉部的侧壁上有腭扁桃体

D. 鼻部的侧壁上有咽鼓管咽口

E. 前部只与鼻腔、口腔相通

21. 食管（　　）

A. 分为颈部和胸部

B. 第一个狭窄平对 C_5 水平

C. 第二个狭窄在左主支气管跨越食管左前方

D. 第三个狭窄约平 T_{12} 椎体高度

E. 与主动脉一起穿过膈的主动脉裂孔

22. 食管（　　）

A. 上端在 T_6 下缘平面与咽相接

B. 主动脉胸部从其前方越过

C. 肌织膜上 1/3 和中 1/3 均为骨骼肌

D. 在第 10 胸椎高度穿过膈

E. 黏膜上有环状襞

23. 胃（　　）

A. 贲门与胃底所形成的锐角叫贲门切迹

B. 贲门位于 T_{12} 左侧

C. 贲门位于 T_{11} 左侧

D. 幽门约在 L_1 椎体左侧

E. 出口为贲门

24. 胃（　　）

A. 入口为幽门

B. 胃小弯凸向左上方

C. 胃大弯凹向左下方

D. 角切迹为胃体与幽门部的分界

E. 胃大部分位于腹上区

25. 十二指肠上部（　　）

A. 又称十二指肠壶腹（或十二指肠球部）

B. 属于腹膜外位器官

C. 位于 L_3 右侧

D. 后方有胆总管通过

E. 起自幽门走向左下方

26. 十二指肠（　　）

A. 包绕胰头和胰体的一部分

B. 水平部续于十二指肠空肠曲

C. 降部位于胰头的右侧和 $T_1 \sim T_3$ 椎体的左侧

D. 降部后内侧壁有十二指肠大乳头

E. 属于腹膜间位器官

27. 小肠（　　）

A. 又称系膜小肠

B. 区分为空肠和回肠

C. 回肠具有集合淋巴滤泡

D. 全部属于腹膜内位器官

E. 回肠占据腹腔的左上部

28. 大肠 3 部中（　　）

A. 结肠和直肠的表面有 3 条平行的结肠带

B. 结肠分为升结肠、横结肠和降结肠

C. 直肠盆部的黏膜上有肛柱

D. 升结肠活动度较大

E. 回盲口为肠套叠宜发部位

29. 盲肠（　　）

A. 是结肠的起始部

B. 所有人的盲肠均无系膜

C. 为腹膜内位器官

D. 左侧接回肠

E. 回盲瓣是由盲肠突入回肠形成的

30. 关于阑尾的记载，错误的是（　　）
    A. 根部的体表投影为 McBurney 点
    B. 根部大多附着于盲肠的后内侧壁
    C. 根部大多附着于盲肠的前壁
    D. 位置变化甚大
    E. 阑尾有系膜

31. 结肠（　　）
    A. 为腹膜内位器官
    B. 在 S_3 平面续于直肠
    C. 在右髂窝与回肠相连
    D. 各部均有系膜
    E. 分为升结肠、横结肠和乙状结肠 3 部

32. 直肠（　　）
    A. 白线为肛管与直肠的分界处
    B. 上段为腹膜间位器官
    C. 中段为腹膜内位器官
    D. 直肠下段黏膜上有 6~10 条肛柱
    E. 区分为盆部、肛管和肛门部

33. 直肠（　　）
    A. 在 S_2 前方起始
    B. 穿过尿生殖膈止于肛门
    C. 区分为上部、中部和下部
    D. 有骶曲和会阴曲
    E. 中段为腹膜间位器官

34. 肝（　　）
    A. 上面分 2 叶，下面分 4 叶
    B. 属于腹膜内位器官
    C. 下面的左纵沟内容纳胆囊
    D. 下面的肝门处有肝静脉通过
    E. 后缘锐利

35. 肝（　　）
    A. 全部位于右季肋区和腹上区
    B. 按 Glisson 系统可将肝分成 5 个叶、6 个段
    C. 分内、外 2 个面
    D. 左端圆钝
    E. 属于腹膜外位器官

36. 胆总管（　　）
    A. 在肝十二指肠韧带内
    B. 由肝左管、右管合成
    C. 位于门静脉后方
    D. 位于肝固有动脉的左侧
    E. 属腹膜外位器官

37. 胰（　　）
    A. 胰头与胰体交界处稍缩细处为胰颈
    B. 为腹膜间位器官
    C. 胰头前方与十二指肠降部之间常有胆总管经过
    D. 胰管直接开口于十二指肠大乳头
    E. 胰管仅位于胰头内

38. 属于上消化道的是（　　）
    A. 空肠　　B. 十二指肠　C. 胃
    D. 盲肠　　E. 咽部

39. 组成咽淋巴环的结构有（　　）
    A. 会厌　　　　　B. 咽扁桃体
    C. 舌扁桃体弓　　D. 咽鼓管圆枕
    E. 腭扁桃体

40. 舌下腺开口部位为（　　）
    A. 颊黏膜　　　　B. 舌扁桃体
    C. 舌下阜　　　　D. 舌下襞表面
    E. 舌系带

41. 围成咽峡的结构有（　　）
    A. 会厌　　B. 舌根　　C. 腭舌弓
    D. 腭咽弓　E. 腭扁桃体

42. 与咽腔相交通的是（　　）
    A. 鼻腔　　　　　B. 口腔
    C. 喉腔　　　　　D. 中耳鼓室
    E. 食管

43. 结肠区别于小肠的结构特点主要有（　　）
    A. 结肠带　B. 系膜　　C. 结肠袋
    D. 肠脂垂　E. 有无集合淋巴滤泡

44. 消化腺包括（　　）
    A. 肝　　　　B. 胰　　　C. 脾
    D. 肾　　　　E. 腮腺

45. 含味蕾的结构是（　　）

    A. 菌状乳头　B. 叶状乳头　C. 轮状乳头

    D. 会厌黏膜　E. 软腭黏膜

46. 结肠（　　）

    A. 降结肠起自结肠曲

    B. 升结肠终于结肠曲

    C. 胃大弯和横结肠之间的大网膜前两层称胃结肠韧带

    D. 乙状结肠有系膜系于骨盆后壁

    E. 横结肠无系膜

47. 结肠（　　）

    A. 分为升结肠、横结肠和降结肠 3 部

    B. 升结肠起自回肠

    C. 升结肠与横结肠之间的弯曲叫结肠右曲

    D. 降结肠连接直肠

    E. 在 S_3 平面与直肠相连

48. 直肠（　　）

    A. 穿过尿生殖膈

    B. 肛门内、外括约肌为骨骼肌

    C. 齿状线以上的痔为内痔

    D. 直肠横襞是由直肠黏膜和环层肌所形成的半月状皱襞

    E. 上段为腹膜间位器官

49. 肝（　　）

    A. 出入肝门的结构是肝左、右管，肝固有动脉右支，肝静脉，门静脉

    B. 右纵沟的后部内有静脉韧带

    C. 左纵沟的后部内有下腔静脉通过

    D. 方状叶位于肝门前方

    E. 方状叶位于肝门后方

50. 胆囊（　　）

    A. 胆囊底内黏膜襞继续向腔内突出形成螺旋襞

    B. 可分为胆囊底，胆囊体和胆囊颈

    C. 为腹膜间位器官

    D. 胆囊炎症时，可在腋前线与肋弓交接处有压痛

    E. 胆囊管与肝总管汇合成胆总管

Ⅱ 填空题

1. 临床上通常把十二指肠以上的部分称为_____，空肠以下部分称为_____。

2. 牙主要是由黄色的_____构成，牙冠表面有一层白色的_____，牙根表面有一层_____，牙周围的_____和_____等共同构成牙周组织。

3. 鼻咽部侧壁上有_____、_____口，咽腔经此口通过_____与中耳的_____相通。

4. 每个牙均可分为_____、_____和_____三部分，牙冠内部的腔隙称为_____，与牙根内的_____相通。

5. 胃分为四部，从上向下依次为_____、_____、_____和_____，后者又可分为_____、_____和_____。

6. 胆囊三角由_____、_____和_____围成，其内常有_____动脉通过。

7. 软腭后方斜向后下的部分称作_____。

8. 舌根的黏膜内由淋巴组织构成的许多大小不等的突起_____。

9. 单侧颏舌肌收缩可使舌尖伸向_____。

10. 鼻咽癌的好发部位是_____。

11. 口咽部通过_____和口腔相交通。

12. 在喉口的两侧各有一深窝称_____。

13. 胃小弯最低点弯度明显转折处称_____。

14. 将胃幽门部分为幽门管和幽门窦的结构称_____。

15. 一般情况下，胃中等度充盈时，大部分位于_____。

16. 十二指肠和空肠转折处形成的弯曲，称_____。

17. 十二指肠悬肌和包绕于其下段表面的腹膜皱襞共同构成_____。

18. 集合淋巴滤泡多集中存在于回肠的____肠壁内。

19. 由肠壁纵层平滑肌增厚形成的沿结肠长

轴排列的 3 条平行结构称_____。

20. 盲肠表面的 3 条结肠带集中到_____。

21. 齿状线下方宽约 1cm 的环形区称_____。

22. 肝膈面上呈矢状位由腹膜形成的韧带称_____。

23. 肝下面左纵沟前部内有_____。

24. 临床上常把腔静脉沟上部称_____。

25. 左纵沟、右纵沟之间，肝门前方的部分称_____，肝门后方的部分称_____。

26. 肝总管与胆囊管合成_____。

Ⅲ 简答题

1. 简述腹部分区法。

2. 大唾液腺有哪几对？各腺管开口于什么部位？

3. 食管三个狭窄位于什么部位？

4. 十二指肠可分为哪几部？有哪几个弯曲？

5. 十二指肠纵襞和十二指肠大乳头位于什么部位？

6. 十二指肠悬韧带的位置和构成是怎样的？

7. 通常阑尾炎的压痛点（麦氏压痛点）在什么部位？

8. 直肠有哪两个弯曲？位于什么部位？

9. 说明肝的位置。

10. 胆囊和胰各可区分为哪几部分？胆囊底的体表投影位置在哪里？

11. 肝外胆道系统包括哪些结构？

12. 试述消化道的区分。

13. 试述咽峡的组成。

14. 何为牙周组织？

15. 试述咽淋巴环。

16. 试述大肠的区分。

17. 结肠和盲肠有何特点？

18. 试述结肠的区分。

19. 肛管黏膜上有哪些结构？

20. 试述肝脏面 "H" 沟中的结构。

21. 肝蒂是由哪些结构组成的？

22. 胆囊三角是怎样组成的？

Ⅳ 论述题

1. 分别说明进食和非进食情况下胆汁的排出途径。

2. 试述咽的交通。

3. 试述咽的区分。

Ⅴ 名词解释

1. 肝蒂
2. 第二肝门
3. 肛直肠环
4. 咽隐窝
5. 梨状隐窝
6. 幽门管
7. 胃道
8. Peyer 斑
9. Houston 瓣
10. 肛梳（痔环）
11. Vater 壶腹
12. 咽峡
13. 咽淋巴环
14. 牙周组织
15. 齿状线
16. 肝门
17. 胆囊三角

（安　娜）

第三章　呼吸系统

一、实验目标

（1）查看呼吸系统的组成和上、下呼吸道的区别。

（2）在活体上触摸鼻根、鼻背、鼻尖和鼻翼。

（3）区分鼻前庭与固有鼻腔，查看嗅区和呼吸区的范围，辨认鼻甲、鼻道和蝶筛隐窝；查看上颌窦、额窦、蝶窦和筛窦的位置及开口部位，比较鼻旁窦的形态及特点。

（4）触摸活体的喉结、甲状软骨上切迹、环状软骨和吞咽时喉的活动；观察喉的位置。

（5）观察甲状软骨、环状软骨、杓状软骨和会厌软骨的形态及其连结。

（6）观察喉的位置及构成；辨认前庭襞、声襞和喉室。比较前庭裂与声门裂的大小；查看喉前庭、喉中间腔和声门下腔的范围。

（7）观察气管颈段及其毗邻结构、气管软骨及其后壁的形态；查看气管隆嵴的位置及形态，比较左、右主支气管的形态差异。

（8）观察肺的位置、毗邻、肺裂及肺叶，查看左、右肺的形态差别，辨认肺门结构及其排列关系。

（9）观察肺叶支气管、肺段支气管及其分支。

（10）观察脏、壁胸膜的配布和壁胸膜的分部，查看胸膜顶和肋膈隐窝的位置及胸膜顶的毗邻结构。

（11）观察纵隔的边界及分部。

二、实验教具

1. 标本

（1）整尸（示在体的喉、气管、支气管、肺、胸膜和纵隔）。

（2）头颈部正中矢状面（用彩色电线穿鼻旁窦开口处，示鼻腔和鼻旁窦的开口部位）。

（3）游离人喉矢状切面和冠状切面。

（4）肺（成人和胎儿肺）。

（5）喉软骨（封装）。

（6）喉肌。

（7）游离气管支气管肺（示气管隆嵴和肺门结构）。

（8）支气管树（铸型）。

（9）胸廓（示肺和胸膜的体表投影）。

（10）纵隔。

2. **模型** 鼻腔正中矢状面、喉软骨、喉肌和纵隔。

3. **挂图** 呼吸系统概观；鼻腔、口腔、咽和喉的正中矢状面；喉软骨；喉的软骨及韧带（前、后及侧面观）；喉肌；喉腔及声带；喉内腔及喉口；气管、支气管及肺段；肺（内侧面观）；肺和胸膜；肺和胸膜的体表投影（前、后及侧面观）。

三、实验内容

1. **头颈部正中矢状面** 鼻甲及鼻道、蝶筛隐窝、鼻旁窦及其开口部位、喉口、前庭襞、声襞、喉室、喉前庭、喉中间腔和声门下腔。

2. **整尸** 气管、主支气管的位置及形态，壁胸膜四部分、肋膈隐窝和胸膜腔，纵隔的边界。

3. **离体标本**

（1）小儿喉气管支气管肺：喉口，气管软骨的形态，气管隆嵴、左主支气管和右主支气管的形态及走行特点，肺裂、肺叶。

（2）肺：肺门、肺根、肺裂和肺的分叶、肺小舌、心切迹。

四、实验方法

1. **观察步骤及方法** 首先在整尸标本上观察呼吸系统的组成（呼吸道和肺）和呼吸道的延续关系，然后在游离标本上观察各呼吸器官的形态及其主要结构。呼吸系统的实验应以呼吸道内气体的流动方向作为主线进行观察、学习。注意呼吸系统的结构，除肺外均较小，实验时须仔细观察，动作要轻，以免损坏标本。

2. **呼吸道**

（1）鼻

1）外鼻：在活体上，对着镜子观察自己或其他同学的外鼻，辨认鼻根、鼻背和鼻翼。

2）鼻腔：在头颈部正中矢状切标本（含有鼻中隔）上（图2-2），观察由筛骨垂直板、犁骨和鼻中隔软骨及其黏膜构成的鼻中隔，查看鼻中隔是否偏曲和其前下部的易出血区。在无鼻中隔的头颈部正中矢状标本上，辨认隆起的鼻阈，其前方是含有鼻毛的鼻前庭，后方是衬有黏膜的固有鼻腔。观察固有鼻腔的围成，重点查看鼻腔外侧壁上的结构；上、中、下鼻甲突向鼻腔，呈前后方向平行排列；鼻甲下方的通道分别为上、中、下鼻道。查看上鼻甲后上方与蝶骨体之间的蝶筛隐窝，此处有蝶窦的开口。注意观察鼻黏膜的颜色，查看上鼻甲处的嗅区及其下方的呼吸区。

　　3）鼻旁窦：在头部冠状切标本上，观察眉弓深面的额窦、上颌体内的上颌窦和筛骨迷路内的筛窦，用细铁丝查看其开口部位（图 3-1）。在头颈部正中矢状切标本上，观察蝶骨体内的蝶窦，查看其开口部位。切除中鼻甲，观察中鼻道内的半月裂孔及其前上方的筛漏斗和上方圆形的筛泡，用细铁丝查看其各与何结构相通；自眼内眦处将细铁丝伸入鼻泪管，查看鼻泪管的开口部位。

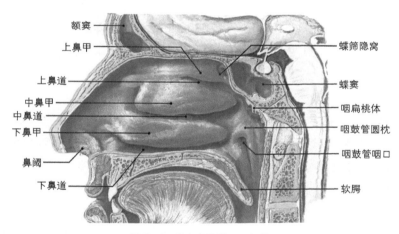

额窦　上鼻甲　上鼻道　中鼻甲　中鼻道　下鼻甲　鼻阈　下鼻道　蝶筛隐窝　蝶窦　咽扁桃体　咽鼓管圆枕　咽鼓管咽口　软腭

图 3-1　鼻旁窦及其开口部位

　　（2）咽：在头颈部正中矢状标本上（图 2-2），查看软腭和会厌的形态，以此二者为界分为鼻咽、口咽和喉咽；观察咽的主要结构及其交通（详见消化系统的实验）。

　　（3）喉：喉是呼吸系统的难点，实验时应采用运动系统的实验方法即以骨作为支架，关节为枢纽，骨骼肌牵拉骨通过关节而产生运动的模式来学习。

　　1）喉软骨：在模型上辨认甲状软骨（图 3-2），此软骨较大，位于喉的上部，由两个对称性的四边形软骨板构成；后部有缺口，前角上端有向前突出的喉结，在体表可触摸到，成年男性特别突出。环状软骨似一枚戒指，前部狭窄为环状软骨弓，后部宽大为环状软骨板。会厌软骨形似树叶状。成对的杓状软骨呈三棱锥状，杓状软骨底与环状软骨板相连结，向外侧的突起为肌突，伸向前的突起是声带突。

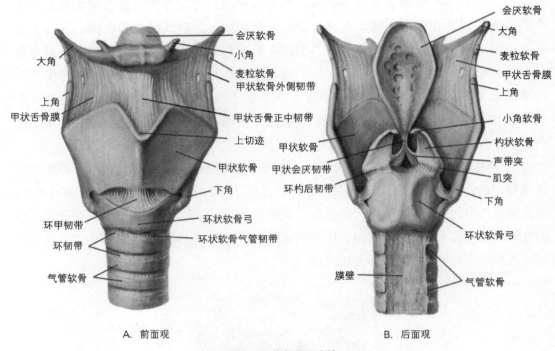

A. 前面观

B. 后面观

图 3-2   喉软骨及连结

2）喉连结：在喉标本上（图 3-2），观察甲状软骨与舌骨之间的甲状舌骨膜和弹性圆锥、方形膜；在甲状软骨前角的后面与环状软骨、杓状软骨之间观察弹性圆锥的形态，似圆锥状，其上缘游离形成声韧带，参与声襞的形成。观察方形膜的形态，位于甲状软骨前角的后面、会厌软骨侧缘与杓状软骨之间，呈四边形；其上缘构成杓会厌襞，下缘游离形成前庭韧带，参与前庭襞的构成。在喉模型上，观察侧方的环甲关节，牵拉甲状软骨做前倾和后复运动，注意观察声韧带的长度变化。用手转动后部的杓状软骨，观察环杓关节的运动；注意观察甲状软骨前角的后面与杓状软骨声带突之间的距离变化，查看声带紧张度和声门裂大小的变化。

3）喉肌：在喉肌标本上，查看位于甲状软骨与环状软骨前部的环甲肌，自内下斜向外上；用镊子牵拉此肌，观察甲状软骨通过环甲关节做何运动（前倾），声带的变化。观察位于喉后部的环状软骨板与杓状软骨之间的环杓后肌，牵拉此肌观察杓状软骨通过环杓关节做何运动（外旋），声门裂的变化。牵拉位于甲状软骨外侧深面的环杓侧肌，观察杓状软骨通过环杓关节做何运动（内旋），声门裂的变化。牵拉甲状软骨内面与杓状软骨之间的甲杓肌的上部纤维，观察甲状软骨通过环甲关节做何运动（后复），同时观察两侧声襞之间（声门裂）的变化。

4）喉腔：在喉正中矢状切标本上（图 3-3），辨认喉腔内的黏膜皱襞，即上方的前庭襞和下方的声襞，以二者为界将喉腔自上而下分为喉前庭、喉中间腔和声门下腔。用镊子查看喉中间腔向外突出形成的喉室，观察声门下腔的黏膜下层的特点。在喉后正中线切开的标本上，观察由会厌、杓会厌襞和杓状软骨围成的喉口，以及前庭襞之间的前庭裂和声襞之间的声门裂，注意分辨声门裂的膜间部和软骨间部。通过标本观察正确区分声韧带、声带肌、声襞、声门裂和声带。模拟急性喉梗阻后的急救方法，观察异物是否易通过喉直接进入肺内。

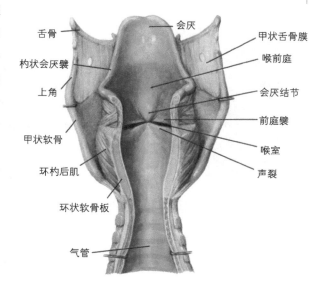

图3-3 喉腔（切开后壁）

（4）气管：在气管支气管标本上，观察"C"形的气管软骨环及其数目。在整尸标本上，观察气管颈段的毗邻结构，模拟气管切开术的姿势及部位，采取头后仰正中位，在第3~5气管软骨环处切开，查看如果气管切开的位置偏高或偏低易损伤哪些结构，造成什么严重后果。

（5）支气管：在气管支气管标本上，观察左、右支气管的长度、管径及其与气管正中线的夹角；切开气管分叉处的后部，观察其内的气管隆嵴的形态及位置。

3. 肺

（1）在整尸标本上，观察胸腔内纵隔两侧的肺及其形态、毗邻结构。

（2）在游离肺标本（同一尸体）上（图3-4），首先摆好肺的位置正确辨认左、右肺；一般左肺狭长，由斜裂分为上、下两叶；右肺短粗，由斜裂和水平裂分为上、中、下三叶。然后观察肺的形态，即一尖、一底、两面、三缘和左肺前缘的心切迹、左肺小舌；重点观察肺内侧面的肺门及其相连的肺根，在肺根断面上分辨管道的性质。支气管的管壁厚，肺动、静脉的管壁相差甚微，但最靠前和最低处的管道均为肺静脉。注意辨认肺根各结构的排列关系和左、右肺根各结构排列的异同点。在肺门处寻找较细小的支气管动、静脉，此为肺的营养性血管。

（3）在腐蚀肺标本上，观察支气管树的形态，辨认主支气管、叶支气管和段支气管。

（4）在肺段模型上，观察呈锥状的肺段及其排列关系。

（5）在胎儿肺标本上，观察肺的形态及硬度。如将成人肺和胎儿肺各切下一块放入水中，观察肺是漂浮在水面还是沉入水底。

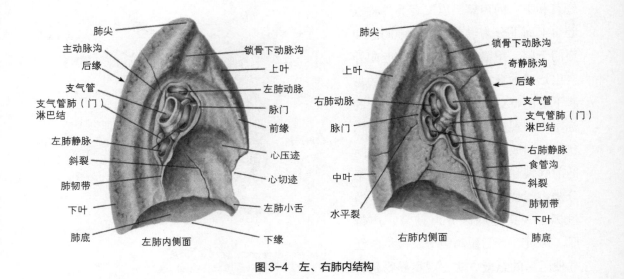

图 3-4　左、右肺内结构

4. 胸膜

1）在胸膜保留较为完整的整尸标本上，用镊子仔细分离中线两侧的壁胸膜返折缘；两侧胸膜返折缘上方为胸腺区和下方为心包区，分别有胸腺和心包等。

2）用镊子提起胸前壁内面的壁胸膜即肋胸膜，然后在肋胸膜上做一横切口，将手伸入到肋胸膜内面的腔隙内即胸膜腔进行查看。贴于膈上面的是膈胸膜；贴于纵隔外侧面的为纵隔胸膜；肺尖上方的肋胸膜与纵隔胸膜移行处是胸膜顶，可超过锁骨中、内1/3上方 2～3cm 达颈根部；贴于肺表面的是脏胸膜，与肺组织紧密相贴，不易撕开。脏胸膜与纵隔胸膜在肺根下方移行形成冠状位的肺韧带。

3）查看胸膜腔，腔内仅有极少量的液体；重点观察胸膜腔的形态，查看肺是否位于胸膜腔内。

4）用手查看肋胸膜与纵隔胸膜、膈胸膜移行处形成的肋纵隔隐窝和肋膈隐窝，重点观察肋膈隐窝的位置及形态，此处为胸膜腔的最低位，液体常易积聚于此。观察何处是胸膜腔穿刺进针的最佳位置。

5）查看肺和胸膜的前、下缘的体表投影，观察肺和胸膜下缘分别在锁骨中线、腋中线、肩胛线和后正中线上与第几肋相交。

5. 纵隔　在整尸标本上，观察纵隔的位置及毗邻结构。在游离纵隔标本上，观察纵隔的边界及内容，即两侧纵隔胸膜之间所有器官、结构及结缔组织的总称。注意纵隔不是一个器官，而是众多器官、结构的统称。在整尸标本上，以胸骨角和心包为界对纵隔进行分区，观察各区内分别有哪些主要器官结构。

呼吸系实验报告

（一）填图题

1.   6.

2.   7.

3.   8.

4.   9.

5.

（二）绘图题：请绘出肺的外形，并标示下列结构

1. 肺尖   4. 斜裂

2. 肺底   5. 前缘

3. 心切迹

（三）名词解释

弹性圆锥

自测题　呼吸系统

选择题

1. 喉室位于（　　　）

   A. 前庭襞的上方

   B. 前庭襞与声襞之间向外下的隐窝

   C. 声襞的下方

   D. 喉前庭内

   E. 喉口外侧

2. 与右主支气管相比，左主支气管（　　　）

   A. 粗而长　　B. 细而长　　C. 粗而短

   D. 细而短　　E. 呈水平方向走行

3. 后纵隔和上纵隔内都有的是（　　　）

   A. 胸导管　　　　B. 胸腺

   C. 膈神经　　　　D. 出入心的大血管

   E. 心包

4. 开口于蝶筛隐窝的是（　　　）

   A. 鼻泪管　　B. 蝶窦　　　C. 筛窦前群

   D. 上颌窦　　E. 额窦

5. 喉腔最狭窄的部位是（　　　）

   A. 喉前庭　　B. 喉室　　　C. 声门裂

   D. 前庭裂　　E. 声门下腔

6. 中纵隔内有（　　　）

   A. 支气管　　B. 心　　　　C. 迷走神经

   D. 气管　　　E. 食管

7. 气管镜检查的方位标志是（　　　）

   A. 气管分杈　　　　B. 气管隆嵴

   C. 左主支气管　　　D. 右主支气管

   E. 声门裂

8. 膈神经只通过（　　）

　　A. 中纵隔和下纵隔

　　B. 上纵隔和中纵隔

　　C. 下纵隔

　　D. 后纵隔

　　E. 后纵隔与中纵隔

9. 关于右肺的说法正确的是（　　）

　　A. 比左肺细长　　　B. 分两叶

　　C. 有水平裂和斜裂　D. 前缘有心切迹

　　E. 较左肺小

10. 关于气管说法正确的是（　　）

　　A. 上端平第四颈椎

　　B. 前面有甲状腺侧叶

　　C. 软骨呈完整的环状

　　D. 能分泌少量黏液

　　E. 在胸骨柄上缘水平分为左、右主支气管

11. 直立姿势引流不畅的鼻旁窦是（　　）

　　A. 额窦　　　B. 蝶窦　　C. 筛窦前群

　　D. 上颌窦　　E. 筛窦后群

12. 开口于上鼻道的鼻旁窦是（　　）

　　A. 额窦　　　B. 蝶窦　　　C. 筛窦前群

　　D. 筛窦后群　E. 上颌窦

13. 喉前庭是指（　　）

　　A. 喉口至前庭裂平面之间的部分

　　B. 声门裂以下的喉腔部分

　　C. 前庭裂以下的喉腔部分

　　D. 前庭裂与声门裂之间的部分

　　E. 喉中间腔向两侧延伸的部分

14. 喉腔（　　）

　　A. 在侧壁上，上方的一对黏膜皱襞突向腔
　　　　内称声襞

　　B. 在侧壁上，下方的一对黏膜皱襞突向腔
　　　　内称前庭

　　C. 声门裂的软骨间部与发音有关

　　D. 声门裂为喉腔最狭窄的部分

　　E. 喉腔分为喉前庭、喉中间腔、喉室、声
　　　　门下腔 4 部分

15. 成对的喉软骨是（　　）

　　A. 甲状软骨

　　B. 环状软骨

　　C. 会厌软骨

　　D. 杓状软骨

　　E. 舌骨

16. 气管（　　）

　　A. 在相当 $T_4 \sim T_5$ 平面之间分为左、右主支
　　　　气管

　　B. 气管隆嵴常略偏向右侧

　　C. 位于上纵隔和后纵隔内

　　D. 胸部前方有胸腺，后方有主动脉弓和食管

　　E. 位于食管后方

17. 肺的（　　）

　　A. 肺尖位于胸廓内

　　B. 肋面及膈面均圆凸

　　C. 前、后缘锐利

　　D. 右肺短而宽，左肺扁窄而略长

　　E. 右肺有 3 个裂

18. 肺的（　　）

　　A. 左肺有 2 个裂

　　B. 左肺分上、中、下 3 个裂

　　C. 右肺有 1 个斜裂，1 个水平裂

　　D. 右肺分上、下 2 叶

　　E. 肺尖位于上纵隔

19. 胸膜是（　　）

　　A. 是仅覆盖于左、右肺面的浆膜

　　B. 是仅被覆于胸壁内面的浆膜

　　C. 是仅覆盖于膈上面的浆膜

　　D. 脏胸膜与壁胸膜的总称

　　E. 不伸入肺叶间裂内

20. 胸膜腔（　　）

　　A. 是两肺与心周围一个完全封闭的腔隙

　　B. 由脏胸膜和壁胸膜围成

　　C. 内含少量黏液

　　D. 腔内压力较大气压力为高

　　E. 左胸膜腔、右胸膜腔相通

21. 肋膈隐窝（　　）

　　A．是肋与膈肌转折处

　　B．由胸外侧壁与膈围成

　　C．在肋胸膜与纵隔胸膜的转折处

　　D．位置最低，肺下缘不能

　　E．深吸气时，肺下缘充满此隐窝

22. 上纵隔及中纵隔内均含有（　　）

　　A．胸导管　　B．眼神经　　C．食管胸部

　　D．迷走神经　E．心包

23. 开口于中鼻道的耳旁窦有（　　）

　　A．筛窦的后群　　　B．筛窦的前群

　　C．上颌窦　　　　　D．蝶窦

　　E．额窦

24. 属于上呼吸道的是（　　）

　　A．咽　　　B．喉前庭　C．主支气管

　　D．气管　　E．喉中间腔

25. 后纵隔内有（　　）

　　A．气管　　B．食管　　　C．膈神经

　　D．交感干　E．迷走神经

26. 围成喉口的结构有（　　）

　　A．杓间切迹　　　B．杓状会厌壁

　　C．会厌上缘　　　D．杓状软骨上缘

　　E．甲状软骨上缘

27. 不成对的软骨有（　　）

　　A．杓状软骨　B．会厌软骨　C．甲状软骨

　　D．环状软骨　E．鼻中隔软骨

28. 肺根内有（　　）

　　A．左、右主支气管　B．肺动脉

　　C．肺静脉　　　　　D．气管

　　E．支气管动脉

29. 主支气管（　　）

　　A．左主支气管短粗

　　B．右主支气管细长

　　C．右主支气管与气管延长线的夹角小

　　D．左主支气管与气管延长线的夹角大

　　E．左主支气管约在平 T_6 高度入左肺

30. 肺的特点有（　　）

　　A．一般呈圆锥形

　　B．小儿的肺入水不沉

　　C．老年人的肺颜色最深

　　D．肺尖常超出锁骨内侧 1/3 段以上 2～3cm

　　E．肺段在结构和功能上可视为具有一定独立性的单位，临床上可以此做肺切除

31. 壁胸膜包括（　　）

　　A．肺胸膜　　B．胸膜顶　　C．膈胸膜

　　D．纵隔胸膜　E．肋胸膜

‖ 填空题

1. 鼻腔可分为前下部的_____和后部的_____。鼻中隔是由_____、_____和_____覆以黏膜形成。

2. 喉的软骨包括不成对的_____、_____、_____和成对的_____。

3. 连于两杓状软骨声带突和甲状软骨前角后面之间的弹性圆锥游离上缘称为_____，是构成_____的基础。两侧声襞及杓状软骨之间的窄隙称为_____，此裂前 3/5 位于两侧声腱之间，称为_____，与_____有关，为_____的好发部位。后 2/5 位于杓状软骨基部之间，称为_____，是_____的好发部位。

4. 胸膜可区分为_____和_____，二者之间为_____，二者相移行处位于_____部位。

5. 鼻腔黏膜按功能区分为_____和_____两部分。

6. 喉腔区分为_____、_____和_____三部分。

7. 上鼻甲后上方的凹陷称_____。

8. 开口于下鼻道的结构是_____。

9. 喉软骨中最大的一块是_____。

10. 喉软骨中唯一呈环状的软骨是_____。

11. 喉软骨中成对的软骨称_____。

12. 甲状软骨在冠状轴上做前倾运动时使声_____。

13．弹性圆锥的位于声带突和甲状软骨前角后面之间的游离上缘叫＿＿＿＿＿＿。

14．方形膜的与声韧带平行的游离下缘＿＿＿＿＿。

15．两侧声杓状软骨基部之间的裂隙叫＿＿＿＿＿。

16．喉口至前庭裂平面之间的喉腔称＿＿＿＿＿＿。

17．气管可分为颈胸两部，其中较长的部分是＿＿＿＿＿＿。

18．右肺除斜裂外，还有一个＿＿＿＿＿＿。

19．位于胸廓上口平面以上的壁胸膜称＿＿＿＿＿。

20．胸膜腔在壁胸膜某些相邻部分的返折处形成的潜在性间隙称为＿＿＿＿＿＿。

Ⅲ 简答题

1．说明鼻旁窦的名称、位置、开口部位及功能。

2．喉腔最狭窄部位在哪？声门裂分哪几部？喉口由哪些结构围成？

3．气管位于什么部位？什么叫气管隆嵴？

4．左主支气管、右主支气管各有什么特点？经气管坠入异物多进入哪个支气管？

5．胸前区外下部外伤造成气胸，由外向内可伤及哪些结构？

6．说明纵隔的概念、区分及中纵隔的内容。

7．试述呼吸道的区分。

8．喉软骨有哪些？

9．试述喉腔的区分。

10．壁胸膜区分为哪几部分？

Ⅳ 论述题

上纵隔、后纵隔各通过哪些结构？

Ⅴ 名词解释

1．肺根
2．胸膜
3．声襞
4．气管隆嵴
5．肺尖
6．肋膈窦
7．弹性圆锥
8．下呼吸道
9．支气管肺段
10．喉口
11．肺门
12．胸膜腔
13．胸膜顶
14．胸膜隐窝
15．纵隔

（丁淑琴）

第四章　泌尿系统

一、实验目标

（1）查看泌尿系统的组成。

（2）观察肾的位置及形态。查看肾前、后面的毗邻关系。比较左、右肾的位置差异及其与第12肋的位置关系。

（3）观察肾门的形态，辨认出入肾门的结构及其排列、肾窦及其内容物。

（4）查看肾额状切面上的结构，辨认肾的三层被膜。

（5）辨认输尿管并追踪其行程，查看与输尿管交叉的结构。

（6）观察膀胱的位置、形态及毗邻关系。辨认膀胱内面的输尿管口和尿道内口，观察输尿管间襞的形态和膀胱三角的围成。

（7）观察男性尿道的分部和2个弯曲、3个狭窄、3个膨大的形态及部位。

（8）查看女性尿道的形态特点。

二、实验教具

1. 标本

（1）整尸（示在体的肾、膀胱和输尿管）。

（2）游离泌尿生殖器（封装）。

（3）游离肾（示肾门、肾窦和肾蒂）。

（4）肾额状切面（示肾大盏、肾小盏、肾盂、肾柱和肾乳头）。

（5）新鲜动物肾（额状切面）。

（6）经肾的腹部横断面（示肾的被膜）。

（7）肾血管（铸型）。

（8）女性盆会阴正中矢状面（示女性尿道）。

（9）游离膀胱前列腺（切开示膀胱三角）。

（10）男性盆会阴正中矢状面（示尿道的弯曲、狭窄）。

2. **模型**　肾放大模型、泌尿生殖器和男性盆会阴正中矢状面。

3. **X线片**　肾盂输尿管造影。

4. **挂图**　泌尿生殖系统概观；腹后壁（示肾及输尿管的位置）；肾的位置及毗邻结构；右肾额状切面（后面观）；肾筋膜模式图；膀胱、前列腺和精囊；男性盆会阴正中矢状面。

三、实验内容

1. **整尸**　肾、输尿管和膀胱的形态、位置及毗邻结构；肾的被膜、肾蒂结构和输尿管的3个狭窄；尿道的分部、弯曲及狭窄。

2. **男性、女性盆会阴正中矢状面**　男性尿道和女性尿道。

3. **经肾的腹部横断面**　肾筋膜、肾脂肪囊和肾纤维囊。

4. **离体标本**

（1）整肾：肾门、肾蒂、肾窦和出入肾门的结构。

（2）肾的额状切面：肾皮质、肾髓质、肾锥体、肾乳头、肾柱、肾小盏、肾大盏和肾盂。

（3）肾血管铸型：肾段。

（4）游离膀胱前列腺：输尿管口、尿道内口、输尿管间襞和膀胱三角。

四、实验方法

1. **观察步骤及方法**　首先在整尸标本上观察泌尿系统的组成（肾、输尿管、膀胱和尿道）和输尿管道的延续关系，然后在游离标本上观察各泌尿器官的形态及其主要结构。泌尿系统的实验应以尿液的产生及排出途径作为主线来观察、学习；观察时注意不要牵拉、悬吊输尿管，以防输尿管断裂。

2. **肾**

（1）位置及毗邻：在整尸标本上，观察肾的位置及毗邻结构；注意左、右肾位于脊柱两侧，呈"八"形。肾前方的毗邻结构不同，左肾与胃底、胰、脾和结肠左曲相邻，右肾与肝、结肠右曲和十二指肠降部相邻。肾后方与第12肋的邻接高度也有差异，肾上1/3借膈与肋膈隐窝相邻。在活体触摸竖脊肌外侧缘与第12肋的夹角处即肾区，其深面正对肾门，肾病变时常有压痛、叩击痛。

（2）形态：在游离肾标本上，首先依据形态区分出似蚕豆的左、右肾。肾的上端扁宽，下端圆钝；前面稍凸，后面较平；外侧缘隆凸，内侧缘凹陷即为肾门处；左肾较右肾稍长、稍厚。分清左、右肾后，重点观察出入肾门的结构，肾盂与输尿管延续处的位置最低，易于辨认；肾静脉壁薄，位置靠前；动脉壁厚，位于后上方。

在整尸标本上，观察肾蒂的形成，测量左、右侧肾蒂的长度；查看两侧肾蒂不等长的原因。

（3）结构：在肾冠状切面标本上（图4-1），观察由肾门向肾实质内延续的较大腔隙即肾窦；查看肾窦内的结构，即与肾乳头相接的肾小盏、肾大盏、肾盂、肾动脉分支、肾静脉属支及淋巴管、神经、脂肪组织等。观察肾实质的颜色，表层颜色较深是皮质，深层颜色淡红且呈圆锥状的肾锥体是髓质，肾皮质伸入肾锥体之间的部分为肾柱；肾锥体尖端形成肾乳头，肾小盏似喇叭样套于肾乳头边缘，逐渐汇合形成肾大盏和肾盂。注意区分肾窦与肾盂，不要将二者相混淆。

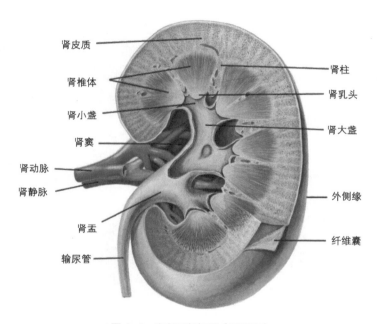

图 4-1　右肾冠状切面（后面观）

（4）被膜：在腹部横断面标本上，观察肾的被膜及其附着部位。肾筋膜为其最外层；肾脂肪囊是包裹于肾周围的脂肪层，在游离标本上此层不易保留；肾纤维囊紧贴于肾表面，不易分离。

（5）肾段：在肾血管铸型标本上，观察肾动脉的分支及分布；查看肾段的划分方法。

3. 输尿管　在整尸标本上，观察输尿管的起止、行程及分部。输尿管的前面被腹膜覆盖，经腰大肌前方下行，腰大肌是寻找输尿管的标志性结构；输尿管斜穿膀胱壁的壁内段较短，不易辨认。注意观察男、女性输尿管的行程差别，女性输尿管在腰大肌前方有卵巢血管跨越，子宫颈外侧 1.5～2.0cm 处与子宫动脉相交叉；男性输尿管在腰大肌前方有睾丸血管跨越，输精管壶腹越过输尿管下端的前方。左、右侧输尿管的行程也有差别，左侧输尿管跨越髂总动脉末端，右侧输尿管经髂外动脉起始部的前方下行。肾盂与输尿管移行处、跨越髂血管处和斜穿膀胱壁处的三个狭窄部位不明显，是输尿管结石易滞留的部位，可通过肾盂输尿管造影来协助辨认。

4. 膀胱

（1）位置及毗邻：在盆会阴正中矢状切标本上，观察膀胱的位置及毗邻结构，重点是男、女性膀胱底和膀胱颈毗邻结构的差异。男性膀胱底后方与精囊、输精管壶腹、直肠和直肠膀胱陷凹相邻，女性邻接子宫、阴道和直肠子宫陷凹。男性膀胱颈下方邻接前列腺，女性直接邻接尿生殖膈。

（2）形态：在完整的游离膀胱标本上（图4-2），观察膀胱的形态；空虚时膀胱呈三棱锥体形，尖伸向前上、底朝后下，最下部是膀胱颈，各部之间没有明显的界线。自膀胱前壁做一横切口，观察膀胱内面的结构；首先寻找输尿管口和尿道内口，其间为三角形的光滑区域即膀胱三角；两输尿管口之间的黏膜皱襞为输尿管间襞，活体呈一苍白带，是临床上膀胱镜检的标志。

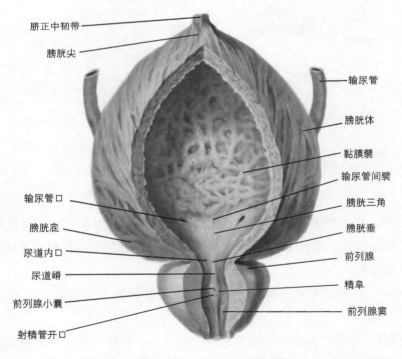

图4-2　膀胱及男性尿道前列腺部（前面观）

5. 尿道

（1）男性尿道：在男性盆会阴正中矢状切标本上，观察尿道的起止及穿经结构。男性尿道以穿经结构为标志分为尿道前列腺部、膜部和海绵体部；临床上将前列腺部和膜部称为后尿道，海绵体部称为前尿道。注意观察尿道管径的大小及弯曲情况，尿道内口、膜部和尿道外口处较狭窄，尿道前列腺部、球部和舟状窝处较宽大；耻骨的后下方（耻骨下弯）和前下方（耻骨前弯）均有弯曲，用手提起阴茎则尿道的耻骨前弯消失，但耻骨下弯不改变。用较柔软的细铁丝自尿道外口经尿道伸入膀胱，体会插导尿管时所通过途径及注意事项。

（2）女性尿道：在女性盆会阴正中矢状切标本上，与男性尿道进行对照观察。女性尿道短直、管腔较宽，长约5cm；经阴道前方向前下穿经尿生殖膈，开口于阴道前庭内的尿道外口，故女性常易发生泌尿系感染。

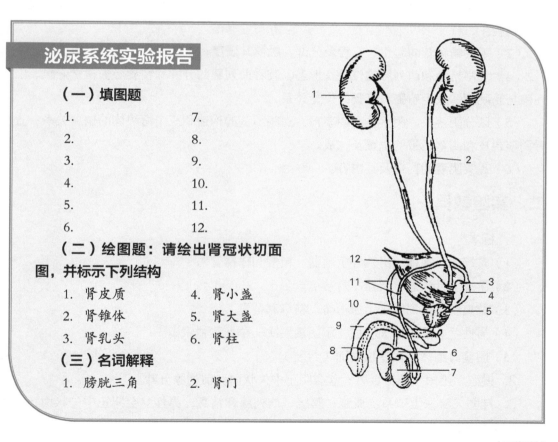

泌尿系统实验报告

（一）填图题

1.　　　　7.
2.　　　　8.
3.　　　　9.
4.　　　　10.
5.　　　　11.
6.　　　　12.

（二）绘图题：请绘出肾冠状切面图，并标示下列结构

1. 肾皮质　　4. 肾小盏
2. 肾锥体　　5. 肾大盏
3. 肾乳头　　6. 肾柱

（三）名词解释

1. 膀胱三角　　2. 肾门

（丁淑琴）

第五章　男性生殖系统

一、实验目标

（1）查看男性生殖系统的组成。

（2）观察睾丸和附睾的位置及形态，查看睾丸鞘膜的性状和脏层、壁层鞘膜的配布及鞘膜腔。

（3）观察输精管的起止、行程及分部，触摸其硬度；查看精索的位置及构成。

（4）观察精囊和前列腺的位置及形态，查看前列腺的分叶和精囊与输精管壶腹、前列腺与膀胱颈、尿生殖膈与直肠的位置关系。

（5）区分阴茎头、阴茎体和阴茎根，观察阴茎的构造和三个海绵体的位置关系；查看阴茎包皮和阴茎系带的位置及构成。

（6）观察阴囊的构造及其内容。

二、实验教具

1. 标本

（1）整尸（示在体的男性外生殖器、精索和输精管）。

（2）游离男性泌尿生殖器（封装）。

（3）游离膀胱前列腺（示尿道嵴、精阜和精囊）。

（4）男性盆会阴正中矢状面（示阴囊层次、睾丸和精索）。

（5）阴茎海绵体＋阴茎横切面（封装）。

2. 模型　泌尿生殖器、男性盆会阴正中矢状面和前列腺分叶。

3. 挂图　泌尿生殖系统概观；膀胱、前列腺和精囊；男性盆会阴正中矢状面；睾丸、附睾和精囊；阴茎。

三、实验内容

1. 整尸和男性盆腔正中矢状面　睾丸、附睾、输精管、精囊、前列腺的位置及形态；睾丸固有鞘膜、精索和阴茎的构造。

2. 游离标本

（1）膀胱、前列腺、精囊、输精管壶腹剖开：前列腺的形态、输精管壶腹与精囊的位置关系、射精管及射精管的开口。

（2）阴囊层次及睾丸外膜切开：阴囊层次、睾丸和附睾的位置、精曲小管。

（3）阴茎横切面：阴茎海绵体的形态。

四、实验方法

1. 观察步骤及方法　在男性盆会阴正中矢状切标本上，观察生殖系统的组成（内生殖器和外生殖器）和输精管道的延续关系，重点观察内生殖器（生殖腺、输精管道和附属腺）的毗邻结构。然后在游离标本上观察内、外生殖器的形态及其主要结构。男性生殖系统的实验应以生殖细胞（精子）的产生及排出途径作为主线，结合功能进行观察、学习。

2. 内生殖器

（1）生殖腺（睾丸）：在整尸标本上，观察位于阴囊内的睾丸，并用手触摸其形态。在游离标本上（图 5-1），睾丸似扁椭圆形，表面光滑，分为内、外侧面，上端、下端和前缘、后缘；睾丸上端及后缘紧贴有附睾。纵行切开睾丸，其表层较厚的是白膜，其在睾丸后缘增厚并凸入睾丸内形成睾丸纵隔，可观察到结缔组织将睾丸实质分隔为许多锥状的睾丸小叶；用镊子向外牵拉睾丸小叶内的精曲小管，观察其形态。

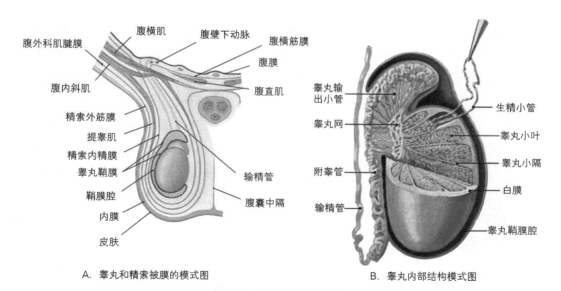

A. 睾丸和精索被膜的模式图　　　　B. 睾丸内部结构模式图

图 5-1　睾丸及附睾的结构

（2）输精管道

1）附睾：在游离标本上（图5-1），附睾呈新月形，附着于睾丸的上端及后缘，分为膨大的附睾头、附睾体和较细的附睾尾。纵行剖开附睾，观察其内的附睾管。

2）输精管：附睾尾向内上弯曲移行为输精管，用手触摸呈坚实的圆索状；输精管的管壁厚，肌层发达，管腔细小。在整尸标本上，观察输精管的分部，依据行程分为位于睾丸后缘的睾丸部、介于睾丸上端至腹股沟管皮下环之间的精索部、位于腹股沟管精索内的腹股沟管部和盆部；输精管盆部最长，自腹股沟管腹环至与精囊排泄管汇合成的射精管处。查看施行输精管结扎术的最佳部位。

3）射精管：输精管接近膀胱底处膨大呈壶腹状，末端变细与精囊排泄管合成射精管。在男性盆会阴正中矢状切模型上，可观察到射精管斜穿前列腺，开口于尿道前列腺部。注意由于射精管较细小，一般须在特殊制作的标本上才能观察到。

4）精索：为一对柔软的圆索状结构，自腹股沟管腹环延续至睾丸的上端。提起精索，用两指捏住可感觉到其内有一条较细的输精管，呈坚实的圆索状。切开精索表面的被膜，细心寻找输精管，多位于精索的后内侧。精索内的结构除输精管外，还有动脉、静脉丛、神经和淋巴管等结构。男性避孕时除结扎输精管外，如生产男性避孕药，其药物的作用机制主要是针对何处的生殖细胞。

（3）附属腺

1）精囊：在游离标本上，精囊位于膀胱底的后方，呈长椭圆形的囊状器官，左右各一，表面凹凸不平；切开观察精囊的腔内结构。

2）前列腺：①位于膀胱颈下方的栗子形实质性器官即前列腺，观察其形态；前列腺分为朝上方的前列腺底、体和下端较细的尖，前列腺体后部的正中有较浅的前列腺沟。②在整尸标本上，观察膀胱颈与尿生殖膈之间的前列腺，重点观察前列腺底与膀胱颈、精囊和输精管壶腹的位置关系；将手指从肛门伸入到直肠腔内，在直肠前壁查看所能触摸到的前列腺、精囊、输精管壶腹和膀胱直肠陷凹。③在前列腺模型上（图5-2），观察前列腺的分叶，即前叶、后叶、中叶和左、右侧叶，及其内通过的尿道、射精管；查看前列腺肥大引起排尿不畅的原因及直肠指诊的情况（前列腺沟变浅或消失）。

3）尿道球腺：呈豌豆大小的球状小体，位于尿生殖膈内；观察尿道球腺开口处的尿道部位。

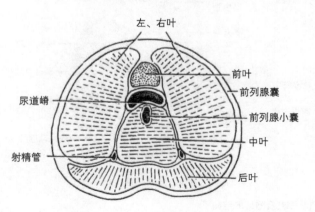

图5-2 前列腺分叶

3. 外生殖器

（1）阴囊：①在整尸标本上，切开阴囊壁观察层次结构及其内的睾丸、附睾。阴囊的皮肤薄、呈暗褐色，成人有少量阴毛；由于尸体的阴囊收缩而出现较多皱襞；深面的肉膜是阴囊的浅筋膜，因缺乏脂肪组织且含有平滑肌纤维，故在活体能随外界温度的变化而舒缩。阴囊的皮肤与肉膜紧密相连，肉膜在正中线处向深部发出阴囊中隔，将阴囊腔分隔为左、右两部分，分别容纳两侧的睾丸和附睾。切开睾丸的壁层鞘膜，可见脏层鞘膜衬于睾丸表面，但睾丸的后缘及附睾贴附之处均无鞘膜覆盖。鞘膜脏层与壁层之间为密闭的鞘膜腔（图5-1），脏、壁两层鞘膜在睾丸的后缘相互移行。在阴囊腹侧面，模拟输精管结扎术，观察所经过的层次及其相邻结构。②演示男性胎儿发育过程中睾丸下降的过程。

（2）阴茎：在游离标本上（图5-3），观察阴茎的构成和海绵体的形态，注意尿道海绵体的前、后端膨大为阴茎头和尿道球。观察阴茎包皮和包皮系带，连于包皮与尿道外口之间的皮肤皱襞，男性包皮环切术时应注意避免损伤包皮系带。在阴茎横切面标本上，可见阴茎由3个海绵体形成，每个海绵体的外面均包有一层坚厚的白膜，三个海绵体的外面共同包有阴茎深、浅筋膜和皮肤。位于背侧者的两个是阴茎海绵体，细心观察可发现阴茎海绵体的中央有阴茎深动脉通过；位于腹侧者的一个是尿道海绵体，查看其中央部的尿道。

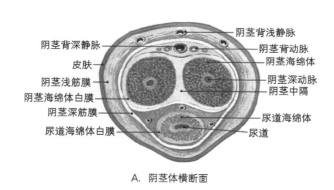

A. 阴茎体横断面

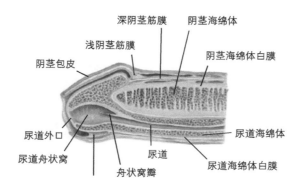

B. 阴茎正中矢状断面

图5-3 阴茎

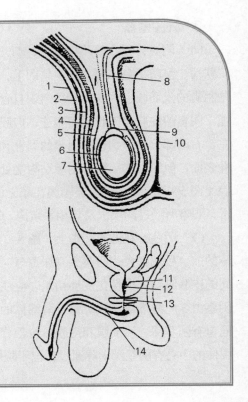

男性生殖系统实验报告

（一）填图题

1.   8.
2.   9.
3.   10.
4.   11.
5.   12.
6.   13.
7.   14.

（二）简答题

简述尿道的弯曲、狭窄和扩大。

（邹月超）

第六章　女性生殖系统（附：乳房 会阴）

一、实验目标

（1）查看女性生殖系统的组成。

（2）观察卵巢的位置、形态及其与子宫阔韧带的位置关系；查看卵巢悬韧带、卵巢固有韧带和卵巢系膜的附着部位。

（3）辨认输卵管，观察输卵管的分部及各部的形态特征。

（4）观察子宫的位置及其与膀胱、尿道、直肠的位置关系；观察子宫的形态、分部和子宫腔、子宫颈管的形态及其连通关系；查看子宫阔韧带、子宫圆韧带、子宫主韧带和骶子宫韧带的位置及附着部位。

（5）观察阴道的位置及毗邻结构；查看阴道穹的形成、阴道后穹与直肠子宫陷凹的位置关系。

（6）辨认阴阜、大阴唇、小阴唇、阴道前庭和阴蒂，查看尿道外口与阴道口的位置关系。

（7）观察乳头、乳晕、输乳管的排列方向和乳房悬韧带的形态特点。

（8）画出广义会阴的范围和狭义会阴的位置，辨认盆底肌和会阴诸肌。查看坐骨肛门窝的位置、形态、围成及其内的结构。

（9）观察盆膈和尿生殖膈的位置及形成结构，查看会阴浅隙和会阴深隙的构成及其内的主要结构。

二、实验教具

1. 标本

（1）女性盆腔正中矢状面（示在体的女性内生殖器、卵巢和子宫的韧带）。

（2）游离女性生殖器（封装）。

（3）游离子宫阴道的冠状切面（示宫腔、子宫颈管和阴道穹）。

（4）整尸（示在体的女性外阴和内生殖器）。

（5）乳房（一侧剥离皮肤，示输乳管、输乳窦和乳房悬韧带）。

2．**模型**　女性盆会阴正中矢状面、女性内生殖器、子宫的韧带、乳房、男性会阴肌、女性会阴肌、盆底肌、经肛管冠状切面、经尿道冠状切面和经阴道冠状切面。

3．**挂图**　泌尿生殖系统概观；女性盆会阴正中矢状切面；女性内生殖器；女性外生殖器；女性盆腔器官（前上面观）；男性会阴肌；女性会阴肌；盆会阴冠状切面模式图（示尿生殖膈）；盆膈；乳房。

三、实验内容

1．**整尸**　卵巢、输卵管和子宫的位置、形态及毗邻结构。

2．**女性盆会阴正中矢状面**　输卵管和子宫的形态、分部，阴道穹、子宫峡、子宫阔韧带、子宫圆韧带、卵巢系膜、卵巢悬韧带和卵巢固有韧带。

3．**女性外阴**　阴道前庭、尿道口与阴道口的位置关系。

4．**乳房**　乳房悬韧带、输乳管、输乳窦和乳晕。

5．**会阴**　肛提肌、盆膈、尿生殖膈、会阴浅隙和会阴深隙。

四、实验方法

1．**观察步骤及方法**　首先在整尸或正中矢状切标本上，观察女性生殖系统的组成（内生殖器和外生殖器）和输送管道的延续关系，观察内生殖器（生殖腺、输送管道和附属腺）的毗邻结构；然后在游离标本上观察内生殖器的形态及其主要结构。女性生殖系统的实验应以生殖细胞（卵子）的产生及排出途径作为主线，结合功能进行观察、学习。

2．**内生殖器**

（1）生殖腺（卵巢）：①在女性盆会阴正中矢状切面标本上（图6-1），卵巢位于髂内、外动脉起始部的夹角内（卵巢窝）；在女性生殖系统游离标本上（图6-2），可沿与子宫相连的输卵管向外侧寻找卵巢，与输卵管外侧部有系膜相连。②卵巢呈扁椭圆形，左右各一，质地较坚韧，约相当于本人的远节拇指大小。成年女性的卵巢表面凹凸不平，分为内、外侧面，前、后缘和上、下端。卵巢的后缘游离，前缘有系膜及血管、神经出入是卵巢门；上端与输卵管伞相接，并有卵巢悬韧带连于盆壁，下端有卵巢固有韧带连于子宫角。③将卵巢纵行切开，观察卵巢表面由致密结缔组织形成的白膜和实质内的卵泡等。

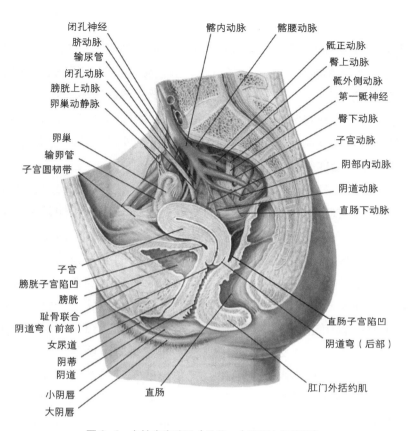

图6-1 女性内生殖器（骨盆、会阴正中矢状面）

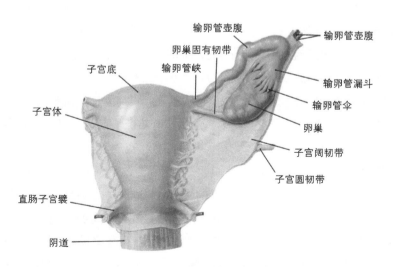

图6-2 女性内生殖器（后面观）

（2）输送管道

1）输卵管：在女性盆会阴正中矢状切面标本上（图6-2），沿子宫角向外侧触摸，圆索状的肌性管道即输卵管，注意不要与子宫圆韧带相混淆；子宫圆韧带较长，实心状，走向腹股沟管腹环。在经子宫冠状切游离标本上，辨认输卵管的四部分，即穿越子宫角的子宫部、短直且狭窄的输卵管峡、粗长且弯曲的输卵管壶腹和末端膨大的输卵管漏斗，查看输卵管结扎和卵子受精的部位。在输卵管漏斗部辨认呈指状的输卵管伞和卵巢伞，查看卵子进入输卵管处，即输卵管腹腔口。

2）子宫：①在女性盆会阴正中矢状切面标本上（图6-2），观察子宫的位置及毗邻结构。膀胱与直肠之间的倒置梨形的肌性器官即子宫，两侧是子宫附件即输卵管和卵巢，向下接阴道。正常成人的子宫呈轻度前倾前屈位，即子宫长轴与阴道长轴之间的夹角为前倾，子宫体长轴与子宫颈长轴之间的夹角为前屈。②在经阴道冠状切的子宫及周围结构标本或模型上，子宫呈前后稍扁的倒置梨形，以子宫与输卵管连接处的子宫角为界分为子宫底和子宫体；下端呈圆柱状的子宫颈，与子宫体无明显分界。子宫颈以阴道为标志分为伸入阴道的子宫颈阴道部和阴道以上的子宫颈阴道上部。子宫颈与子宫体交接处为子宫峡，非妊娠时不明显。③在经子宫冠状切标本或模型上，辨认子宫体内呈前后稍扁三角形的子宫腔和子宫颈内呈梭形的子宫颈管，注意不要将子宫内腔与子宫腔相混淆。观察子宫的外膜、肌层和内膜。④在盆会阴正中矢状切面标本上，观察维持子宫正常位置的韧带。自子宫侧缘至盆侧壁呈冠状位的子宫阔韧带，可限制子宫向两侧移位，子宫阔韧带分为输卵管系膜、卵巢系膜和子宫系膜3部分。连于子宫角且走行于子宫阔韧带内，到达腹股沟管腹环的圆索状结构是子宫圆韧带；牵拉此韧带，观察其作用是否可维持子宫前倾。在模型上，观察自子宫颈连于盆侧壁的子宫主韧带，可防止子宫脱垂；观察自子宫颈向前连于耻骨的耻子宫韧带，向后连于骶骨的骶子宫韧带（维持子宫前屈）；通过牵拉韧带的方法查看其作用。⑤在经阴道冠状切的子宫标本或模型上，观察子宫口的形态，辨认是正常顺产妇（子宫口呈横裂状）、未产妇（子宫口呈圆形）还是剖宫产者（子宫口圆形但腹壁和宫壁均有手术瘢痕）。查看子宫口的位置高度，观察是否位于坐骨棘平面以上，否则为子宫脱垂；查看导致子宫脱垂的原因。⑥在腹膜完整的女性盆腔标本上，观察子宫与腹膜的关系；除子宫两侧壁、子宫颈阴道上部的前壁和子宫颈阴道部无腹膜覆盖外，其余部分均被腹膜覆盖。查看经腹膜外剖宫产手术的入路。腹膜在膀胱与子宫之间移行形成膀胱子宫陷凹，子宫与直肠之间移行形成直肠子宫陷凹，查看陷凹的毗邻结构。⑦通过多个游离标本观察子宫的年龄变化。

3）阴道：在盆会阴正中矢状切面标本上（图6-2），观察尿道与肛管之间的扁肌性管道即阴道；查看其构成（黏膜、肌层和外膜）、前后壁的长度（前壁短，后壁较长）和生理状态下的情况（平时前、后壁相贴，呈塌陷状态）。重点观察包绕子宫颈阴道部的环行凹陷即阴道穹，查看阴道后穹，模拟妇科双合诊检查和腹膜腔穿刺或切开引流术。将手指自肛门伸入直肠，在直肠前壁查看所能触摸到的子宫颈、子宫口和直肠子宫陷凹。

（3）附属腺（前庭大腺）：在女性外阴浅层标本上，阴道后外侧的豌豆样结构即前庭大腺，查看其开口于阴道前庭处。

3. 外生殖器 在游离的女性外生殖器标本上，观察前部富有阴毛的阴阜、两侧皮肤皱襞呈纵行隆起的大阴唇、小阴唇（内侧较薄的皮肤皱襞）和阴蒂（位于两侧大阴唇之间的前部，相当于男性阴茎）。重点观察两侧小阴唇之间的裂隙即阴道前庭，查看阴道口与尿道口的关系（前部较小为尿道口，后部较大是阴道口），查看阴道口两侧的前庭大腺开口。在女性外阴浅层标本上，观察阴道前庭外侧的大阴唇皮下呈"马蹄"形的前庭球，其后部有较小的前庭大腺。

附1　乳房

在成年女性整尸标本上，观察胸前壁半球形的乳房，重点查看平第4肋间隙或第5肋的乳头、乳晕的颜色和呈小隆起的乳晕腺。在乳房周缘做环行切口将其取下，较容易手术摘除；查看乳房易整体切除的原因（胸大肌与乳房之间存在乳房后隙）。查看隆胸术时放置填充物的最佳位置。

在游离的乳房标本上，寻找自乳头向周围呈辐射状较细的管状结构即输乳管，在靠近乳头处扩大为输乳管窦；查看输乳管的开口部位。沿输乳管向远端查看与其相连的15～20个乳腺叶，观察乳腺叶周围的膜性结构即纤维组织；查看乳房脓肿切开引流时常采取放射性切口的原因，并且需将止血钳伸入进行钝性分离。在经乳头的纵切标本上，用镊子寻找连于乳腺深面的胸肌筋膜与皮肤、乳头之间的纤维组织即乳房悬韧带，查看其作用和乳腺癌晚期出现"橘皮征"的原因。

附2　会阴

在整尸标本上，查看广义会阴的范围（盆膈以下封闭骨盆下口的全部软组织）及其内的主要结构。在会阴模型上（图6-3），观察广义会阴的边界、分区（肛区和尿生殖区）和肛门与外生殖器之间的狭义会阴，查看广义会阴是否为位于同一平面上的菱形区域；两侧坐骨结节位置最低，其连线将广义会阴分为前部的尿生殖区和后部的肛区。

在盆肌模型上（图6-3），从上面观察封闭骨盆下口呈漏斗状的肛提肌，坐骨棘与耻骨联合之间呈膜性的肛提肌腱弓，肛提肌中线前部的三角形裂隙为盆膈裂孔，后部有肛管通过。肛提肌后部有较小的尾骨肌，前上方是闭孔内肌，后上方有梨状肌，分别封闭骨盆下口及侧壁。在会阴肌模型上，从下面观察尿生殖区内紧贴于耻骨下支内面，呈"八"形排列的坐骨海绵体肌；环绕在阴茎根部或小阴唇周围的球海绵体肌和两侧坐骨结节之间的会阴浅横肌，在上述三块肌围成的三角形区域的深面有会阴深横肌，其前方的尿道（尿道阴道）括约肌不易观察。肛区内有肛提肌及环绕于肛门周围的肛门外括约肌。

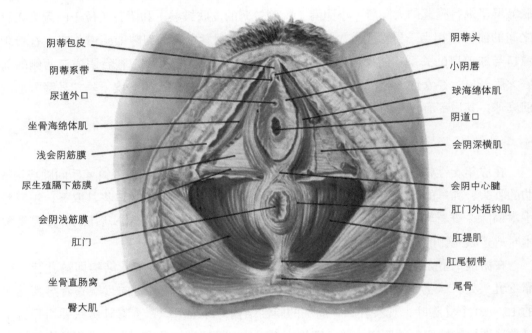

图 6-3　会阴肌（女性）

在带筋膜的会阴模型或经肛管冠状切标本上，观察肛提肌及其上、下面的筋膜，此三者形成盆膈，呈漏斗状封闭骨盆下口；盆膈下方呈锥状的腔隙为坐骨肛门窝，查看其围成及窝内结构（阴部管）。在带筋膜的会阴模型或经尿道（阴道）冠状切标本上，观察会阴深横肌及其上、下面的筋膜，此三者形成尿生殖膈，呈横位在盆膈下方封闭盆膈裂孔。比较盆膈与尿生殖膈的异同点。将会阴深横肌去除，其上、下筋膜之间的腔隙即会阴深隙，内有男性尿道膜部通过；尿生殖膈下筋膜下方覆盖有膜性的会阴浅筋膜深层即浅会阴筋膜，此两层筋膜之间为会阴浅隙，向前开放，内有男性的尿道球部等结构。

女性生殖系统实验报告

（一）填图题

1.　　　　　　　　6.
2.　　　　　　　　7.
3.　　　　　　　　8.
4.　　　　　　　　9.
5.　　　　　　　　10.

（二）绘图题：请绘出女性骨盆矢状切面，并标示下列结构

1. 子宫系膜　　　3. 输卵管系膜
2. 卵巢系膜　　　4. 卵巢

（三）名词解释

1. 子宫峡　　　　2. 直肠子宫陷凹

（邹月超）

第七章　腹膜

一、实验目标

（1）观察壁、脏腹膜的配布和腹膜腔的形成；查看大网膜的形态、小网膜的位置及组成；辨认小网膜右缘内通过的主要结构和网膜孔的位置、围成；查看网膜囊的位置、范围及交通。

（2）观察肝冠状韧带、镰状韧带和肝圆韧带的附着部位，查看胃和脾的韧带。

（3）查看肠系膜的形态及肠系膜根的附着部位、横结肠和乙状结肠系膜的形态及各系膜内的结构。

（4）查看腹股沟内侧窝、腹股沟外侧窝、直肠膀胱陷凹、直肠子宫陷凹和膀胱子宫陷凹的位置。

（5）查看胃、空肠、回肠、盲肠、阑尾、升结肠、横结肠、乙状结肠、肝、脾、膀胱和子宫等器官被腹膜覆盖的范围，确定器官与腹膜的关系。

（6）查看腹膜腔和结肠上、下区的腹膜间隙及其交通。

二、实验教具

1. 标本
（1）整尸（示在体的腹膜）。

（2）女性骨盆、会阴正中矢状面（示腹膜与脏器的关系和腹膜形成的陷凹）。

（3）游离肝（示肝的韧带和肝裸区）。

2. 模型　腹膜、腹腔正中矢状面、腹腔横断面和腹前壁内面观。

3. 挂图　腹腔正中矢状面（示腹膜配布）；网膜；腹后壁腹膜的配布；腹腔横断面（经网膜孔）；腹前壁（内面观）。

三、实验内容

1. 腹盆腔标本或模型　肝、胃和脾的韧带，十二指肠悬韧带，小网膜、大网膜、

网膜囊和网膜孔，小肠、结肠和阑尾的系膜和肠系膜根，肝肾隐窝、直肠膀胱陷凹、膀胱子宫陷凹和直肠子宫陷凹。

2. **查看腹膜间隙** 见表 7-1。

表 7-1 腹膜间隙

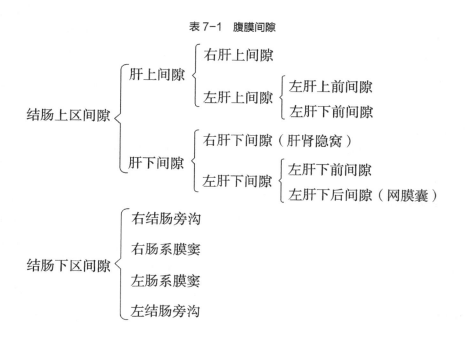

四、实验方法

1. **观察步骤及方法** 首先应明确腹膜的性质、配布及其与脏器的关系，然后以腹膜的功能即支持和固定脏器为主线进行观察网膜、系膜和韧带，结合临床应用区别腹腔与腹膜腔及腹膜间隙。

2. **腹膜及腹膜腔** 在整尸标本上，用镊子分离腹腔脏器表面及腹壁内面、膈下面薄且光滑的膜性结构即腹膜。明确腹膜依覆盖部位分为脏腹膜和壁腹膜（图 7-1），从腹前壁向上、下及两侧分别查看腹膜的延续，壁、脏腹膜相互延续形成一个极不规则的囊状间隙即腹膜腔，观察脏器是否位于腹膜腔之内。查看女性腹膜腔通过何处与外界相通，女

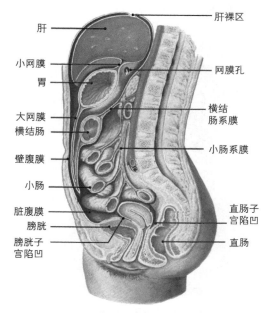

图 7-1 女性腹腔正中矢状断面（示腹膜垂直配布）

性较易发生盆腹膜腔感染的原因。观察由骨盆上口、膈和腹壁围成的腹腔，内有脏器、血管、神经、淋巴和腹膜腔等。注意腹腔与腹膜腔的区别，不要将二者相混淆。

3. 腹膜与脏器的关系 在整尸标本上，①观察胃和空、回肠，可见其表面的光滑被膜（浆膜）即脏腹膜，基本上全部包绕脏器，此即腹膜内位器官，但也并不是全部被包裹，总有一个没有被腹膜包裹的小区域，此区有可到达脏器的血管、神经及淋巴通过，没有此区域脏器将失去血液供应和神经支配。②观察肝和子宫，其表面有 2/3 左右的面积被腹膜包裹，此即腹膜间位器官。③观察胰和肾，仅有脏器前面被腹膜覆盖，此即腹膜外位器官。

4. 腹膜形成的结构

（1）网膜：在整尸标本上，①观察胃小弯、十二指肠上部与肝门之间的小网膜（图7-2），其右侧连于肝门与十二指肠上部的游离缘为肝十二指肠韧带，左侧大部分为肝胃韧带；注意其内走行的血管、神经。注意观察肝十二指肠韧带内结构的排列关系，其右前方较粗的是胆总管，左前方较细的是肝固有动脉，两者后方管径最粗的是肝门静脉。②观察自胃大弯向下呈围裙状的黄色结构即大网膜（图7-2），查看胃大弯与横结肠之间的胃结肠韧带，查看其内的血管。③切开小网膜，将手伸入到胃的后方查看网膜囊的形态及围成，前方有小网膜、胃后壁和胃结肠韧带。为观察清楚网膜囊后壁的结构，可将胃结肠韧带切开，将胃翻向上方，透过腹膜可见胰、左肾、左肾上腺、横结肠及其系膜。网膜上方达肝尾状叶和膈，下方是大网膜前、后两层的愈合处，左侧有脾、胃脾韧带和脾肾韧带，右侧经网膜孔通腹膜腔。查看网膜囊时可通过哪些途径可到达此囊（切开小网膜或胃结肠韧带或横结肠系膜）。④在肝十二指肠韧带的后方，自右向左将 1~2 个手指伸入到网膜囊，所经过的狭窄通道即网膜孔；用手触摸上方的肝尾状叶，下方的十二指肠上部，后方的下腔静脉和前方的肝十二指肠韧带。查看网膜孔的围成。

（2）系膜：在整尸标本上，①将空、回肠牵拉出腹腔，观察连于肠管与腹后壁之间的肠系膜，系膜根部自左上斜向右下，长约 15cm；查看肠系膜的作用及血管的分布特点。②将阑尾拉直，观察其系膜及游离缘的血管。③向上提起横结肠，观察其系膜及系膜内的血管。④向左侧牵拉乙状结肠，观察其系膜及系膜内的血管，乙状结肠的移动性较大，常易扭转。

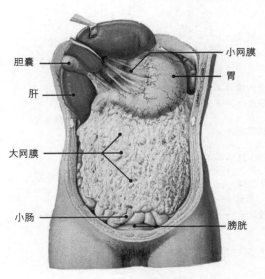

胆囊
肝
大网膜
小肠

小网膜
胃
膀胱

图7-2 大网膜和小网膜

（3）韧带：在整尸标本上，用手触摸固定肝、脾和胃的韧带。肝镰状韧带呈矢状位，连于肝膈面与膈、腹前壁之间，其游离缘的圆索状结构即肝圆韧带，连于脐；肝冠状韧带呈冠状位，连于肝膈面与膈之间，分为前、后两层，其末端融合成三角韧带。

（4）腹膜皱襞和隐窝：在腹前壁标本或模型上，①从内面观察脐与膀胱之间的脐正中襞，向外侧依次为脐内侧襞、脐外侧襞；将腹膜剥离观察其深面的结构，查看这些结构的来源。②从内面观察脐正中襞与脐内侧襞之间的膀胱上窝，脐外侧襞内、外侧的腹股沟内侧窝和腹股沟外侧窝，重点注意观察腹股沟内、外侧窝与腹股沟三角、腹股沟管腹环的位置关系，查看腹股沟斜疝和直疝的突出部位及鉴别要点。

（5）腹膜陷凹：在盆会阴正中矢状切标本上，查看男性膀胱与直肠之间的腹膜返折处即直肠膀胱陷凹；查看女性膀胱与子宫之间的膀胱子宫陷凹和子宫与直肠之间的直肠子宫陷凹，此为腹膜腔的最低位，液体常易积聚，是临床上穿刺或切开引流的部位。

5. **腹膜间隙** 在整尸标本上查看腹膜腔，此腔隙形状不规则，以横结肠及其系膜为界分为结肠上、下区。①结肠上区（膈下间隙）：以肝为标志分为上、下间隙，肝上间隙被矢状位的镰状韧带分为左、右间隙，左肝上间隙又被冠状韧带分为前、后间隙；肝下间隙以肝圆韧带为界分为左、右间隙，左肝下间隙又被小网膜分为前、后间隙。在游离肝标本上，观察肝膈面的冠状韧带前、后层之间无腹膜覆盖的肝裸区即膈下腹膜外间隙。②结肠下区：以"门"形的结肠为标志，分为外侧的左、右结肠旁沟和内侧的肠系膜窦，后者又以肠系膜根部为标志分为左、右肠系膜窦。③观察腹膜间隙的交通：注意查看膈下间隙经何途径至盆腔和常易引起肝周（膈下）脓肿的原因。查看胃后壁穿孔后，食物通过何途径可到达直肠膀胱陷凹（女性直肠子宫陷凹）。

腹膜实验报告

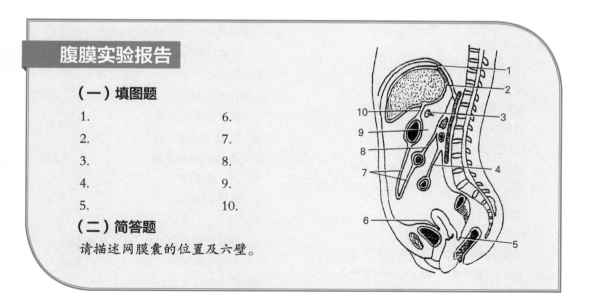

（一）填图题

1.   6.
2.   7.
3.   8.
4.   9.
5.   10.

（二）简答题

请描述网膜囊的位置及六壁。

自测题　泌尿生殖、腹膜及会阴

选择题

1. 关于膀胱的说法，错误的是（　　　）

   A. 膀胱的位置随其充盈程度而异

   B. 膀胱的平均容量，正常成人 300~500ml

   C. 新生儿膀胱的容量较成人小

   D. 老年人膀胱的位置比成人低

   E. 新生儿的膀胱位置比成人低

2. 输精管道不包括（　　　）

   A. 精囊腺排泄管　　B. 尿道

   C. 射精管　　　　　D. 输精管

   E. 附睾

3. 输精管壶腹位于（　　　）

   A. 精索部　　　　　B. 睾丸部

   C. 盆部　　　　　　D. 腹股沟部

   E. 射精管起始部

4. 精索中主要结构是输精管，一般所称"精索"是指（　　　）

   A. 腹环至皮下环一段

   B. 皮下环至睾丸一段

   C. 腹环至睾丸一段

   D. 腹环至前列腺一段

   E. 睾丸至前列腺一段

5. 宫外孕（输卵管妊娠）易发生部位为（　　　）

   A. 输卵管漏斗　　　B. 输卵管子宫部

   C. 输卵管壶腹　　　D. 输卵管峡部

   E. 腹膜腔内

6. 子宫位置的临床特点是（　　　）

   A. 位于直肠的前方　B. 位于膀胱的后方

   C. 位于盆膈的上方　D. 位于盆腔内

   E. 前倾前屈位

7. 卵巢（　　　）

   A. 是腹膜间位器官　B. 系膜连于盆后壁

   C. 有内分泌功能　　D. 与输卵管相通

   E. 以上全对

8. 大网膜（　　　）

   A. 是连于胃大弯和后腹壁的双层腹膜

   B. 含有胃左、右动脉

   C. 附于横结肠和胃大弯

   D. 由肠系膜上动脉供血

   E. 以上都不对

9. 腹膜腔（　　　）

   A. 不与外界相通　　B. 内有较大的负压

   C. 含有少量浆液　　D. 内有腹膜内位器官

   E. 是一个非常规则的腔隙

10. 属于腹膜内位器官的是（　　　）

    A. 十二指肠上部　　B. 十二指肠下部

    C. 十二指肠降部　　D. 十二指肠升部

    E. 直肠上段

11. 下列说法中错误的是（　　　）

    A. 乳腺叶以乳头为中心，呈放射状排列

    B. 乳晕皮肤较薄弱，易于损伤

    C. 乳房由皮肤、乳腺和脂肪组织构成

    D. Cooper 韧带起支持乳房的作用

    E. 男性乳房不发育，女性乳房发育，平时即有分泌活动

12. 不参与构成网膜孔周界的结构是（　　　）

    A. 下腔静脉　B. 肝静脉　　C. 胆总管

    D. 肝尾叶　　E. 十二指肠上部

13. 左肾上缘一般位于（　　　）

    A. 第 2 腰椎体上缘

    B. 第 11 胸椎体下缘

    C. 第 12 胸椎体上缘

    D. 第 1 腰椎体

    E. 平第 12 肋中点

14. 输尿管（　　　）

    A. 开口于膀胱尖　　B. 开口于膀胱体

    C. 开口于膀胱颈　　D. 开口于膀胱底

    E. 起于肾门

15. 属于女性生殖腺的是（　　）
    A. 前庭大腺　　　　B. 卵巢
    C. 尿道球腺　　　　D. 子宫颈黏液腺
    E. 乳腺

16. 由双层腹膜组成的韧带是（　　）
    A. 子宫圆韧带　　　B. 子宫主韧带
    C. 骶子宫韧带　　　D. 子宫阔韧带
    E. 卵巢固有韧带

17. 关于输卵管的说法正确的是（　　）
    A. 输卵管漏斗部最长
    B. 输卵管壶腹部最粗
    C. 输卵管峡部最长
    D. 输卵管可分为 3 部分
    E. 绝育术的常用部位是输卵管壶腹部

18. 男性尿道（　　）
    A. 起于前列腺　　　B. 起于尿道球腺
    C. 有 3 个狭窄　　　D. 有 3 个弯曲
    E. 耻骨前弯恒定不变

19. 射精管开口于（　　）
    A. 尿道球部　　　　B. 尿道膜部
    C. 尿道海绵体部　　D. 尿道前列腺部
    E. 舟状窝

20. 肾蒂中没有（　　）
    A. 神经　　B. 淋巴管　　C. 肾动脉
    D. 肾静脉　　E. 肾大盏

21. 肾（　　）
    A. 右肾比左肾略高
    B. 第 12 肋斜过左肾后面上部
    C. 出入肾门的结构有肾盂、肾动、静脉
    D. 肾的被膜由外向内为纤维囊、脂肪囊和
       肾筋膜
    E. 为腹膜内位器官

22. 肾（　　）
    A. 内侧面中部凹陷称肾门
    B. 左侧肾蒂比右侧肾蒂长
    C. 为腹膜间位器官
    D. 肾门向肾皮质内深陷的腔穴称肾窦
    E. 肾小盏直接连肾盂

23. 输尿管（　　）
    A. 上端起自肾门
    B. 位于腹膜的前方
    C. 经髂内动脉前方入盆腔
    D. 在女性距子宫体外侧 3cm 处与子宫动脉
       相交
    E. 分为腹段、盆段两部分

24. 膀胱（　　）
    A. 内面黏膜在空虚时都形成皱襞
    B. 颈下接膀胱尖
    C. 分尖、体、颈 3 部分
    D. 膀胱三角在两输尿管口与尿道内口连线
       之间
    E. 腹膜外位器官

25. 附睾（　　）
    A. 分头、体、颈和尾四部分
    B. 头由精直小管构成
    C. 紧贴睾丸的上端和前缘
    D. 体和尾由附睾管构成
    E. 附睾尾移行为精索

26. 睾丸（　　）
    A. 由睾丸纵隔发出睾丸输出小管
    B. 白膜伸入睾丸实质内形成睾丸网
    C. 睾丸只有产生精子的功能
    D. 精直小管由精曲小管汇合而成
    E. 前缘有血管、神经出入

27. 输精管（　　）
    A. 腹股沟部最短
    B. 盆部最长
    C. 全长可分三部
    D. 输精管结扎术常在睾丸部进行
    E. 开口于尿道前列腺部

28. 射精管开口于（　　）
    A. 精囊腺
    B. 膀胱
    C. 尿道膜部
    D. 尿道前列腺部
    E. 输精管壶腹

29. 睾丸和精索的被膜（　　）
    A. 提睾肌为腹外斜肌的直接延续
    B. 精索内筋膜为腹横肌腱膜和腹内斜肌腱膜的延续
    C. 精索外筋膜是腹部深筋膜的直接延续
    D. 睾丸鞘膜由胚胎时期的腹膜鞘突发育而成
    E. 睾丸鞘膜只包被睾丸
30. 阴茎（　　）
    A. 尿道海绵体后端膨大为尿道球部
    B. 由两个尿道海绵体和一个阴茎海绵体构成
    C. 阴茎海绵体部后端左右分开附着于耻骨弓
    D. 在阴茎头背侧中线上，包皮与尿道外口之间有包皮系带
    E. 可分为头、体、颈、根四部分
31. 男性尿道（　　）
    A. 海绵体部为后尿道
    B. 与输精管等长
    C. 膜部最短
    D. 两个弯曲均能人为改变
    E. 膜部有射精管开口
32. 卵巢（　　）
    A. 位于左、右髂总动脉的夹角处
    B. 位于髂内血管与输尿管之间
    C. 后缘中部有卵巢门
    D. 产生卵子和分泌激素
    E. 是腹膜外位器官
33. 输卵管（　　）
    A. 包在子宫阔韧带下缘内
    B. 分为漏斗、伞、壶腹、峡和子宫部
    C. 外端扩大为输卵管漏斗
    D. 输卵管峡为卵受精的部位
    E. 输卵管最内侧为峡部
34. 防止子宫向下脱垂的最主要结构是（　　）
    A. 子宫主韧带　　　B. 子宫圆韧带
    C. 子宫阔韧带　　　D. 骶子宫韧带
    E. 卵巢固有韧带

35. 子宫（　　）
    A. 体和底之间的狭窄部分称为子宫峡
    B. 可分为底、体、颈和管4部分
    C. 前倾是指子宫体与子宫颈之间的弯曲
    D. 颈是癌肿好发部位
    E. 底位于小骨盆入口平面以上
36. 双子宫（　　）
    A. 分子宫体腔和子宫颈管两部分
    B. 下口即子宫颈管上口
    C. 位于子宫底和体内
    D. 有两个子宫口
    E. 颈管在子宫体内的下部
37. 腹膜（　　）
    A. 由结缔组织构成
    B. 由立方上皮和平滑肌纤维构成
    C. 是仅覆盖于腹、盆腔脏器等表面的浆膜
    D. 区分为壁腹膜和脏腹膜
    E. 胃、肠壁最外层的浆膜为壁腹膜
38. 腹膜腔（　　）
    A. 是壁腹膜与脏腹膜之间的囊状间隙
    B. 正常情况下仅有少量黏液
    C. 在解剖学上也称腹腔
    D. 借主动脉裂孔与胸膜腔相通
    E. 在女性为一个封闭的腔隙
39. 小网膜（　　）
    A. 连于胃与结肠之间
    B. 只连于肝门与胃之间
    C. 由肝胃韧带和肝十二指肠韧带构成
    D. 内含肝静脉
    E. 前方为游离缘
40. 胃结肠韧带（　　）
    A. 由胃后壁连至横结肠
    B. 是小网膜的一部分
    C. 内有胆总管走行
    D. 是胃大弯与横结肠间的一部分大网膜
    E. 由大网膜的后叶构成网膜孔

41. 肾实质包括（　　）
   A. 肾窦　　　B. 肾皮质　　C. 肾锥体
   D. 肾柱　　　E. 纤维囊

42. 膀胱三角（　　）
   A. 此处无黏膜组织
   B. 此处无黏膜下组织
   C. 是结核好发部位
   D. 表面较光滑
   E. 在用膀胱镜观察时可见到输尿管间壁

43. 男性内生殖器包括（　　）
   A. 阴茎海绵体　　B. 尿道海绵体
   C. 睾丸　　　　　D. 输精管
   E. 前列腺

44. 附睾（　　）
   A. 位于睾丸后方
   B. 附睾头由附睾管构成
   C. 能产生精子
   D. 附睾体由附睾管构成
   E. 能促进精子成熟

45. 前列腺（　　）
   A. 是成对的器官
   B. 是不成对的器官
   C. 位于膀胱上部
   D. 位于膀胱下方
   E. 前列腺沟位于前列腺后侧正中线上

46. 精索的被膜有（　　）
   A. 精索外筋膜　　B. 内筋膜
   C. 提睾肌　　　　D. 睾丸鞘膜脏层
   E. 睾丸鞘膜壁层

47. 睾丸（　　）
   A. 产生精子
   B. 实质分成睾丸小叶
   C. 睾丸小叶内有睾丸输出小管
   D. 精曲小管与精直小管相连
   E. 温度越高越易产生精子

48. 小网膜（　　）
   A. 由肝胃韧带和肝镰状韧带组成
   B. 由双层腹膜构成
   C. 内有胆总管
   D. 内有肝门静脉
   E. 内有肝静脉

49. 维持肾正常位置的结构包括（　　）
   A. 纤维囊　　B. 脂肪囊　　C. 肾筋膜
   D. 肾血管　　E. 腹膜

50. 肾的构造（　　）
   A. 髓质由肾柱构成
   B. 肾锥体的尖称肾乳头
   C. 每个肾有 7~8 个肾大盏
   D. 每个肾乳头上有 10~30 个乳头孔
   E. 肾实质分为皮质和髓质

51. 输尿管的狭窄位于（　　）
   A. 肾盂与输尿管移行处
   B. 越过小骨盆入口处
   C. 穿膀胱壁内段
   D. 膀胱壁外段
   E. 肾大盏与输尿管移行处

52. 分泌的液体参与组成精液的结构是（　　）
   A. 附睾　　　B. 输精管　　C. 射精管
   D. 前列腺　　E. 精囊腺

53. 睾丸（　　）
   A. 前缘称系膜缘
   B. 精直小管产生精子
   C. 白膜伸入睾丸内形成睾丸网
   D. 精曲小管汇合成精直小管
   E. 睾丸小叶内含精曲小管

54. 附睾（　　）
   A. 紧贴睾丸的上端和前缘
   B. 分为头、体、尾 3 部分
   C. 附睾头由睾丸输出小管构成
   D. 附睾体和尾由附睾管构成
   E. 尾急转向上移行成精索

55. 输精管（　　　）
    A. 分为睾丸部、精索部、腹股沟部、盆部和壶腹部
    B. 是附睾管的延续
    C. 直接开口于尿道前列腺部
    D. 输精管壶腹位于精囊腺的内侧
    E. 越过输尿管末端的前方至其外侧

56. 睾丸和精索的被膜（　　　）
    A. 提睾肌是腹直肌的直接延续
    B. 精索外筋膜是腹外斜肌腱膜的延续
    C. 精索内筋膜是腹横筋膜的延续
    D. 睾丸鞘膜由胚胎时期的腹膜鞘突发育而成
    E. 鞘膜腔位于精索内筋膜和睾丸鞘膜之间

57. 阴茎（　　　）
    A. 阴茎头由阴茎海绵体和尿道海绵体构成
    B. 尿道海绵体后端称阴茎脚
    C. 阴茎海绵体后端左、右离开，附着于耻骨弓
    D. 分头、体、根 3 部分
    E. 头和体之间为阴茎颈

58. 男性尿道（　　　）
    A. 前列腺部称前尿道
    B. 膜部管径最细
    C. 海绵体部是尿道最长的部分
    D. 耻骨下弯凹向后下方
    E. 耻骨前弯可以人为改变

59. 卵巢（　　　）
    A. 后缘中部称卵巢门
    B. 在未产妇位于髂内、外动脉夹角处
    C. 卵巢动、静脉位于卵巢固有韧带内
    D. 上端称输卵管端、连着卵巢固有韧带
    E. 为腹膜内位器官

60. 维持子宫前倾的韧带有（　　　）
    A. 子宫阔韧带　　　B. 子宫圆韧带
    C. 子宫主韧带　　　D. 骶子宫韧带
    E. 卵巢固有韧带

61. 子宫（　　　）
    A. 分底、体、颈 3 部分
    B. 子宫体与颈之间有子宫峡
    C. 子宫颈为突入阴道的部分
    D. 子宫峡在妊娠期不明显，仅有 1cm
    E. 子宫前屈位是指子宫体与颈间的弯曲，一般凹向后

62. 具有系膜的大肠是（　　　）
    A. 升结肠　　　B. 横结肠　　　C. 降结肠
    D. 乙状结肠　　E. 阑尾

63. 腹膜外位器官包括（　　　）
    A. 肝　　　　　B. 胰　　　　　C. 脾
    D. 肾　　　　　E. 肾上腺

64. 腹膜内位器官包括（　　　）
    A. 卵巢　　　　B. 输卵管　　　C. 膀胱
    D. 子宫　　　　E. 胆囊

65. 腹膜从腹壁移行于脏器所形成的腹膜结构是（　　　）
    A. 镰状韧带　　B. 冠状韧带　　C. 小网膜
    D. 大网膜　　　E. 阑尾系膜

66. 小肠系膜内含有（　　　）
    A. 肠系膜上动脉　　　B. 肠系膜上静脉
    C. 右结肠动脉　　　　D. 左结肠动脉
    E. 空回肠动脉

67. 小网膜内含有（　　　）
    A. 胆总管　　　　　　B. 肝固有动脉
    C. 胃左动脉　　　　　D. 门静脉
    E. 胃右动脉

‖ 填空题

1. 肾的实质分＿＿＿＿和＿＿＿＿，肾窦内有＿＿＿＿、＿＿＿＿、＿＿＿＿、＿＿＿＿、＿＿＿＿和＿＿＿＿，肾的被膜自内向外有＿＿＿＿、＿＿＿＿和＿＿＿＿。

2. 输尿管可区分为＿＿＿＿、＿＿＿＿和＿＿＿＿ 3 段，其 3 个生理性狭窄分别位于＿＿＿＿、

_____和_____。

3．膀胱可分为_____、_____、_____和_____4部。

4．男性内生殖器包括_____、_____和_____，外生殖器有_____和_____。

5．附睾可分为_____、_____和_____3部；精索的被膜自外向内为_____、_____和_____；睾丸除上述被膜外，还有由腹膜形成的_____，它又分为_____和_____两层。

6．男性尿道可区分为_____、_____和_____3部分，其中前尿道是_____，最宽的部分是_____，3个狭窄分别位于、_____、_____和_____，3个扩大分别位于_____和_____，两个弯曲是_____和_____，其中可以改变的弯曲是_____。

7．输卵管自内向外区分为_____、_____、_____和_____四部。

8．卵巢的固定装置包括_____和_____。

9．前列腺分为_____、_____和两个_____共五叶；从外形上又可分为_____、_____和_____3部。

10．会阴浅隙内主要有_____肌、_____肌和_____肌。

11．肾皮质深入肾锥体之间的部分称为_____。

12．肾锥体尖端钝圆，突入肾小盏中，称_____。

13．贴附在肾实质表现薄而坚韧的膜，称_____。

14．肾正常位置的保持，主要依赖于_____。

15．在成人，空虚的膀胱全部位于_____内。

16．两输尿管口之间的横行黏膜皱襞称_____。

17．膀胱三角的下角是_____。

18．约在距子宫颈外的2.5cm处，_____越过输尿管的前方至其内侧。

19．睾丸白膜沿睾丸后缘增厚，并突入睾丸形成_____。

20．从睾丸纵隔发出许多睾丸小隔，呈放射状，将睾丸实质分成许多_____。

21．睾丸的后缘也称_____。

22．附睾头由_____弯曲盘绕而成。

23．输精管结扎术常在_____进行。

24．输精管壶腹末端变细，与精囊排泄管汇合成_____。

25．前列腺后面正中线上有一浅沟，称_____。

26．前列腺表面有结缔组织和平滑肌形成的_____。

27．前列腺囊外面还有盆内筋膜形成的_____。

28．睾丸鞘膜壁、脏两层间的潜在腔隙称_____。

29．阴茎由两个阴茎海绵体和一个_____构成。

30．每个海绵体外面都包有坚厚的_____。

31．尿道外括约肌环绕在尿道的_____周围。

32．可以人为拉直的男性尿道弯曲是_____。

33．卵巢的上端称_____。

34．卵巢的下端称_____。

35．卵巢的前缘中部有血管和神经出入称_____。

36．连于卵巢子宫端和子宫底的卵巢的韧带叫_____。

37．输卵管漏斗的末端的口称_____。

38．输卵管漏斗的周缘有许多突起，称_____。

39．输卵管最粗和最长的一段是_____。

40．异位妊娠最常发生部位在_____。

41．输卵管结扎常在_____进行。

42．子宫颈突入阴道的部分称_____。

43．子宫颈阴道上部与子宫体相接处的狭窄部分称_____。

44．子宫腔在子宫颈内的部分称_____。

45．限制子宫向两侧移位的韧带是_____。

46．维持子宫前倾的最重要韧带是_____。

47．维持子宫不脱垂的主要韧带是_____。

48．当直肠子宫陷凹积血时可经_____穿刺或引流。

49．会阴两侧坐骨结节间连线前方的部分称_____。

50．只有一面被腹膜覆盖的器官称_____。

51．连结肝门和胃小弯之间的小网膜称_____。

52．自胃大弯至横结肠之间的在网膜称_____。

53．肠系膜附着于腹后壁的部分称_____。

54．含有脾动脉和脾静脉的韧带称_____。

55．网膜囊借_____和大腹膜腔相通。

56．网膜孔的前界为_____。

57．在半卧位男性腹膜腔最低部位是_____。

58．在立位女性腹膜腔最低部位是_____。

Ⅲ 简答题

1．说明肾和肾区的位置。

2．输精管可分为哪几部？通常输精管结扎在哪个部位进行？

3．子宫腔分为哪几部分？

4．肝十二指肠韧带内有哪些结构？

5．肾蒂是由哪些结构构成的？

6．在肾的冠状切面上可见哪些结构？

7．试述输尿管的区分和狭窄。

8．从内到外肾有哪几层被膜？

9．试述睾丸的构造。

10．男性生殖器有哪几种附属腺体？

11．试述精索的构成。

12．睾丸从内向外依次有哪些被膜？

13．阴茎主要由哪些结构构成？

14．试述男性尿道的区分。

15．试述男性尿道的狭窄和弯曲。

16．卵巢有哪些韧带？

17．试述输卵管的区分。

18．试述子宫的区分。

19．试述子宫的韧带。

20．试述阴道穹后部的临床意义。

21．试述广义会阴的区分。

22．何为腹膜内位、间位和外位器官？

23．试述小网膜的区分。

24．腹膜形成的肠管系膜有哪些？

25．肝有哪些韧带？

26．脾有哪些韧带？

27．试述腹膜腔的区分。

28．维持肾的正常位置有哪些结构？

Ⅳ 论述题

1．试述尿液的产生及排出途径。

2．说明膀胱三角的位置、构成、结构特点及临床意义。

3．说明精子的产生及排出途径。

4．试述子宫的区分、位置、固定装置及作用。

5．举例说明腹膜与脏器的包被关系。

6．试述腹膜的概念、分部与功能。

7．试述卵子的产生和排出体外的途径。卵子与精子常在何处受精？受精卵于何处发育？

Ⅴ 名词解释

1．子宫峡   10．直肠子宫陷凹

2．精索   11．肾门

3．会阴   12．肾蒂

4．肾窦   13．膀胱三角

5．阴道后穹   14．射精管

6．子宫前倾   15．腹膜腔

7．子宫前屈   16．系膜

8．乳房悬韧带   17．盆膈

9．网膜囊

（邹月超）

第八章 脉管系统

实验一 心

一、实验目标

（1）查看心血管系统的组成和动脉、静脉的区别。

（2）查看体循环和肺循环的途径及其管道的延续关系。

（3）观察心的位置，查看心的毗邻结构。

（4）观察心的外形和心尖、心底、两面、三缘的形态及构成；辨认冠状沟、前室间沟、后室间沟、后房间沟和房室交点。

（5）观察右心耳的外形，辨认界沟、界嵴和卵圆窝，区分固有心房与腔静脉窦；辨认上腔静脉口、下腔静脉口、冠状窦口和右房室口；查看下腔静脉瓣和冠状窦瓣；画出Koch三角的边界。

（6）观察右心室的位置及形态，辨认室上嵴和隔缘肉柱，区分右心室的流入道与流出道；查看右房室瓣（三尖瓣）的形态、开口方向和瓣膜、腱索与乳头肌的连接关系；辨认前、后、隔侧乳头肌。观察肺动脉口和肺动脉瓣的形态及开口方向。

（7）观察左心耳的形态及其内面的梳状肌。查看肺静脉口和左房室口的位置及形态。

（8）观察左心室的位置及形态，查看左房室瓣的形态、开口方向和瓣膜、腱索与乳头肌的连接关系；区分左心室流入道与流出道；辨认前、后乳头肌；观察主动脉瓣的形态及其开口方向。观察主动脉窦的形态和左、右冠状动脉口的位置。比较左、右心室壁及乳头肌的形态差别。

（9）辨认心内膜、心肌、心外膜，查看心内膜与瓣膜的关系。查看二尖瓣环、三尖瓣环、主动脉瓣环、肺动脉瓣环、右纤维三角和左纤维三角的位置及其相互关系。辨认室间隔的肌部和膜部。

（10）观察心传导系的位置、走行及 Purkinje 纤维网的分布。

（11）查看冠状动脉的起始处，追踪观察其行程、分支及分布。

（12）辨认冠状窦及其属支（心大静脉、心中静脉和心小静脉）。

（13）辨认纤维心包和浆膜心包，区分浆膜心包的壁层与脏层，查看心包窦的位置。

二、实验教具

1. 标本

（1）整尸（心包打开，示在体心的位置、形态、血管和心包）。

（2）游离的完整心（示心的外形及血管）。

（3）游离心（开窗示卵圆窝、梳状肌、上腔静脉口、下腔静脉口、冠状窦口、三尖瓣、二尖瓣、腱索、肉柱、乳头肌、隔缘肉柱、室上嵴、肺静脉口、主动脉瓣和肺动脉瓣等）。

（4）血管灌注的游离心（示心的动、静脉）。

（5）心肌。

（6）心纤维性支架（去除左、右心房）。

（7）心传导系（注射墨汁后）。

（8）带心包的游离心（示纤维心包、浆膜心包和心包腔）。

2. 模型   心放大。

3. X线片   胸部正位 X 线片。

4. 挂图   血管分布模式图；大、小循环示意图；心的外形和血管（前面观、后面观）；心的位置；心包和心的体表投影；右心房和右心室内腔；左心房和左心室内腔；心肌；心室底及心传导系。

三、实验内容

1. 整尸   心的位置及毗邻结构，出入心的大血管和动脉韧带。

2. 整心   一尖、一底、两面、三缘、四条沟，动脉韧带、左心耳、右心耳和房室交点。

3. 开窗心   4 个心腔、房间隔和室间隔（膜部和肌部）。

（1）右心房：3 个入口——上腔静脉口、下腔静脉口和冠状窦口，1 个出口——右房室口。心腔结构——界嵴、梳状肌、卵圆窝、主动脉隆凸和 Koch 三角。

（2）右心室：入口——右房室口，出口——肺动脉口。心腔结构——室上嵴、前乳头肌、后乳头肌、隔侧乳头肌、腱索、前尖、后尖、隔侧尖、隔缘肉柱和肺动脉瓣。

（3）左心房：入口——肺静脉口（4个），出口——左房室口。心腔结构——左心房窦和左心耳。

（4）左心室：入口——左房室口，出口——主动脉口。心腔结构——前尖、后尖、前乳头肌、后乳头肌、腱索、主动脉瓣、肉柱和主动脉窦。

4. 心纤维性支架　二尖瓣环、三尖瓣环、主动脉瓣环、肺动脉瓣环和左、右纤维三角。

5. 心肌　心肌纤维的分布及走行。

6. 心传导系　窦房结、房室结、左束支、右束支和Purkinje纤维网。

7. 血管灌注心　左、右冠状动脉的行程及其主要分支、分布，冠状窦及其属支。

8. 带心包的游离心　心包、心包腔和心包窦。

四、实验方法

1. 观察步骤及方法　首先在整尸标本上观察心的位置及毗邻结构，重点在游离心标本上观察心的外形、内腔、构造、心包和结合模型观察心的传导系、血管。心的实验应以心房、心室收缩时心腔内血液的流动方向作为主线，结合体循环、肺循环的途径和心的功能进行观察、学习。

2. 位置及毗邻　在打开胸前壁的整尸标本上，观察位于胸腔中纵隔内的心及其毗邻结构；翻开心包的前壁，重点观察心在正中线上的偏移情况、长轴倾斜的方向和心直接与胸前壁相邻的部位。查看心内注射的最佳部位。

3. 外形　在游离心标本上（图8-1），首先依据心尖朝向左前下方摆好心的位置，然后观察心的一尖、一底、两面、三缘和四条沟。心似前后稍扁的倒置圆锥体，心尖圆钝，由左心室构成；心底较宽，与大血管相连，朝向右后上方，由壁薄的左心房和右心房构成，二者之间有明显的后房间沟分隔。胸肋面朝向前上方，右心房和右心室占据大部分，小部分为左心室和左心房，左、右心室之间有前室间沟分隔；膈面朝向后下方，由左心室和右心室构成，二者之间有后室间沟。下缘较锐呈水平位，由右心室和左心室构成；右缘较垂直，由右心房构成，右心房向左前方突出的耳状结构即右心耳；左缘倾斜，由左心室和左心房构成，肺动脉干左侧的左心房向前突出形成左心耳。心房与心室之间近似环行的冠状浅沟即冠状沟，其与后房间沟、后室间沟的交接区域为房室交点（亦称房室交界区）；查看各沟内是否有血管通过。

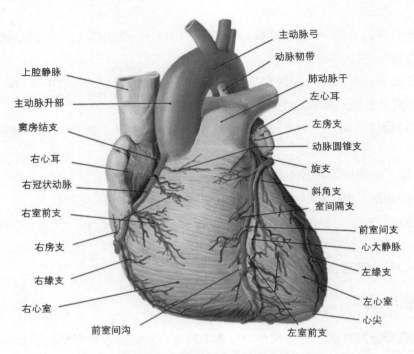

图 8-1　心脏的外形和血管（前面观）

4. 心腔

（1）观察方法：首先应结合心表面的 4 条沟查看心室之间、心房之间和心室与心房之间的表面分界线，在此基础上再观察各心腔的形态特点及其连通的结构；可通过用手挤压的方法体会各心腔壁的薄厚程度。

（2）右心房：在游离心标本上（图 8-2），自心右缘的界沟后方约 1cm 处做纵行切口，从切口的上、下端向前横行延伸，即切口呈"["形；向前翻起观察心腔内面的结构，壁薄，分为光滑区域和粗糙区域，两者以纵行的界嵴作为分界线。在前部的粗糙区域内辨认起自界嵴且平行排列的梳状肌，内腔为固有心房，其向左前上方突出形成左心耳；后部的光滑区域为腔静脉窦，有 3 个血管的入口，即自上而下注入的上腔静脉口、自下而上注入的下腔静脉口和自左向右注入的冠状窦口（较小）。查看各入口处是否有瓣膜存在。腔静脉窦的内侧壁是房间隔，观察房间隔前上部突起的主动脉隆凸和下部明显凹陷的卵圆窝。在固有心房与腔静脉窦交界处的前下部的出口即右房室口，通向右心室。在冠状窦口与右房室口交界处向上观察 Koch 三角的围成，即位于冠状窦口、右房室口与 Todaro 腱之间。

（3）右心室：在游离心标本上（图 8-2），自右心室前壁做"∩"形切口，向下翻起观察心腔内的结构。右心室腔呈锥形，底为右房室口和肺动脉口，尖朝向左前下方；

此处壁较厚，也分为光滑区域和粗糙区域，两者以右房室口上方的弧形隆起即室上嵴分界。右心室腔上部的光滑区域为流出道，经肺动脉口至肺动脉干，可纵行切开观察肺动脉瓣；流出道呈圆锥形也称为动脉圆锥。右心室下部的粗糙区域上的隆起结构为肉柱，由诸多肌小梁交错形成；辨认心腔内侧壁（室间隔）上较大的隔缘肉柱和呈乳头状隆起的肉柱即乳头肌，查看乳头肌的形态及数目。观察连接于乳头肌上细长的白色腱性结构即腱索，及其与右房室口处瓣膜的关系；牵拉瓣膜，观察瓣膜附着于右房室口周围的三尖瓣环处。查看由三尖瓣环、瓣膜、腱索和乳头肌构成的三尖瓣复合体及其在血液流动过程中的作用。

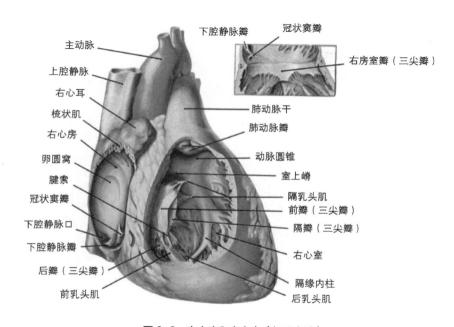

图 8-2　右心房和右心室（打开心腔）

（4）左心房：在游离心标本上（图 8-3），自左心房后壁做"∩"形切口，向下翻起观察左心房腔的结构；左心耳较小，可翻起观察其内的结构。左心房壁也分为光滑区域和粗糙区域，其分界处无明显的标志；粗糙区域上也有梳状肌，但与右心房的梳状肌相比不发达；光滑区域为左心房窦，有 4 个入口即左肺上、下静脉口和右肺上、下静脉口；1 个出口即左房室口。查看肺静脉口周围有无静脉瓣存在和防止血液反流的装置。

（5）左心室：在游离心标本上（图 8-3），自左心室前壁做"∩"形切口，向下翻起观察左心室腔的特点。左心室腔较长，呈圆锥状，尖朝向心尖，底为左后方的左房室口和右前方的主动脉口；较右房室口稍高，壁最厚，也可分为光滑区域和粗糙区域，两者以左房室口的前瓣为标志为界。左心室腔的前上方的光滑区域为流出道,经主动脉口至升主动脉;纵行切开观察出口处的主动脉瓣的形态,查看冠状动脉起始部的开口处。右心室腔的后下方的粗糙区域上有突起的肉柱,向心腔内突出呈乳头状的是乳头肌;查看乳头肌的形态及数目。观察连接于乳头肌上细长的白色腱性结构即腱索,以及其与左房室口处瓣膜的连接关系;牵拉瓣膜观察其附着于左房室口周围的二尖瓣环处。查看由二尖瓣环、瓣膜、腱索和乳头肌构成的二尖瓣复合体及其在血液流动过程中的作用。比较右心室壁与左心室壁的厚度及其腔内结构的异同点。

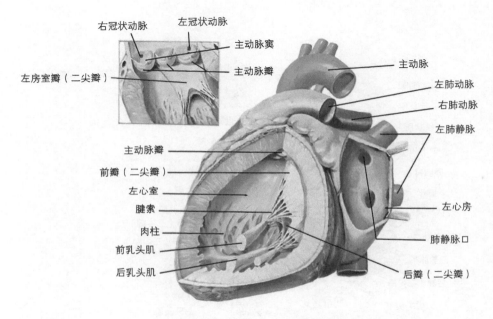

图8-3 左心房和左心室(打开心腔)

(6)心腔内液体流动的方向:在完整的游离心标本上,将水分别注入左心房和右心房,然后挤压心房,观察心腔内的水经何结构流向何处。再挤压心室,观察水的流动方向。查看血液在心腔内的流动方向和瓣膜的作用;当心室收缩时,三尖瓣复合体和二尖瓣复合体可防止血液逆流回心房;心室舒张时,主动脉瓣和肺动脉瓣可防止血液逆流回心室。

5. 构造

(1)心纤维性支架:在心纤维性支架标本上,辨认主、肺动脉口和左、右房室口。左房室口较大,有两个瓣膜且游离缘朝向下方,瓣膜附着处周缘有二尖瓣环;右房室口也较大,有三个瓣膜且游离缘也朝向下方,瓣膜附着处周缘有三尖瓣环。肺动脉口和主动脉口均较小，均有 3 个瓣膜且游离缘朝向上方，瓣膜与血管壁之间形成动脉窦；辨认主、肺动脉口，肺动脉口偏前，主动脉口居中，且瓣膜形成的动脉窦内有冠状动脉起始部的开口。查看左、右房室口与主动脉口之间围成的右纤维三角，主动脉口与左房室口之间围成的左纤维三角。观察纤维三角的形态，右纤维三角内有心传导系通过。

（2）心壁：在经心长轴的冠状切标本上，观察心内膜和心外膜，重点查看心内膜形成的瓣膜。在心肌标本上，观察心肌纤维的方向，重点观察心房肌与心室肌的位置及连接关系，查看二者的附着部位。

（3）心间隔：在经心长轴的冠状切标本上，观察室间隔的位置及形成。室间隔的下部是较厚的肌部，位于左、右心室之间；上部为膜部，较薄呈膜性，膜部左侧是左心室，右侧是右心室（下部）和右心房（上部）。在打开左、右心房的游离心标本上，用手触摸两者之间的房间隔，观察房间隔是否倾斜和左、右心房的位置关系（右前方是右心房，左后方是左心房）；注意观察房间隔下部是否存在较薄的卵圆窝。

6. **心传导系** 在心模型或标本上，查看心传导系的位置及组成（图 8-4）。窦房结位于上腔静脉与右心房交界处的界沟上 1/3 的心外膜深面，是心的正常起搏点。房室结位于冠状窦口与右房室口交界处稍上方的心内膜深面，具有单向传导和延搁作用，是异位起搏点。窦房结与房室结之间有前、中、后结间束相连，不易观察。房室束穿过右纤维三角，经室间隔膜部分为左、右束支。在特殊染色的牛心腔标本上，观察深蓝色细丝状的左、右束支和 Purkinje 纤维网；左、右束支分别位于室间隔肌部的两侧，较细；Purkinje 纤维网位于心室壁的心内膜下，呈丝网状。

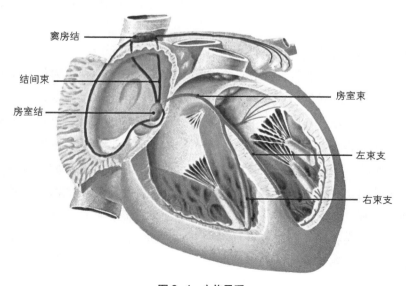

图 8-4 心传导系

7. 血管

（1）冠状动脉：在游离心的血管灌注标本或模型上（图 8-1），观察左、右冠状动脉的起始、走行、分支及分布区域。

1）左冠状动脉：将肺动脉干与左心耳分开，可见其间的左冠状动脉起始部；查看左冠状动脉分为旋支和前室间支处。查看前室间沟内走行的前室间支，观察其分布于左、右心室前壁的分支；用镊子提起前室间支，观察其向深面至室间隔的分支。查看冠状沟内向左走行的旋支，观察其走行及分布于左心室侧壁的左缘支、左心室后壁的左心室后支和发出向上细小的心房支。查看前室间支和旋支的分布区域。

2）右冠状动脉：提起右心耳，可见右冠状动脉根部及其主干，观察冠状沟内右冠状动脉的行程及分支。右冠状动脉发出分布于右心室前壁的动脉圆锥支、心右缘的右缘支、右心房细小的心房支、右心室后壁的右心室后支、左心室后壁的左心室后支和冠状沟内向左走行的右旋支；用镊子提起后室间沟内的后室间支，观察其向深面发出至室间隔的分支。查看右冠状动脉的分布区域和冠状动脉旁路移植手术的最佳部位。

3）冠状动脉的分布类型：在心室膈面观察左、右冠状动脉的分布区域，查看心膈面的血管分布是左优势型、右优势型还是均衡型。

4）壁冠状动脉：在冠状血管灌注标本上，自前、后室间支的走行处寻找存在于心肌深面的壁冠状动脉。

（2）静脉：在游离心的血管灌注标本或模型上，依据动脉的走行、分布来观察静脉及其属支。查看前室间沟内的心大静脉、后室间沟内的心中静脉和冠状沟内与右冠状动脉伴行的心小静脉；心中静脉、心小静脉分别注入心大静脉延续形成的冠状窦内。在左心房与左心室之间的冠状沟内辨认短粗的冠状窦，壁薄，查看其开口于右心房的部位。在右心室前壁辨认心前静脉，观察其直接开口于右心房的部位。

8. 心包

①在整尸标本上观察心包的形态及其内结构。心包为包裹于心表面的纤维膜性囊，向上与大血管的外膜相延续。在主、肺动脉根部做横行切口，至心的左、右缘再纵行向下，切口呈"∩"形。②用手触摸来辨认心包的构成，外层较粗糙为纤维心包，内层光滑为浆膜心包的壁层，心表面光滑的心外膜为浆膜心包的脏层。将手伸入到心包内，查看浆膜心包壁、脏两层之间的相互延续及其形成的心包腔。查看心包腔的围成，观察心包腔内是否有心等器官结构存在。③心包腔呈不规则的潜在性腔隙，将手指伸入到主动脉、肺动脉后方与左心房、上腔静脉前方之间，此即心包横窦；将手指自心下缘经膈面伸至心底，即左心房后壁与心包后壁之间，此即心包斜窦；将手指伸至心尖部的心包前壁与膈的移行处，此即心包前下窦。寻找心包穿刺的最佳进针部位（左剑肋角），观察穿刺时应避免损伤哪些结构。

心实验报告

（一）填图题

1.   5.

2.   6.

3.   7.

4.

（二）绘图题：请绘出心外形及血管（前面观），并标示下列结构

1. 左冠状动脉

2. 肺动脉干

3. 主动脉弓及三大分支

4. 上腔静脉

（三）名词解释

1. 室上嵴   2. 节制索

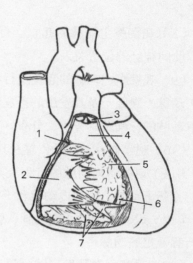

实验二　动脉

一、实验目标

（1）查看主动脉的起始、行程、分部及各部的主要分支、分布。观察主动脉弓三大分支的排列关系和动脉韧带的位置。

（2）观察颈总动脉的起始及行程，辨认颈动脉窦、颈动脉小球和主动脉小球；观察颈内、外动脉的行程，查看颈内动脉与颈外动脉的鉴别要点；辨认甲状腺上动脉、舌动脉、面动脉、枕动脉、耳后动脉、颞浅动脉、上颌动脉及其发出的脑膜中动脉、下牙槽动脉。

（3）观察锁骨下动脉的起始、行程和椎动脉、胸廓内动脉、甲状颈干及其发出的甲状腺下动脉的行程、分布。

（4）观察腋动脉、肱动脉、尺动脉和桡动脉的行程的主要分支，辨认胸肩峰动脉、胸外侧动脉、肩胛下动脉、旋肱后动脉、肱深动脉、骨间总动脉和拇主要动脉。

（5）观察掌浅弓和掌深弓的形成、位置、分支、分布及体表投影。

（6）在活体上触摸头颈、上肢动脉的搏动点及压迫止血部位。

（7）在活体上画出颈总动脉、颈内动脉、锁骨下动脉、腋动脉和肱动脉的体表投影。

（8）观察胸主动脉的起止、行程、分支和肋间后动脉的走行部位及其与肋间后静脉、肋间神经的位置关系。

（9）观察腹主动脉的起止及行程；辨认腹主动脉发出的腰动脉、肾动脉和睾丸（卵巢）动脉，腹腔干及其发出的胃左动脉、脾动脉、肝总动脉；查看肠系膜上动脉和肠系膜下动脉的行程及其分支、分布。

（10）观察髂总动脉的位置及其分支，髂外动脉的位置及其发出的腹壁下动脉。

（11）观察髂内动脉的行程及其发出的闭孔动脉、臀上动脉、臀下动脉、膀胱下动脉、直肠下动脉、阴部内动脉和子宫动脉。

（12）观察股动脉、腘动脉、胫前动脉、胫后动脉、足背动脉和足底内、外侧动脉的行程及足底动脉弓。

（13）观察股动脉发出的股深动脉及其旋股内侧动脉、旋股外侧动脉、穿动脉，胫后动脉发出的腓动脉。

（14）在活体上画出股动脉、腘动脉、胫前动脉和胫后动脉的体表投影。

（15）在活体上触摸下肢动脉的搏动点及压迫止血部位。

二、实验教具

1. 标本

（1）整尸：示在体的主动脉及其发出的冠状动脉、头臂干、左颈总动脉、左锁骨下动脉、肋间后动脉、髂总动脉、髂内动脉、髂外动脉；肾动脉、腰动脉、睾丸动脉或卵巢动脉、腹腔干、胃左动脉、肝总动脉、脾动脉、肝固有动脉、胃右动脉、胃十二指肠动脉、胃网膜左动脉、胃网膜右动脉、胃短动脉、肠系膜上动脉、空肠动脉、回肠动脉、回结肠动脉、阑尾动脉、右结肠动脉、中结肠动脉、肠系膜下动脉、左结肠动脉、乙状结肠动脉和直肠上动脉。

（2）头颈上肢动脉：示甲状腺上动脉、舌动脉、面动脉、枕动脉、颞浅动脉、上颌动脉、脑膜中动脉、椎动脉、甲状颈干、甲状腺下动脉、胸肩峰动脉、胸外侧动脉、旋肱后动脉、肩胛下动脉、肱深动脉、骨间总动脉和掌浅弓。

（3）掌深弓（封装）。

（4）肋间后动脉。

（5）盆会阴下肢动脉：示闭孔动脉、臀上动脉、臀下动脉、膀胱上动脉、膀胱下动脉、直肠下动脉、子宫动脉、阴部内动脉、股动脉、股深动脉、旋股内侧动脉、旋股外侧动脉、穿动脉、胫后动脉、足底内侧动脉、足底外侧动脉、腓动脉、胫前动脉和足背动脉。

2. **挂图** 血管分布模式图；头颈部肌、血管及神经（浅、深层）；胸主动脉及其分支；腹上部器官及动脉；大肠、小肠和肠系膜上动脉；大肠、小肠和肠系膜下动脉；盆腔的血管（男、女性）；膈、腹后壁的肌及神经；会阴的肌、血管及神经（男、女性）；腋窝的肌、血管及神经；肩和臂前面的肌、血管及神经；肩和臂后面的肌、血管及神经；前臂前面的肌、血管及神经；前臂后面的肌、血管及神经；手掌面的肌、血管及神经（掌浅、深弓）；大腿前内侧的肌、血管及神经；臀部和大腿后面的肌、血管及神经；小腿前外侧面的肌、血管及神经；小腿后面的肌、血管及神经；足底的肌、血管及神经。

三、实验内容

1. **整尸** 主动脉弓及其三大分支，锁骨下动脉及其分支，胸主动脉、肋间后动脉、腹主动脉、肾动脉、睾丸动脉或卵巢动脉、腹腔干（胃左动脉、肝总动脉及其分支、脾动脉及其分支）、肠系膜上动脉（空肠动脉、回肠动脉、回结肠动脉及阑尾动脉、右结肠动脉和中结肠动脉）、肠系膜下动脉（左结肠动脉、乙状结肠动脉和直肠上动脉）、髂总动脉、髂内动脉、髂外动脉和腹壁下动脉。

2. **头颈上肢** 颈总动脉、颈内动脉、颈外动脉及其分支、腋动脉（及其发出的胸外侧动脉、肩胛下动脉和旋肱后动脉）、肱动脉（及其发出的肱深动脉）、桡动脉、尺动脉（及其发出的骨间总动脉、骨间前动脉和骨间后动脉）、掌浅弓（及其主要分支）、掌深弓（及其发出的掌心动脉）和指掌侧固有动脉。

3. **盆会阴下肢** 子宫动脉及其与输尿管的位置关系、阴部内动脉、闭孔动脉、臀上动脉、臀下动脉、膀胱上动脉、膀胱下动脉、直肠下动脉、股动脉及其发出的股深动脉、腘动脉、胫前动脉及其发出的足背动脉、胫后动脉及其发出的腓动脉、足底内侧动脉、足底外侧动脉和足底动脉弓。

4. **活体触摸** 面动脉、颞浅动脉、颈总动脉、锁骨下动脉、肱动脉、桡动脉、股动脉和足背动脉的搏动点。

四、实验方法

1. **辨认及观察方法** 首先应明确动脉的命名原则，以便于寻找及辨认：①与心室相连的是动脉，将血液引流出心至身体各处；②一般以到达的器官或经过的部位命名；③器官存在多个血管时以前后、上下等区分。其次应掌握动脉的分布规律：①各局部区域均有 1~2 条动脉干且动、静脉与神经相伴行；②走行于躯体屈侧、深部或隐蔽部位；③躯干部的动脉分为壁支和脏支；④以最短距离到达脏器；⑤管径大小与器官的功能有关，与器官的形态无关。动脉的实验应以管道内液体的流动作为主线，重点是大、中、小动脉的延续关系，结合动脉的行程、分支及分布进行观察、学习。

2. 肺循环动脉 在打开胸前壁的整尸标本上，自右心室的动脉圆锥走行向左后上方，至主动脉弓下方分叉处的短干即肺动脉干，分为左、右肺动脉。左肺动脉较短，查看其横行越过胸主动脉和左主支气管的前方进入肺；右肺动脉经升主动脉和上腔静脉的后方进入肺。重点观察连于肺动脉干分叉处与主动脉弓下缘之间的动脉韧带，如未闭索则形成先天性心脏病（动脉导管未闭），需手术结扎处理。

3. 体循环动脉

（1）主动脉：在整尸标本上，观察位于上腔静脉与肺动脉干之间向右前上方斜行，然后弓形弯向左后方的主动脉；查看其行程（穿膈至第 4 腰椎）及分部，主动脉向右前上方斜行为升主动脉，弓形向左后方为主动脉弓，沿脊柱下行为降主动脉。观察主动脉各部的主要分支，注意寻找、辨认。①升主动脉发出的冠状动脉；②主动脉弓凸侧自右向左发出的头臂干、左颈总动脉和左锁骨下动脉；③降主动脉以膈为界分为上段的胸主动脉和下段的腹主动脉。查看主动脉弓下缘的压力感受器和化学感受器。

（2）头颈部动脉

1）颈总动脉：在头颈部血管灌注标本上，颈总动脉位于气管和食管的外侧，于甲状软骨上缘分为颈内动脉和颈外动脉；在活体的胸锁乳突肌前缘可触摸到颈总动脉的搏动点。重点观察颈内动脉与颈外动脉的区别：①向上延续有分支者是颈外动脉，无分支者是颈内动脉；②位于前内侧者是颈外动脉，后外侧者是颈内动脉；③向上进入颅腔的是颈内动脉，不进入颅腔的是颈外动脉。观察颈总动脉分为颈内动脉处的稍膨大部即颈动脉窦，在活体上画出其体表投影点；将颈总动脉分叉处翻起，寻找分叉处后方的多个扁椭圆形小体即颈动脉小球。

2）颈外动脉：在头颈部血管灌注标本上，颈外动脉先行于颈内动脉的前内侧，逐渐斜行至颈内动脉的外侧，经下颌支深面，穿腮腺后分为两个终支。查看从颈外动脉前壁发出的第一个分支即甲状腺上动脉，分布于甲状腺和喉；舌骨大角是寻找舌动脉起始部的标志，舌动脉经下颌下三角至口腔底部；颈外动脉自舌动脉上方发出分布于面部的面动脉，可在咬肌前缘和口角、鼻翼外侧寻找并逆行追踪，活体在下颌体表面与咬肌前缘处可触摸到面动脉的搏动点，即压迫止血点。查看自颈外动脉后壁上发出较粗的枕动脉和较细的耳后动脉。颈外动脉至下颌颈高度分出向上的颞浅动脉和横行的上颌动脉，在外耳门前方触摸到的搏动点即颞浅动脉；上颌动脉经翼内、外肌之间进入翼腭窝。辨认上颌动脉的分支，重点寻找在下颌颈深面发出向上的脑膜中动脉，查看其经棘孔进入颅腔处；观察脑膜中动脉在颅腔的走行及其与翼点的位置关系。

3）颈内动脉：查看颈内动脉上行至颅底，自颈动脉管外口，经颈动脉管进入颅腔处（详见脑血管的实验）。

（3）上肢动脉

1）锁骨下动脉：在整尸标本上，右锁骨下动脉起自胸锁关节后方的头臂干，呈弓形跨越第1肋后延续为腋动脉；在活体的锁骨中点上方可触摸到锁骨下动脉的搏动点。辨认锁骨下动脉的分支，其中自其上壁发出向上走行的是椎动脉，沿前斜角肌内侧缘垂直上行，穿第6~1颈椎横突孔，经枕骨大孔进入颅腔；与椎动脉起始处相对，发出下行于胸骨侧缘后方的是胸廓内动脉，查看其终末支（肌膈动脉和腹壁上动脉）及分布；自锁骨下动脉上壁发出长约1cm的短干为甲状颈干，查看其主要分支；重点是甲状腺下动脉经颈总动脉后方至甲状腺处。查看胸廓内动脉常作为冠状动脉旁路移植手术的供血动脉的原因。

2）腋动脉：在整尸标本上，将上肢外展后腋窝内的大动脉即腋动脉，至大圆肌处延续为肱动脉。辨认腋动脉的分支，沿胸侧壁至前锯肌的是胸外侧动脉；自腋动脉上壁发出的短干，再分支至三角肌、胸大肌的是胸肩峰动脉；自腋动脉下壁发出行向下的是肩胛下动脉，又分为至背阔肌的胸背动脉和经三边孔向后的旋肩胛动脉；旋肱后动脉较粗，穿四边孔绕肱骨外科颈与旋肱前动脉相吻合。

3）肱动脉：在游离上肢血管灌注标本上，沿肱二头肌内侧沟走行的是肱动脉，至肘关节前方的桡骨颈高度分为内侧的尺动脉和外侧的桡动脉。肱动脉在臂部发出较粗的肱深动脉，经桡神经沟至臂后部；也可在桡神经沟处找到肱深动脉后，再逆行查看其起点。活体的臂中部可触摸到肱动脉搏动，亦即压向肱骨可行上肢止血的部位；肘关节上内侧也可触摸到动脉搏动，常为测量血压的部位。

4）桡动脉和尺动脉：在游离上肢血管灌注标本上，桡动脉经前臂外侧走行，可在肱桡肌深面的肱桡肌腱与桡侧腕屈肌腱之间寻找，桡动脉在腕部斜越拇长展肌和拇短伸肌腱深面转至手背，穿第1掌骨间隙进入手掌，发出掌浅支、拇主要动脉和终末支。在腕上部的桡动脉位置较表浅，可触摸到其搏动，是中医诊脉的部位。尺动脉沿前臂内侧走行，可在前臂浅、深层肌之间的尺侧腕屈肌深面寻找；尺动脉在豌豆骨桡侧经腕掌侧韧带与腕横韧带之间达手掌，至腕部发出掌深支和终末支。在尺动脉起始部的下方寻找骨间总动脉，查看沿骨间膜前、后方走行的骨间前动脉和骨间后动脉。

5）掌浅弓和掌深弓：在游离上肢血管灌注标本上，观察位于指浅、深屈肌腱和蚓状肌表面的血管弓即掌浅弓（图8-5），由桡动脉掌浅支与尺动脉终末支相吻合形成；自弓的凸侧发出3条指掌侧总动脉，至掌指关节附近再分为两条指掌侧固有动脉。注意在掌指关节附近用镊子提起指掌侧总动脉，观察其深面是否有血管浅出并汇入。将指浅、深屈肌腱和蚓状肌切除，在其深面的血管弓即掌深弓（图8-5），由桡动脉终末支与尺动脉掌深支相吻合形成；自弓的凸侧发出三条掌心动脉，查看掌心动脉至掌指关节附近由深面浅出，与指掌侧总动脉汇合，共同形成指掌侧固有动脉的部位。查看掌浅弓和掌深弓的体表投影。

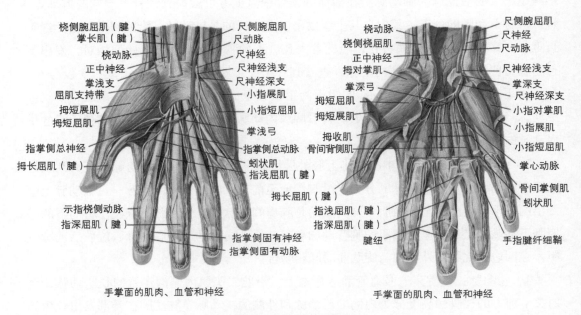

手掌面的肌肉、血管和神经

手掌面的肌肉、血管和神经

图8-5 掌浅弓和掌深弓

（4）胸部动脉：在整尸标本上，用镊子提起胸主动脉，观察自其后外侧壁上发出的肋间后动脉和肋下动脉（壁支），在肋间隙内查看其行程，注意动脉常与静脉、神经伴行于肋沟内，观察三者的位置关系。脏支较小，不易观察。

（5）腹部动脉：在整尸标本上，观察腹主动脉的延续及其壁支（3个）、脏支（不成对3个，成对3个）。

1）壁支：均以经过的部位命名，在主动脉裂孔下方，寻找位于膈下面的膈下动脉；注意观察自膈下动脉发出至肾上腺的肾上腺上动脉。沿骶骨正中线寻找骶正中动脉，向上追踪至其起点处（腹主动脉分为髂总动脉处的后方）。将腹主动脉的下段分别牵拉向左、右侧，观察自其后外侧壁发出横行的腰动脉，每侧4条。

2）成对脏支：成对脏支均以到达的器官命名，寻找进入肾门较粗的肾动脉，分布于肾上腺的肾上腺中动脉，分布于卵巢（睾丸）的卵巢（睾丸）动脉。注意查看：①肾动脉在到达肾门之前尚发出肾上腺下动脉，分布于肾上腺，②卵巢（睾丸）动脉较细长，睾丸动脉向外下行经腹股沟管，参与精索的构成，分布于睾丸和附睾；卵巢动脉下行至小骨盆上缘处进入卵巢悬韧带内，分布于卵巢、输卵管和子宫。查看卵巢（睾丸）动脉是否遵循以最短距离到达脏器的规律。

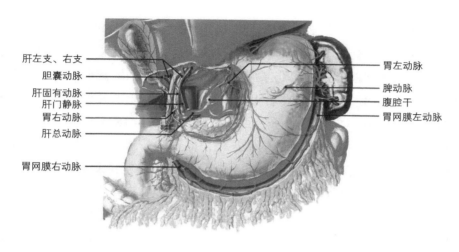

肝左支、右支
胆囊动脉
肝固有动脉
肝门静脉
胃右动脉
肝总动脉

胃网膜右动脉

胃左动脉
脾动脉
腹腔干
胃网膜左动脉

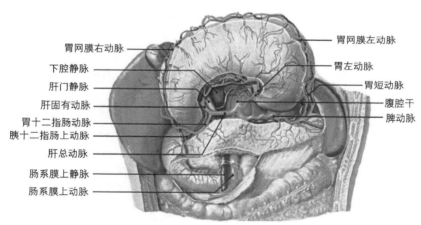

胃网膜右动脉
下腔静脉
肝门静脉
肝固有动脉
胃十二指肠动脉
胰十二指肠上动脉
肝总动脉
肠系膜上静脉
肠系膜上动脉

胃网膜左动脉
胃左动脉
胃短动脉
腹腔干
脾动脉

图 8-6　腹腔上部器官和腹腔动脉

3）不成对脏支：①在主动脉裂孔下方的短粗动脉干即腹腔干，长 1cm 左右；查看腹腔干分为较细向左到达胃的胃左动脉、较粗向右到达肝的肝总动脉和管腔最粗向左经胰到达脾的脾动脉（图 8-6）。在胃小弯左侧辨认胃左动脉，其向上可分支分布于食管腹段。在肝十二指肠韧带下端辨认肝总动脉分出的肝固有动脉和胃十二指肠动脉，继续沿肝十二指肠韧带向上观察肝固有动脉，其在上行途中发出走行于胃小弯右侧的胃右动脉；肝固有动脉在进入肝门前分为肝左支、右支。查看位于胆囊三角内的胆囊动脉，寻找胆囊动脉的起点时最好自胆囊逆行追踪。将胃和十二指肠翻起，观察胃十二指肠动脉的行程，其在幽门后面的下缘分为沿胃大弯右侧走行的胃网膜右动脉和到达胰头、十二指肠的胰十二指肠上动脉。将胃翻起（图8-6），观察经胰体后上方的脾动脉；查看脾动脉在到达脾门前发出分支至胃大弯左侧的胃网膜左动脉，到达胃底部的胃短动脉，主干经脾门进入脾。也可以胃为中心，依据胃的动脉逆行查看腹腔干的分支。查看胃溃疡施行胃大部切除术时，应结扎哪些动脉，这些动脉分别来源于何处。②翻起胰，观察胰颈后方的肠系膜上动脉起始部，查看其经十二指肠水平部前方进入小肠系膜根部处。将空、回肠翻向左侧，查看肠系膜上动脉的分支（图8-7）。首先向右上方发出较细的胰十二指肠下动脉，分布于胰和十二指肠；在肠系膜内查看空肠、回肠动脉，有12～18条，且彼此吻合成动脉弓。在右肠系膜窦内，依据到达的器官来辨认回结肠动脉、右结肠动脉和中结肠动脉（到达横结肠）；注意在阑尾系膜缘寻找阑尾动脉，查看其来源。③将空肠、回肠翻向右侧，观察在第3腰椎高度自腹主动脉前壁发出的肠系膜下动脉，向左侧及下方查看依据到达器官命名的动脉，即左结肠动脉、乙状结肠动脉和直肠上动脉。④观察自回盲部至乙状结肠，由肠系膜上、下动脉分支相互吻合形成的边缘动脉。观察空、回肠和结肠的动脉分布规律。

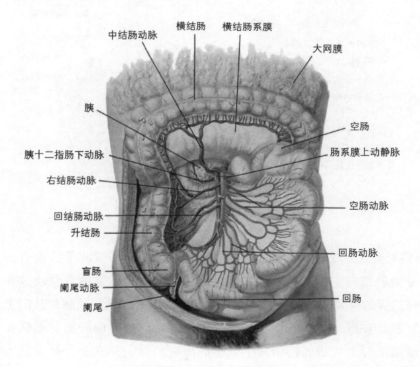

图8-7 空肠和回肠的动脉

（6）盆会阴部动脉：在盆会阴正中矢状切标本上，观察髂内动脉的行程及分支；注意辨认血管时应以到达部位或脏器为标志进行逆行追踪。

1）壁支：①寻找闭孔动脉时，应先找到闭孔上部的闭膜管，穿过此管的动脉即闭孔动脉，再逆行观察其行程及起点。②在臀部的梨状肌上孔、下孔处，分别牵拉穿出的动脉加以辨认臀上、下动脉。

2）脏支：①自膀胱体、底处分别向上追踪膀胱上动脉和膀胱下动脉，查看膀胱上动脉与脐动脉的关系。②在子宫体侧缘寻找子宫动脉，逆行至子宫颈外侧；查看子宫动脉与输尿管的位置关系（子宫动脉从输尿管前上方跨越）及手术结扎子宫动脉时的注意事项。在男性标本上，自输精管逆行寻找与子宫动脉相同的较细的输精管动脉。③在臀部深面辨认骶结节韧带，其参与围成坐骨小孔；查看穿经坐骨小孔的阴部内动脉，可牵拉观察其起始部，也可向下追踪经坐骨肛门窝（发出肛动脉）至尿生殖区。④直肠下动脉较细，常与阴部内动脉共干，分布于直肠下部。

（7）下肢动脉：在整尸标本上，观察髂外动脉的行程，经腹股沟韧带深面移行为股动脉。在腹股沟韧带稍上方，查看进入腹直肌鞘的腹壁下动脉和向外上方发出的旋髂深动脉。

1）股动脉：在游离下肢血管灌注标本上，查看股三角内的股动脉及向下经收肌管、收肌腱裂孔的行程，达腘窝移行为腘动脉；活体的腹股沟韧带稍下方可触摸到股动脉搏动。将股动脉拉向外侧，观察自股动脉后壁发出的股深动脉，此动脉的管径较大，向内、外侧分别发出旋股内侧动脉和旋股外侧动脉，向后内侧发出穿动脉至大腿后群肌。在腹股沟韧带下方，查看股动脉向内上发出的腹壁浅动脉和向外上发出的旋髂浅动脉。

2）腘动脉：在游离下肢血管灌注标本上，查看腘窝深部的腘动脉；观察在腘窝下缘分为胫前、后动脉处。腘动脉的分支均较细小，参与膝关节动脉网的形成。查看股骨下端骨折后常易造成腘动脉破裂的原因。

3）胫后动脉：在游离下肢血管灌注标本上，胫后动脉为腘动脉的直接延续，经小腿浅层肌、深层肌之间下行，穿踝管至足底分为足底内、外侧动脉。查看胫后动脉在小腿后面向外侧发出的较粗的腓动脉。

4）胫前动脉：在游离下肢血管灌注标本上，查看胫前动脉自后向前穿小腿骨间膜处；在小腿前群肌之间寻找胫前动脉，其经距小腿关节前方移行为足背动脉。观察足背动脉经距小腿关节前方，沿足背向前下穿第1跖骨间隙处，与足底外侧动脉吻合形成足底动脉弓。在活体上，触摸内踝与外踝连线中点处搏动的足背动脉，常为压迫止血点。

动脉实验报告

（一）填图题

1.　　　　　6.
2.　　　　　7.
3.　　　　　8.
4.　　　　　9.
5.　　　　　10.

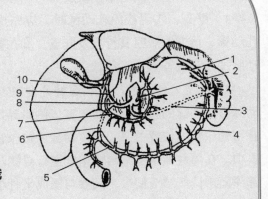

（二）绘图题：请绘出手的动脉（浅层），并标示下列结构

1. 掌浅弓　　4. 指掌侧总动脉
2. 桡动脉　　5. 指掌侧固有动脉
3. 尺动脉

（三）名词解释

1. 边缘动脉　　　　2. 动脉韧带

自测题　心脏和动脉

⏐ 选择题

1. 脉管系（　　）
   A. 由心和血管系组成
   B. 淋巴液汇入静脉
   C. 动脉内含动脉血
   D. 静脉内含静脉血
   E. 只有运送物质的功能

2. 心血管系中（　　）
   A. 动脉是由心房发出的血管
   B. 静脉是由心室发出的血管
   C. 毛细血管起于盲端
   D. 毛细血管内血流速度快
   E. 许多毛细血管在组织静息时闭锁

3. 血液循环中（　　）
   A. 体循环始于右心室
   B. 肺循环始于左心室
   C. 体循环内流动的是动脉血
   D. 肺循环内流动的是动脉血
   E. 肺循环的主要功能是将静脉血转为动脉血

4. 循环系统中（　　）
   A. 左右半心互相连通
   B. 左半心含静脉血
   C. 右半心含动脉血
   D. 体循环起于右半心
   E. 左半心称为动脉心

5. 血管（　　）

 A. 动脉、静脉间不能直接连通

 B. 动脉分为深动脉、浅动脉两组

 C. 肺动脉内含静脉血

 D. 门静脉内合营养丰富的动脉血

 E. 静脉比同级的动脉管径小

6. 属于终动脉的是（　　）

 A. 上颌动脉

 B. 脑膜中动脉

 C. 直肠上动脉

 D. 视网膜中央动脉

 E. 颈浅动脉

7. 冠状动脉（　　）

 A. 包括左、右两支

 B. 起于肺动脉干

 C. 左冠状动脉只营养左心房和左心室

 D. 右冠状动脉只营养右心房和右心室

 E. 以上都不对

8. 动脉韧带（　　）

 A. 位于肺动脉干根部

 B. 连于左右肺动脉分叉部偏左处

 C. 连于左右肺动脉分叉部偏右处

 D. 是肺动脉干与主动脉之间的通道

 E. 胚胎时期已形成

9. 心包腔位于（　　）

 A. 纤维心包和浆膜心包之间

 B. 纤维心包与浆膜心包壁层之间

 C. 纤维心包与浆膜心包脏层之间

 D. 浆膜心包的脏层与壁层之间

 E. 以上都不对

10. 左颈总动脉（　　）

 A. 是头臂干的分支

 B. 是主动脉的一级分支

 C. 由主动脉弓凹侧发出

 D. 行于颈动脉鞘外

 E. 动脉起始处有颈动脉窦

11. 脑膜中动脉是（　　）

 A. 颈外动脉的一级分支

 B. 上颌动脉的分支

 C. 椎动脉的分支

 D. 颈内动脉的分支

 E. 大脑中动脉的分支

12. 右锁骨下动脉（　　）

 A. 起于主动脉弓

 B. 起于头臂干

 C. 于前斜角肌前方走行

 D. 发出甲状腺上动脉

 E. 止血点是锁骨中点

13. 掌浅弓（　　）

 A. 位于掌腱膜的浅面

 B. 位于掌腱膜的深面

 C. 由桡动脉末端与尺动脉掌浅支构成

 D. 发出掌心动脉

 E. 位于掌深弓的近侧约 2cm 处

14. 卵圆窝位于（　　）

 A. 左心房后壁上 B. 右心室后壁上

 C. 右心房前壁上 D. 右心房的房间隔上

 E. 右心室室间隔上

15. 右心室（　　）

 A. 室壁比左心室厚

 B. 室壁比左心房薄

 C. 室腔内有二尖瓣

 D. 内有三尖瓣

 E. 以上都不对

16. 腹腔干的一级分支有（　　）

 A. 胃网膜左动脉 B. 胃网膜右动脉

 C. 胃右动脉   D. 肝固有动脉

 E. 以上都不对

17. 心尖朝向（　　）

 A. 左前方 B. 左方 C. 左下方

 D. 左前下方 E. 右方

18. 心有（　　）
   A. 2个面、3个缘、3条沟
   B. 2个面、2个缘、3条沟
   C. 2个面、3个缘、2条沟
   D. 3个面、3个缘、2条沟
   E. 3个面、2个缘、3条沟

19. 左心房有（　　）
   A. 肺动脉口　　　　　B. 4个肺静脉口
   C. 2个肺静脉口　　　D. 冠状窦口
   E. 上腔静脉口

20. 冠状窦口位于（　　）
   A. 下腔静脉口与右心耳之间
   B. 下腔静脉口与右房室口之间
   C. 上腔静脉口与右房室口之间
   D. 上腔静脉口与下腔静脉口之间
   E. 上腔静脉口与界嵴之间

21. 三尖瓣附于（　　）
   A. 左房室口周缘
   B. 肺动脉口周缘
   C. 有房室口周缘
   D. 主动脉口周缘
   E. 冠状窦口周缘

22. 窦房结位于（　　）
   A. 上腔静脉口附近心外膜下
   B. 上腔静脉口附近心内膜下
   C. 下腔静脉口附近心外膜下
   D. 下腔静脉口附近心内膜下
   E. 冠状窦口附近内心膜下

23. 右心室入口处有（　　）
   A. 主动脉瓣　　　　B. 肺动脉瓣
   C. 二尖瓣　　　　　D. 三尖瓣
   E. 下腔静脉瓣

24. 左心室的入口处有（　　）
   A. 三尖瓣　　　　　B. 主动脉瓣
   C. 二尖瓣　　　　　D. 下腔静脉瓣
   E. 肺动脉瓣

25. 右心室出口处有（　　）
   A. 肺动脉瓣　　　　B. 二尖瓣
   C. 主动脉瓣　　　　D. 三尖瓣
   E. 下腔静脉瓣

26. 左心室的出口处有（　　）
   A. 二尖瓣　　　　　B. 主动脉瓣
   C. 肺动脉瓣　　　　D. 三尖瓣
   E. 下腔静脉瓣

27. 房室束（　　）
   A. 连于窦房结与房室结之间
   B. 由房室结发出
   C. 由窦房结发出
   D. 分为前脚和后脚
   E. 直接连于浦肯野纤维

28. 血液流进左心室的入口是（　　）
   A. 左肺静脉口　　　B. 上腔静脉口
   C. 左房室口　　　　D. 右房室口
   E. 下腔静脉口

29. 血液进入右心室的口是（　　）
   A. 右肺静脉口　　　B. 下腔静脉口
   C. 冠状窦口　　　　D. 右房室口
   E. 左肺静脉口

30. 肺动脉干起于（　　）
   A. 右心房　　　　　B. 左心房
   C. 左心室　　　　　D. 右心室
   E. 冠状窦

31. 主动脉起于（　　）
   A. 右心房　　　　　B. 左心房
   C. 左心室　　　　　D. 右心室
   E. 左心室流入道

32. 主动脉弓（　　）
   A. 续于升主动脉，呈弓形弯向左后方
   B. 凸侧有4大分支
   C. 自左心室起，呈弓形弯向左后方
   D. 凹侧有3大分支
   E. 发出左、右冠状动脉

33. 右颈总动脉（　　）
    A. 其内侧有颈内静脉
    B. 起自头臂干
    C. 直接起自主动脉弓
    D. 其前方有迷走神经
    E. 下段位置表浅

34. 颈内动脉（　　）
    A. 发出甲状腺下动脉
    B. 起自锁骨下动脉
    C. 经颈动脉管入颅
    D. 经颈静脉孔入颅
    E. 经棘孔入颅

35. 颈外动脉（　　）
    A. 发出甲状腺下动脉
    B. 发出甲状腺上动脉
    C. 起自颈内动脉
    D. 在颈部无分支
    E. 起自锁骨下动脉

36. 锁骨下动脉（　　）
    A. 左侧起自头管干
    B. 右侧起于主动脉弓
    C. 延续为肱动脉
    D. 发出椎动脉
    E. 发出胸外侧动脉

37. 肾动脉（　　）
    A. 左侧较右侧长
    B. 在第4腰椎高度起于腹主动脉
    C. 左侧较右侧短
    D. 右侧起点稍高于左侧
    E. 发出肾上腺中动脉

38. 腹腔干发出（　　）
    A. 胃左动脉　　　B. 胃网膜左动脉
    C. 胃右动脉　　　D. 胃网膜右动脉
    E. 肝固有动脉

39. 直接分布到胃的动脉有（　　）
    A. 脾动脉　　　B. 肝总动脉
    C. 胃短动脉　　D. 胃十二指肠动脉
    E. 胆囊动脉

40. 脾动脉（　　）
    A. 起自腹主动脉
    B. 起自肝总动脉
    C. 有到胃的分支
    D. 无到胃的分支
    E. 发出胃网膜右动脉

41. 肠系膜上动脉（　　）
    A. 进入乙状结肠系膜根
    B. 进入小肠系膜根
    C. 是成对的动脉
    D. 发出乙状结肠动脉
    E. 起自腹腔干

42. 阑尾动脉直接起自（　　）
    A. 右结肠动脉　　　B. 肠系膜上动脉
    C. 肠系膜下动脉　　D. 回结肠动脉
    E. 乙状结肠动脉

43. 肠系膜下动脉（　　）
    A. 进入小肠系膜根
    B. 起自肠系膜上动脉
    C. 向下延续为直肠上动脉
    D. 向下延续为直肠下动脉
    E. 起自腹腔干

44. 髂内动脉（　　）
    A. 起于髂外动脉　　B. 起于腹主动脉
    C. 发出直肠上动脉　D. 发出直肠下动脉
    E. 发出肾动脉

45. 髂外动脉（　　）
    A. 起自髂内动脉
    B. 在腹股沟韧带浅面续为股动脉
    C. 起自腹主动脉
    D. 发出直肠上动脉
    E. 在腹股沟韧面深面续为股动脉

46. 子宫动脉（　　）
    A. 进入子宫阔韧带两层之间
    B. 在输尿管后方经过
    C. 不进入子宫阔韧带
    D. 在输尿管下方经过
    E. 起自肠系膜下动脉

47. 股动脉在腹股沟韧带（　　）
    A. 深面续于髂内动脉
    B. 深面续于髂外动脉
    C. 浅面续于髂外动脉
    D. 深面续于髂总动脉
    E. 浅面发出股深动脉

48. 分布于室间隔前 2/3 的动脉是（　　）
    A. 左冠状动脉主干
    B. 右冠状动脉主干
    C. 前室间支
    D. 后室间支
    E. 左室后支

49. 肠系膜上动脉营养（　　）
    A. 直肠　　　　　B. 肛管
    C. 降结肠　　　　D. 横结肠
    E. 乙状结肠

50. 中结肠动脉位于（　　）
    A. 小网膜内　　　B. 结肠系膜内
    C. 肠系膜内　　　D. 大网膜内
    E. 乙状结肠系膜内

51. 颈外动脉的终支是（　　）
    A. 上颌动脉　　　B. 甲状腺上动脉
    C. 面动脉　　　　D. 舌动脉
    E. 脑膜中动脉

52. 不属于右心房的结构是（　　）
    A. 上腔静脉口　　B. 卵圆窝
    C. 肺静脉口　　　D. 梳状肌
    E. 冠状窦口

53. 乙状结肠动脉起自（　　）
    A. 腹腔干
    B. 腹主动脉
    C. 肠系膜上动脉
    D. 肠系膜下动脉
    E. 髂内动脉

54. 肠系膜下动脉营养（　　）
    A. 盲肠　　B. 空肠、回肠　　C. 升结肠
    D. 降结肠　　E. 阑尾

55. 关于体循环和肺循环说法正确的是（　　）
    A. 体循环的血分布到整个身体各部
    B. 动脉内都是动脉血
    C. 体循环的血由左心室射出
    D. 体循环、肺循环通过左、右房室口相连续
    E. 完全分开的两个独立系统

56. 含有静脉血的血管是（　　）
    A. 肺动脉　　　　B. 门静脉
    C. 头臂干　　　　D. 冠状动脉
    E. 脑膜中动脉

57. 存在于冠状沟的血管有（　　）
    A. 右冠状动脉　　B. 旋支
    C. 前室间支　　　D. 后室间支
    E. 冠状窦

58. 属于心腔血液流入口的是（　　）
    A. 主动脉口　　　B. 肺动脉口
    C. 肺静脉口　　　D. 冠状窦口
    E. 上腔静脉口

59. 参与心腔防止血液逆流的结构有（　　）
    A. 二尖瓣　　B. 三尖瓣　　C. 腱索
    D. 肉柱　　　E. 室上嵴

60. 左冠状动脉（　　）
    A. 起于主动脉左窦
    B. 起于主动脉右窦
    C. 起于冠状窦
    D. 分支有左心室后支
    E. 分支有前室间支

61. 室间隔（　　）
    A. 由膜部和肌部构成
    B. 全部由肌性成分构成
    C. 膜部是室间隔缺损的好发部位
    D. 膜部位于上部
    E. 肌部位于上部

62. 心传导系包括（　　）
    A. 房室结　　　　B. 冠状窦
    C. 窦房结　　　　D. 房室束
    E. 隔缘肉柱

63. 掌深弓 （　　）
    A. 由弓的凸侧发出掌心动脉
    B. 桡动脉的末端参与构成
    C. 尺动脉的末端参与构成
    D. 在屈指肌腱的深面
    E. 位于掌浅弓的近侧

64. 营养肾上腺的动脉起自 （　　）
    A. 腹主动脉　B. 膈下动脉　C. 肾动脉
    D. 腰动脉　E. 腹腔干

65. 腹主动脉的直接分支为 （　　）
    A. 胃短动脉　　　B. 胃左动脉
    C. 肾上腺中动脉　D. 腰动脉
    E. 肾动脉

66. 营养小肠的动脉有 （　　）
    A. 回、结肠动脉　B. 肝总动脉
    C. 脾动脉　　　　D. 胃网膜右动脉
    E. 肠系膜上动脉

67. 子宫动脉分布于 （　　）
    A. 子宫　　B. 输卵管　　C. 卵巢
    D. 会阴　　E. 直肠

68. 分布于直肠的动脉有 （　　）
    A. 肠系膜上动脉的分支
    B. 肠系膜下动脉的分支
    C. 髂内动脉的直接分支
    D. 髂外动脉的分支
    E. 阴部内动脉的分支

69. 心 （　　）
    A. 位于前纵隔内
    B. 位于中纵隔内
    C. 约 2/3 在正中线左侧
    D. 约 1/2 在正中线左侧
    E. 全部位于正中线左侧

70. 出入心底的大血管有 （　　）
    A. 升主动脉　　　B. 肺动脉干
    C. 冠状动脉　　　D. 肺静脉
    E. 心大静脉

71. 在左心房内可见 （　　）
    A. 梳状肌　　B. 界嵴　　　C. 肺静脉口
    D. 冠状窦口　E. 左房室口

72. 在左心室内可见 （　　）
    A. 三尖瓣　　B. 二尖瓣　　C. 肉柱
    D. 乳头肌　　E. 室上嵴

73. 左冠状动脉营养 （　　）
    A. 右室前壁
    B. 左心房
    C. 左心室前壁
    D. 室间隔后 1/3
    E. 左心室后壁

74. 右冠状动脉营养 （　　）
    A. 左心室前壁
    B. 左心室后壁
    C. 右心室前壁
    D. 右心室后壁
    E. 室间隔后 1/3

75. 心的静脉回流途径有 （　　）
    A. 直接流入右心房
    B. 直接流入各心脏
    C. 经冠状窦流入右心房
    D. 经上腔静脉流入右心房
    E. 经下腔静脉流入右心房

76. 主动脉 （　　）
    A. 是体循环的动脉主干
    B. 起于右心室
    C. 起于左心室
    D. 是肺循环的动脉主干
    E. 可区分为升主动脉、主动脉弓和降主动脉

77. 主动脉弓 （　　）
    A. 在气管分叉处的下方通过
    B. 跨越左主支气管的上方
    C. 壁内有压力感受器
    D. 壁内有化学感受器
    E. 凸侧发出左颈总动脉

78. 颈总动脉（　　）
    A. 左侧起于主动脉弓
    B. 右侧起于头臂干
    C. 分为颈内动脉、颈外动脉两终支
    D. 右侧起于主动脉弓
    E. 左侧起于头臂干

79. 颈内动脉（　　）
    A. 经枕骨大孔入颅
    B. 经颈动脉管入颅
    C. 在起始部发出甲状腺上动脉
    D. 发出分支至眼球
    E. 发出分支至小脑

80. 颈外动脉发出分支营养（　　）
    A. 舌　　　B. 眼球　　　C. 眼睑
    D. 腮腺　　E. 牙

81. 锁骨下动脉（　　）
    A. 右侧起自主动脉弓
    B. 左侧起自头臂干
    C. 穿过斜角肌间隙
    D. 不穿过斜角肌间隙
    E. 发出椎动脉

82. 浆膜性心包（　　）
    A. 是心包的外层
    B. 是心包的内层
    C. 脏层与壁层之间为心包腔
    D. 与纤维性心包之间有心包腔
    E. 分脏层和壁层

83. 腹腔干发出（　　）
    A. 胃左动脉
    B. 肾动脉
    C. 肝总动脉
    D. 脾动脉
    E. 胃右动脉

84. 肠系膜上动脉分支营养（　　）
    A. 回肠　　B. 空肠　　C. 横结肠
    D. 降结肠　E. 盲肠

85. 营养大肠的动脉分别来自（　　）
    A. 肠系膜下动脉　　B. 肠系膜上动脉
    C. 回结肠动脉　　　D. 髂内动脉
    E. 阴部内动脉

86. 营养下消化道的动脉可来自（　　）
    A. 腹腔干　　　　　B. 肠系膜下动脉
    C. 肠系膜上动脉　　D. 髂内动脉
    E. 回结肠动脉

87. 分布于上消化道的动脉分别来自（　　）
    A. 脾动脉　　　　　B. 腹腔干
    C. 肠系膜上动脉　　D. 肝固有动脉
    E. 肠系膜下动脉

88. 分布于肾上腺的动脉分别来自于（　　）
    A. 腹腔干　　　　　B. 肾动脉
    C. 脾动脉　　　　　D. 膈下动脉
    E. 腹主动脉

89. 分布于直肠和肛管的动脉分别来自（　　）
    A. 髂外动脉　　　　B. 肠系膜下动脉
    C. 髂内动脉　　　　D. 肠系膜上动脉
    E. 阴部内动脉

90. 心包（　　）
    A. 内层为浆膜性心包
    B. 外层为纤维性心包
    C. 浆膜性心包壁层又称心外膜
    D. 浆膜性心包脏层又称心外膜
    E. 浆膜性心包脏、壁层之间为心包腔

91. 只有在右心室内才可见到的结构（　　）
    A. 三尖瓣　　　　　B. 室上嵴
    C. 肉柱　　　　　　D. 隔缘肉柱
    E. 前室间支

‖ 填空题

1. 后室间沟与冠状沟的交点称_____，前、后室间沟在心尖右侧汇合处的凹陷称_____。

2. 右心房的三个血液入口分别是_____、_____和_____。右心室的血液入口是____

____，此口的周缘有_____瓣；血液出口是_____，此口的周缘有_____瓣。

3．左心房有_____个出入口，营养心脏的动脉有_____和_____，它们发自于_____。

4．左冠状动脉的主要分支有_____和_____，右冠状动脉的主要分支有_____和_____。

5．掌深弓由_____和_____构成，足底深弓由_____和_____构成。

6．营养肾上腺的动脉有肾上腺_____、肾上腺_____、肾上腺_____，它们分别发自于_____、_____和_____。

7．脑膜中动脉起于_____，阑尾动脉起自于_____，椎动脉起自于_____。

8．心血管系统由_____、_____、_____和_____构成。

9．心脏位于_____内，外面有_____包被，心尖位置平对_____，朝向_____，心底朝向_____。

10．桡动脉近末段的主要分支是_____和_____；尺动脉的主要分支是_____和_____。

11．股深动脉的主要分支有_____、_____和_____。

12．心脏主要由_____构成。

13．动脉是由_____发出的血管。

14．静脉是引导血液流回_____的血管。

15．心脏的前、后室间沟在心尖右侧会合处稍凹陷，称为_____。

16．在房间隔的右心房面下部有一浅凹陷，称_____。

17．右心室的流入道和流出道间以_____为界。

18．右心室流入道的入口为_____。

19．右房室口的周缘附有_____。

20．右心室的流出道形似倒置的漏斗，壁光

滑无肉柱，称为_____。

21．动脉圆锥的上端借_____通向肺动脉干。

22．右心房的前部向前内侧突出的部分，称为_____。

23．左心房前部向前方突出的部分称_____。

24．左心室流入道的入口为_____。

25．左房室口周缘附有_____。

26．左心室的流出道室壁光滑无肉柱，称为_____。

27．左心室流出道的出口为_____。

28．主动脉口周围有_____附着。

29．肺动脉口周围有_____附着。

30．主动脉瓣与动脉壁之间的内腔称为_____。

31．浆膜性心包分为脏、壁两层，其间的腔隙称为_____。

32．左肺动脉根部与主动脉弓下缘之间连有一纤维结缔组织索，称为_____。

33．主动脉弓壁内有_____，具有调节血压的作用。

34．主动脉弓下方有主动脉小球，属_____。

35．颈总动脉末端和颈内动脉起始处的膨大部分，壁内有特殊的感觉神经末梢，称为_____。

36．在颈内、颈外动脉分叉处的后方，有一肩椭圆形小体，称为_____。

37．穿过颈椎横突孔的动脉是_____。

38．由尺动脉末端和桡动脉掌浅支吻合而成的动脉弓称为_____。

39．由桡动脉的末端和尺动脉的掌深支吻合而成的动脉弓称为_____。

40．胸主动脉穿过膈膈的_____，移行为腹主动脉。

41．自胸主动脉后壁两侧发出成对的_____，横行向外，进入肋间隙。

42．腹主动脉沿脊柱前方下降，至_____

下缘附近处，分为左、右髂总动脉。

43．在下腔静脉左侧走行的大动脉干是_____。

44．主动脉弓的凸侧发出 3 条较大的动脉，居右侧的是_____；居中间的是_____；居左侧的是_____。

45．在主动脉裂孔的稍下方，自腹主动脉前壁发出一条粗而短的动脉干，称_____。

46．在腹腔干的稍下方，自腹主动脉前壁发出一条较大的动脉，进入小肠系膜根，它是_____。

47．自肠系膜上动脉的左侧壁发出，走在肠系膜两层之间，主要分布于空肠的动脉是_____。

48．阑尾动脉由_____发出。

49．胆囊动脉由_____发出。

50．在腹主动脉的下段、由其前壁发出，进入乙状结肠系膜根内的动脉是_____。

51．在平第 4 腰椎高度，腹主动脉分成两大支，它们是_____和_____。

52．自髂总动脉分出，分布于盆壁及盆腔脏器的动脉是_____。

53．子宫动脉是_____的分支。

54．在腹股沟中点处，腹股沟韧带的深面，股动脉续于_____。

55．脐动脉由_____发出。

56．通过股三角，进入收肌管的动脉是_____。

57．由腘动脉分出后沿小腿后面浅、深屈肌之间下行的动脉是_____。

58．由腘动脉分出后穿过小腿骨间膜，行于小腿前群肌之间的动脉是_____。

59．胫前动脉沿小腿前群肌之间下降至足背，移行为_____。

Ⅲ 简答题

1．心表面有哪几条沟？各走行哪些血管？

2．右心室可以区分为哪几个部分？说明其位置及入口和出口。

3．右心房有哪些主要结构？

4．右心室有哪些主要结构？

5．窦房结和房室结各位于什么部位？

6．心的静脉血由哪几个途径回心？冠状窦主要属支有哪几条？

7．主动脉可区分为哪几部？升主动脉的分支有哪几条？降主动脉可分哪两部分？

8．简述化学感受器和压力感受器的部位和功能。

9．肋间（后）动脉来自哪几条动脉？

10．腹主动脉有哪些壁支和脏支？

11．说明闭孔动脉的起始、分布、分支的吻合及临床意义。

12．出入心底的大血管有哪些？

13．左心室腔内可见哪些结构？

14．心传导系包括哪些结构？

15．营养右心室的动脉有哪些？它们分别起自何处？

16．营养左心室的动脉有哪些？它们分别起自何处？

17．颈外动脉有哪些主要分支？

18．甲状腺有哪些血管分布？

19．腹主动脉的脏支（一级分支）有哪些？

20．胃有哪些动脉分布？

21．肠系膜上动脉有哪些分支？

22．结肠有哪些动脉分布？

Ⅳ 论述题

1．试述心脏的位置、各瓣膜的名称及作用。

2．试述腹前壁的主要动、静脉来源和归属。

3．说明胃的形态区分、位置毗邻、动脉来源、静脉回流、淋巴回流及神经支配。

4．简述结肠的动脉来源、静脉回流、淋巴回流及神经支配。

5．说明空回肠的共同特点、动脉来源、静脉回流、淋巴回流及神经支配。

6．说明阑尾的位置、体表投影、寻找标志、动脉来源、静脉回流及淋巴回流。

7．试述直肠、肛管的黏膜结构、动脉来源、静脉回流、淋巴回流及神经支配。

8．试述心循环系统。

9．何谓流入道和流出道。

10．试述心传导系。

11．试述心包。

12．试述肝脓肿中细菌经血行播散至右肺产生脓肿的途径。

13．经手背静脉网进行静脉滴注，试述药物到达肺部的循环途径。

14．试述癌细胞沿血行从肺转移至肾的途径。

V　名词解释

1．血管吻合

2．侧副管

3．侧副循环

4．侧副吻合

5．动脉

6．静脉

7．血液循环

8．节制索（隔缘肉柱）

9．动脉导管索（动脉韧带）

10．心包横窦

11．心包斜窦

12．浅静脉

13．体循环

14．肺循环

15．颈动脉窦

16．心包

17．掌浅弓

18．掌深弓

19．颈动脉小球

实验三　静脉

一、实验目标

（1）查看静脉的组成及结构特点。

（2）辨认左肺上、下静脉和右肺上、下静脉，查看其注入部位。

（3）辨认上腔静脉和头臂静脉，查看其合成、行程及注入部位；追踪奇静脉、半奇静脉和副半奇静脉的行程；辨认椎内、外静脉丛。

（4）查看颈外静脉的行程及合成处，观察其注入部位；辨认颈内静脉，观察其行程及其与锁骨下静脉共同形成的静脉角。

（5）查看"危险三角区"的位置和翼静脉丛的位置及其与颅内、外静脉的交通。

（6）辨认头静脉、贵要静脉和肘正中静脉，观察其起止、行程及注入部位。

（7）辨认下腔静脉，查看其合成、行程及注入部位；查看髂总静脉、髂外静脉和髂内静脉的位置；观察盆静脉丛的分布。

（8）查看睾丸静脉的行程；辨认肝左、中、右静脉的出肝处。

（9）辨认大隐静脉和小隐静脉，观察其起止、行程及注入部位。查看大隐静脉的5条属支。

（10）辨认肝门静脉，观察其合成、行程、注入部位及属支；查看肝门静脉系与腔静脉系的吻合部位及侧支循环途径。

二、实验教具

1. 标本

（1）游离联合心肺（示肺静脉）。

（2）整尸（示在体的上腔静脉及其属支、颈外静脉、面静脉、下颌后静脉、颈内静脉、头臂静脉、静脉角、下腔静脉、睾丸静脉、奇静脉和肝门静脉）。

（3）上肢浅静脉（示头静脉、贵要静脉、肘正中静脉和手背静脉网）。

（4）下肢浅静脉（示大隐静脉、小隐静脉和足背静脉弓）。

（5）游离脊柱（包含2～3个椎骨，示椎内、外静脉丛）。

（6）童尸（示肝门静脉及其属支）。

（7）游离肝（示肝静脉即第二肝门处）。

（8）盆会阴正中矢状面（示盆静脉丛）。

2. 模型　面静脉、肝门静脉和头颈部静脉。

3. 挂图　血管分布模式图；头颈部静脉；奇静脉和上腔静脉；椎静脉丛；胸腹壁浅静脉；上肢浅静脉；下肢浅静脉；肝门静脉及其属支；门腔静脉吻合模式图。

三、实验内容

1. **心肺联合**　左肺上、下静脉和右肺上、下静脉。

2. **整尸**　头臂静脉、上腔静脉、奇静脉、锁骨下静脉、颈外静脉、颈内静脉、静脉角、下腔静脉、髂内静脉、髂外静脉、肝门静脉、脾静脉、肠系膜上静脉、肠系膜下静脉、睾丸静脉和肾静脉。

3. **脊柱**　椎内静脉丛和椎外静脉丛。

4. **上肢浅层**　头静脉、贵要静脉和肘正中静脉。

5. **下肢浅层**　大隐静脉及其属支和小隐静脉。

6. **盆会阴正中矢状面**　盆静脉丛。

7. **游离肝**　肝左、中、右静脉。

四、实验方法

1. **辨认及观察方法**　首先应明确静脉的结构特点：①壁薄、腔大、有静脉瓣；②分为浅、深静脉，深静脉与动脉伴行且名称相同；③吻合丰富。然后依据静脉的走行特点分辨出是动脉还是静脉，静脉壁薄、腔大、有静脉瓣，触之柔软，弹性小，管壁常塌陷，多含有淤血或用蓝色乳胶灌注。再者区分出是浅静脉还是深静脉，对于特殊静脉应依据部位来辨认。观察静脉的重点是较大的浅静脉和深静脉中不与动脉同名的静脉，与动脉伴行且同名的静脉在标本上大均分已被去除，可参照其伴行动脉的行程及分布观察，注意静脉的变异较多。静脉的实验应以管道内液体的向心流动作为主线，结合动脉的分支、分布和静脉的引流区域进行观察、学习。

2. 肺循环静脉 在游离的心肺联合标本上，从后面观察连于肺门与左心房之间的右肺上、下静脉和左肺上、下静脉，4 条静脉均较短，引流肺内动脉血至左心房。

3. 体循环静脉 由开口于右心房的静脉组成，包括上腔静脉系、心静脉系和下腔静脉系（含有肝门静脉系）。

（1）上腔静脉系：引流头颈、上肢和胸部（除心、肺外）的静脉血。

1）头颈部静脉：①在头颈部静脉标本上，伴行面动脉后方的血管为面静脉；面静脉深面的属支（面深静脉）与翼内、外肌之间的翼静脉丛相吻合。翼静脉丛汇合形成上颌静脉（图 8-8），在腮腺内与颞浅静脉合成下颌后静脉；下颌后静脉为一较短的静脉干，可分为前、后支，腮腺是寻找下颌后静脉的标志性结构。②下颌后静脉后支与耳后静脉、枕静脉汇合形成颈外静脉（图 8-8）（属浅静脉），经胸锁乳突肌表面斜行向下，注入锁骨下静脉或颈内静脉，胸锁乳突肌是寻找颈外静脉的标志性结构；查看婴幼儿在颈部抽取颈外静脉血的部位。下颌后静脉前支与面静脉汇合形成面总静脉，注入颈内静脉；颈内静脉自颅底在颈静脉孔向下，伴行颈内动脉、颈总动脉，与锁骨下静脉汇合形成头臂静脉。颈内静脉是头颈部最大的深静脉，查看颈内静脉的收集区域。③画出面部

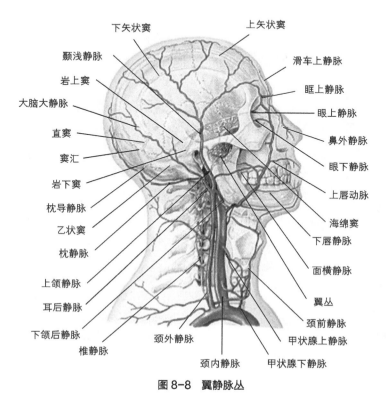

图 8-8 翼静脉丛

的"危险三角区"，此三角区内的面静脉无静脉瓣，查看挤压面部危险区后引起颅内感染的途径。

2）上肢静脉：①在游离上肢浅静脉标本上，寻找胸大肌三角肌间沟内的头静脉，向下查看其行程及起始部；在臂中部的内侧分离出贵要静脉，向下追踪观察；在肘关节前方辨认自头静脉连于贵要静脉的肘正中静脉；寻找前臂前面的前臂正中静脉，有时较小，不易观察。②在游离上肢深静脉标本上，深静脉与动脉伴行，观察尺静脉、桡静脉、肱静脉与相应动脉的比例关系，是否是两条静脉与一条同名动脉相伴行。上肢静脉血经较粗的腋静脉、锁骨下静脉，并与颈内静脉汇合形成头臂静脉；观察颈内静脉与锁骨下静脉在胸锁关节后方汇合处，查看其向外上开放的静脉角，查看有无淋巴导管注入。

3）胸部静脉：①在胸后壁标本上，从前面观察脊柱右侧的奇静脉、左侧下部的半奇静脉和左侧上部的副半奇静脉；查看其起止及注入部位；注意观察奇静脉勾绕右侧肺根上方注入左、右头臂静脉汇合形成的上腔静脉处。②在游离脊柱标本上，观察椎内、椎外静脉丛，查看脊柱静脉丛与颅内、颅外静脉和上、下腔静脉的交通途径。③查看垂直下行的右头臂静脉，以及斜向右下与之汇合的左头臂静脉，注意观察头臂静脉的形成及注入部位；查看垂直下行且短粗的上腔静脉，注意观察左、右头臂静脉在右侧第1肋软骨与胸骨结合处后方的汇合处，查看上腔静脉注入右心房的部位（平对第3胸肋关节的下缘）和奇静脉注入上腔静脉处。

（2）心静脉系：由心大、中、小静脉汇合形成冠状窦，开口于右心房（详见心的实验）。

（3）下腔静脉系：引流下肢、盆会阴和腹部的静脉血。

1）下肢静脉：①在下肢浅静脉标本上，寻找内踝前方较恒定经过的大隐静脉，向下追踪至足背静脉弓，向上观察其行程。在大隐静脉穿隐静脉裂孔注入股静脉前，辨认其5个主要属支，可依据静脉的方位来区分。来自内上方的是腹壁浅静脉、外上方的是旋髂浅静脉、外下方的是股外侧浅静脉、内下方的是股内侧浅静脉和内侧横行的阴部外静脉。在外踝后方寻找小隐静脉，经小腿后面注入腘静脉。②在下肢深静脉标本上，观察胫前、后静脉与相应动脉的比例关系，是否是两条静脉与一条同名动脉伴行；查看腘静脉、股静脉和髂外静脉的相互延续处。

2）盆会阴部静脉：在盆会阴正中矢状切面标本上，依据髂内动脉的分支查看髂内静脉的属支，但要注意观察盆部静脉多在脏器周围吻合形成静脉丛，然后再汇合成相应静脉。查看髂内静脉与髂外静脉汇合成髂总静脉处，向上观察下腔静脉的汇合处。

3）腹部静脉：①在整尸标本上，观察脊柱右侧的腔大壁薄的下腔静脉，由左、右髂总静脉在第5腰椎前方汇合成，向上经肝的腔静脉沟，穿膈注入右心房，收集腹主动脉壁支和脏支的供血区域。②下腔静脉的属支也分为壁支和脏支，膈下静脉和腰静脉均与相应动脉伴行，寻找方法与动脉相同，但腰静脉之间连有纵行的腰升静脉；查看奇静脉起自右侧腰升静脉处。肾静脉、卵巢（睾丸）静脉和肾上腺静脉与相应动脉伴行，注入下腔静脉，注意观察左、右侧的差异；左卵巢（睾丸）静脉、左肾上腺静脉先注入肾静脉后再汇入下腔静脉。查看左侧睾丸静脉的行程及注入肾静脉的角度；睾丸静脉在精索内形成蔓状静脉丛，经腹股沟管腹环处合成两条睾丸静脉，左侧睾丸静脉垂直上行注入肾静脉，右侧睾丸静脉以锐角直接注入下腔静脉。③在游离肝标本上，查看腔静脉沟上端的肝左、中、右静脉的出口处，较短，斜行注入下腔静脉，引流肝及肝门静脉的血液，收集腹腔干、肠系膜上动脉和肠系膜下动脉的供应区域。

（4）肝门静脉系：①在整尸标本上，查看肝十二指肠韧带内的肝门静脉，其位于胆总管和肝固有动脉的后方，向上分为左、右支进入肝门。将胰颈切除，观察胰颈后方由脾静脉和肠系膜上静脉汇合成的肝门静脉起始部，此处也可见肠系膜下静脉汇入脾静脉或肠系膜上静脉处（图 8-9）。在肝十二指肠韧带下部寻找胃左、右静脉汇入肝门静脉处，在韧带上部沿胆囊追踪寻找胆囊静脉及其汇入肝门静脉处；查看肝圆韧带表面较细的附脐静脉，查看通过肝圆韧带裂汇入肝门静脉处。查看肝门静脉的特点及收集区域。②在门 – 腔静脉吻合模型上，观察食管静脉丛、直肠静脉丛、脐周静脉网和脊柱静脉丛的位置，查看其通过哪途径实现门 – 腔静脉吻合。

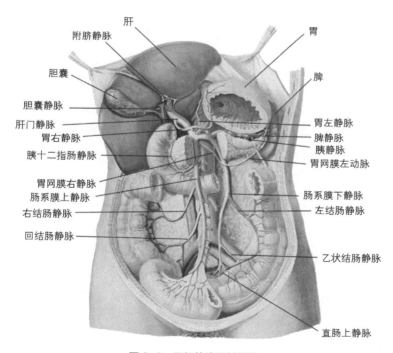

图 8-9　肝门静脉及其属支

静脉实验报告

（一）填图题

1.   4.

2.   5.

3.   6.

（二）绘图题：请绘出大隐静脉入股静脉处的图形，并标示下列结构

1. 大隐静脉   4. 旋髂浅静脉

2. 股外侧浅静脉 5. 腹壁浅静脉

3. 股内侧浅静脉 6. 阴部外静脉

（三）简答题

门静脉系血液回流受阻时通过哪些途径回流入右心房？

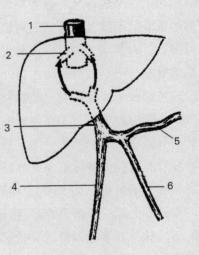

实验四　淋巴系统

一、实验目标

（1）查看淋巴系统的组成，观察毛细淋巴管和淋巴管的形态特点、分布规律。

（2）查看9条淋巴干的位置、收纳范围及注入部位。

（3）辨认胸导管和右淋巴导管，观察其行程、毗邻结构、注入部位及收纳范围。

（4）观察脾和胸腺的位置、形态，注意脾与左肋弓的位置关系，辨认脾门的结构和脾切迹。

（5）观察淋巴结的颜色及形态特点；触摸活体淋巴结的位置、大小及性状。

（6）观察头部、颈部、腋窝和腹股沟区淋巴结的位置、分群及收纳范围。

（7）查看动物胸膜、心包和腹膜的配布及其形成的腔，观察肠蠕动和心搏动；查看胸、腹、盆腔内各器官的位置、形态、性状及配布。

（8）器官浆膜下注射颜料显示淋巴管。

二、实验教具

1. 标本

（1）动物胃、肠系膜和心的淋巴管（注射墨汁）。

（2）整尸（示在体的胸导管、腋淋巴结、腹股沟淋巴结、颈外侧深淋巴结、下颌下淋巴结、脾和胸腺）。

（3）游离脾。

2. 模型　淋巴人和淋巴结模型。

3. 挂图　淋巴系统模式图，体腔后壁的静脉和胸导管，头颈部淋巴管及淋巴结，乳腺的淋巴管和腋淋巴结，气管、支气管、肺和胸前壁的淋巴管及淋巴结，胃的淋巴管及淋巴结，大肠的淋巴管及淋巴结，女性生殖器的淋巴管及淋巴结，脾，胸腺。

三、实验内容

1. 整尸　肠系膜淋巴结、腹股沟淋巴结、下颌下淋巴结、左锁骨上淋巴结、腋淋巴结、胸导管、脾和胸腺。

2. 淋巴人模型　淋巴管、腹股沟淋巴结、腋淋巴结、乳腺淋巴回流途径和右淋巴导管。

3. 淋巴结模型　淋巴结的形态、输入淋巴管和输出淋巴管。

4. 游离胃、肠管　淋巴管。

5. 游离脾　脾门、脾切迹和脾蒂。

6. 解剖挂图　胸、腹、盆腔淋巴结。

四、实验方法

1. 观察步骤及方法　首先应明确淋巴系统由淋巴管道、淋巴器官和淋巴组织 3 部分组成，淋巴管道是静脉的辅助管道，构造类似静脉，内有淋巴流动；淋巴管道的壁薄呈串珠样，在标本上只能观察到较粗的淋巴管道，对较细的淋巴管仅能在浆膜下注射墨汁予以显示。淋巴器官和淋巴组织属于免疫系统，是人体重要的防御器官。淋巴系统的实验应以淋巴管道内液体的向心流动作为主线，结合淋巴器官的功能进行观察、学习。

2. 淋巴管道

（1）淋巴管和淋巴干：①在注射墨汁的游离标本上，观察细线状的淋巴管及其分布；查看人体各部淋巴管的配布。②按照淋巴的向心流动方向，在淋巴人模型上观察浅、深淋巴管，重点观察由毛细淋巴管汇合成淋巴管、淋巴管汇合成淋巴干、淋巴干再汇合成淋巴导管和淋巴导管注入静脉处。查看右淋巴导管和胸导管的收纳范围。

（2）胸导管和右淋巴导管：①在整尸标本上，将食管翻起，观察食管与脊柱之间呈串珠样的胸导管（图 8-10），向上、下追踪观察其行程；胸导管自第 12 胸椎下缘上行，经膈的主动脉裂孔进入胸腔，在食管后方的胸主动脉与奇静脉之间上行，胸骨角平面经食管后方转至脊柱左侧，再沿食管左缘上行到颈根部，约平第 7 颈椎平面经左颈总动脉后方注入左静脉角。在第 1 腰椎前方查看胸导管起始部膨大的乳糜池（图 8-10），观察是否由肠干和左、右腰干汇合成。注意胸导管的壁薄，牵拉观察时极易断裂；查看胸导管的收纳范围及胸段食管癌手术时的注意事项。②在整尸标本或淋巴人模型上，观察位于左静脉角处的胸导管末端（图 8-10）；查看由左颈干、左锁骨下干和左支气管纵隔干汇入较粗的胸导管处。右淋巴导管长约 1cm，查看右静脉角处由右颈干、右锁骨下干和右支气管纵隔干汇合成的右淋巴导管及其开口部位。

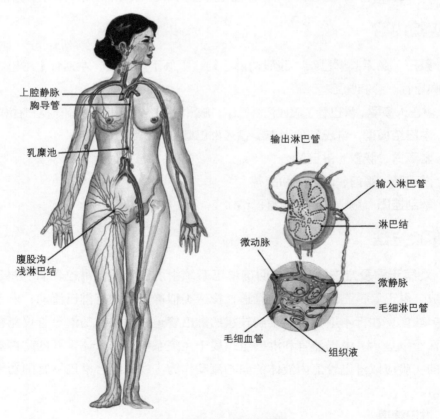

图 8-10　淋巴结及淋巴管

3. 淋巴器官

（1）胸腺：在整尸标本上，辨认上纵隔前部的胸腺；成年人常被结缔组织所替代，青春发育期为两个不对称的长条状结构。

（2）脾：在整尸标本上，查看左季肋区胃底处的脾；观察脾在第 9～11 肋之间与胃、左肾、胰尾和结肠左曲的毗邻。在游离脾标本上，观察暗红色质脆的脾及其形态，脾分为凸的膈面和凹的脏面，前端尖、后端较宽，上缘有切迹、下缘光滑；重点观察脾脏面的脾门和上缘的脾切迹。

（3）淋巴结

1）在淋巴结模型上，观察淋巴结的形态及其与淋巴管的连接（图 8-10）；与淋巴结凸侧相连的是输入淋巴管，与凹侧相连的是输出淋巴管。查看淋巴结的配布规律。

2）在整尸标本上，查看腹股沟处的腹股沟浅淋巴结和腋窝内的腋淋巴结，重点观察这些淋巴结的形态及其排列。

3）在淋巴人模型上，观察淋巴结的配布，重点观察以下内容：①腹股沟淋巴结的分群：沿腹股沟韧带斜行排列的是腹股沟浅淋巴结上群，沿大隐静脉末端排列的是腹股沟浅淋巴结下群，沿股静脉末端排列的是腹股沟深淋巴结。②腋淋巴结的分布（图 8-11）：外侧淋巴结沿腋静脉远侧端排列，胸肌淋巴结沿胸外侧血管排列，肩胛下淋巴结沿肩胛下血管排列，腋窝中央部的是中央淋巴结，尖淋巴结沿腋静脉近侧端排列。③乳房的淋巴回流途径：向外侧经胸肌淋巴结回流，向上注入尖淋巴结，向深面注入胸大、小肌之间的胸肌间淋巴结，向内侧至胸骨旁淋巴结，向下经膈上淋巴结与肝的淋巴相吻合，浅淋巴管与对侧相吻合。④左锁骨上淋巴结的位置：胃癌和食管下段晚期肿瘤转移时，常在此处出现淋巴结肿大。⑤沿颈外静脉排列的是颈外侧浅淋巴结，沿颈内静脉排列的是颈外侧深淋巴结，其中颈外侧深淋巴结又以肩胛舌骨肌分为上、下两组；重点辨认颈内静脉二腹肌淋巴结和颈内静脉肩胛舌骨肌淋巴结，查看其收纳范围。

4）胸（支气管肺淋巴结）、腹（腹腔淋巴结、肠系膜上淋巴结、肠系膜下淋巴结和腰淋巴结）、盆（髂内、外淋巴结）等处淋巴结的观察，应对照挂图进行；查看淋巴结和淋巴管在全身的分布。

（4）扁桃体：位于口腔和咽部，如较大的腭扁桃体等（详见消化系统的实验）。

4．淋巴组织　分为弥散淋巴组织和淋巴小结两类，存在于消化、呼吸、泌尿和生殖管道及皮肤等处；弥散淋巴组织仅有在显微镜下才能观察到，小肠的集合淋巴滤泡和孤立淋巴滤泡即为淋巴小结，肉眼可以观察到。

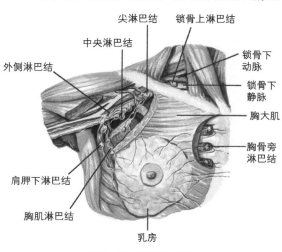

图 8-11　腋窝淋巴结

淋巴系实验报告

（一）填图题

1.   9.
2.   10.
3.   11.
4.   12.
5.   13.
6.   14.
7.   15.
8.

（二）名词解释

1. 局部淋巴结   2. 锁骨上淋巴结

自测题 静脉和淋巴系统

｜ 选择题

1. 关于静脉的说法正确的是（   ）

    A. 浅静脉与浅动脉伴行

    B. 管壁相对较动脉厚

    C. 所有的静脉都有静脉瓣

    D. 体循环静脉分深、浅两种

    E. 管腔比相应动脉小

2. 静脉角（   ）

    A. 位于锁骨中点的后方

    B. 位于胸锁关节的后方

    C. 由两侧头臂静脉汇合而成

    D. 有浅静脉注入

    E. 以上均不对

3. 颈内静脉（   ）

    A. 直接注入上腔静脉

    B. 与颈外动脉伴行

    C. 注入头臂静脉

    D. 注入锁骨下静脉

    E. 是浅静脉

4. 肘正中静脉（   ）

    A. 起于手背静脉网正中

    B. 大多注入肱静脉

    C. 属于深静脉

    D. 属于浅静脉

    E. 连接桡静脉和尺静脉

5. 奇静脉（　　）

A. 注入头管静脉

B. 注入上腔静脉

C. 起自左腰升静脉

D. 收集乳房静脉的血液

E. 收集胸廓内静脉的血液

6. 小隐静脉（　　）

A. 行于外踝后方

B. 行于外踝前方

C. 起于足背静脉弓内侧

D. 注入胫后静脉

E. 无静脉瓣

7. 门静脉（　　）

A. 注入下腔静脉

B. 注入肝静脉

C. 无静脉瓣

D. 没有侧副循环

E. 只有肠系膜上、下静脉注入

8. 胸导管不收集（　　）

A. 左上半身的淋巴

B. 左下半身的淋巴

C. 右下半身的淋巴

D. 右上半身的淋巴

E. 左下肢的淋巴

9. 右淋巴导管（　　）

A. 收集右上半身的淋巴

B. 收集右下半身的淋巴

C. 收集右下肢的淋巴

D. 是最长的淋巴导管

E. 收集全身 1/2 的淋巴

10. 头静脉（　　）

A. 起于手背静脉网桡侧

B. 起于手背静脉网尺侧

C. 注入肱静脉

D. 注入贵要静脉

E. 是深静脉

11. 副半奇静脉（　　）

A. 起于左腰升静脉

B. 起于右腰升静脉

C. 注入半奇静脉

D. 收集左下部肋间后动脉的血液

E. 以上均不对

12. 睾丸静脉（　　）

A. 均注入下腔静脉

B. 右侧的注入下腔静脉

C. 左侧的注入下腔静脉

D. 均注入肾静脉

E. 注入肾上腺静脉

13. 人体的淋巴干（　　）

A. 有 8 条

B. 有 9 条

C. 不成对的有 2 条

D. 都注入胸导管

E. 注入静脉角

14. 颈外静脉（　　）

A. 是颈部最粗大的浅静脉

B. 由枕静脉和面静脉合成

C. 注入颈内静脉

D. 注入头臂静脉

E. 位于胸锁乳突肌深方

15. 上腔静脉由左、右（　　）

A. 头臂静脉合成

B. 锁骨下静脉合成

C. 颈内静脉合成

D. 头臂干合成

E. 锁骨下静脉和颈内静脉合成

16. 头臂静脉（　　）

A. 只有 1 条

B. 由两侧颈内静脉合成

C. 由颈内静脉与锁骨下静脉合成

D. 由两侧的锁骨下静脉合成

E. 在胸锁关节后注入上腔静脉

17. 大隐静脉（　　　）
    A. 是下肢的深静脉
    B. 起自足背静脉弓的外侧
    C. 起自足背静脉弓的内侧
    D. 注入腘静脉
    E. 注入股静脉

18. 淋巴管（　　　）
    A. 管径是均匀一致的
    B. 始终与血管伴行
    C. 存在于所有的器官组织内
    D. 有大量瓣膜
    E. 最终汇入右淋巴导管

19. 胸导管（　　　）
    A. 经膈的食管裂孔入胸腔
    B. 经膈的主动脉裂孔入胸腔
    C. 沿食管前方上行
    D. 收纳右支气管纵隔干
    E. 经腔静脉孔入胸腔

20. 胸导管常注入（　　　）
    A. 左静脉角
    B. 右静脉角
    C. 右锁骨下静脉
    D. 右头臂静脉
    E. 左锁骨下静脉

21. 脾（　　　）
    A. 为扁圆形中空性器官
    B. 位于右季肋区
    C. 被第 9～11 肋覆盖
    D. 后缘有 2～3 个脾切迹
    E. 位于腹上区

22. 大隐静脉（　　　）
    A. 注入髂外静脉
    B. 注入股静脉
    C. 起于足背静脉弓内侧
    D. 经内踝前方
    E. 属支有小隐静脉

23. 下腔静脉的属支为（　　　）
    A. 肝静脉　　　　B. 左睾丸静脉
    C. 右睾丸静脉　　D. 腰静脉
    E. 髂外静脉

24. 门静脉、腔静脉侧副吻合所通过的部位有
    （　　　）
    A. 肝　　　B. 胃　　　C. 脾
    D. 脐周围　E. 食管

25. 上肢的浅静脉有（　　　）
    A. 桡静脉　　　　B. 贵要静脉
    C. 头静脉　　　　D. 尺静脉
    E. 肱静脉

26. 头臂静脉（　　　）
    A. 由颈内、外静脉合成
    B. 注入上腔静脉
    C. 左右各有一条
    D. 有甲状腺下静脉注入
    E. 有甲状腺上静脉注入

27. 大隐静脉的属支有（　　　）
    A. 股内侧浅静脉
    B. 股外侧浅静脉、腹壁浅静脉
    C. 腹壁浅静脉
    D. 旋髂浅静脉
    E. 阴部外静脉

28. 关于静脉的说法正确的是（　　　）
    A. 与动脉相比内压较高
    B. 起于毛细血管网
    C. 总容积大于动脉的总容积
    D. 四肢深静脉与动脉伴行
    E. 头颈部静脉大多无静脉瓣

29. 关于深静脉和浅静脉的说法正确的是（　　　）
    A. 浅静脉位于皮下组织内
    B. 浅静脉不与动脉伴行
    C. 深静脉常作为静脉注射的部位
    D. 深静脉大多数与动脉伴行
    E. 深静脉、浅静脉之间有丰富的吻合交通支

30. 肺静脉（　　）

　　A. 有静脉瓣　　　B. 没有静脉瓣

　　C. 左、右各一支　D. 左、右各有二支

　　E. 注入左心房

31. 锁骨下静脉（　　）

　　A. 是肱静脉的延续

　　B. 是腋静脉的延续

　　C. 自第 1 肋内缘起始

　　D. 注入头静脉

　　E. 属支只有颈外静脉

32. 腋淋巴结有（　　）

　　A. 外侧群　　B. 内侧群　　C. 中央群

　　D. 肩胛上群　E. 腋尖群

33. 贵要静脉（　　）

　　A. 位于上肢桡侧

　　B. 位于上肢尺侧

　　C. 起于手背静脉网尺侧

　　D. 起于手背静脉网桡侧

　　E. 注入腋静脉或肱静脉

34. 腹股沟浅淋巴结收集（　　）

　　A. 大腿部的浅淋巴管

　　B. 足外侧缘的浅淋巴管

　　C. 足背内侧浅淋巴管

　　D. 小腿后外侧部浅淋巴管

　　E. 大腿外侧部的浅淋巴管

35. 奇静脉（　　）

　　A. 起自左腰升静脉

　　B. 起自右腰升静脉

　　C. 注入上腔静脉

　　D. 沟通上、下腔静脉系的主要途径之一

　　E. 不能沟通上、下腔静脉系

36. 头静脉（　　）

　　A. 起于手背静脉网的尺侧

　　B. 由颈内静脉和锁骨下静脉汇合而成

　　C. 起于手背静脉网的桡侧

　　D. 注入上腔静脉

　　E. 注入腋静脉

37. 静脉瓣（　　）

　　A. 由静脉壁的内膜折叠形成

　　B. 以头颈部静脉为多

　　C. 以下肢静脉为多

　　D. 瓣膜顺血流开放

　　E. 是防止血液逆流的重要结构

38. 肝门静脉的属支有（　　）

　　A. 肠系膜上静脉　　B. 肠系膜下静脉

　　C. 胃左静脉　　　　D. 胃右静脉

　　E. 脾静脉

39. 乳糜池（　　）

　　A. 是胸导管起始处的囊状膨大

　　B. 由左、右腰干汇合而成

　　C. 由左、右腰干和肠干汇合而成

　　D. 位于第 1 腰椎体前方

　　E. 位于第 2 腰椎体前方

40. 胸导管在注入左静脉角之前，接纳（　　）

　　A. 左支气管纵隔干　B. 右支气管纵隔干

　　C. 左颈干　　　　　D. 右颈干

　　E. 左锁骨下干

‖ 填空题

1. 静脉始于_____，引流血液流回_____ ___。体循环的静脉可区分为_____和_____ 两类。

2. 颈内静脉在颈静脉孔处续于_____，至胸锁关节后方与_____汇合成头臂静脉。

3. 颈外静脉是颈部最粗大的_____，由 _____和_____汇合而成，注入_____。

4. 上肢的浅静脉有_____、_____和 _____。

5. 奇静脉起于_____，注入_____，主要收集_____、_____、_____和_____ 的血液。

6. 半奇静脉起自_____，多数注入_____ ___，收集_____、_____和_____的血液。副半奇静脉收集_____血液，注入_____。

7．门静脉一般是由_____和_____合成，此外还有_____、_____、_____、_____和_____，共7条属支。

8．淋巴系统是由_____、_____和_____组成。淋巴管道包括_____、_____、_____和_____。

9．右淋巴导管收集_____和_____的3个淋巴干的淋巴，注入_____。

10．胸导管收集_____、_____、_____、_____、_____和_____的6个淋巴干的淋巴，注入_____。

11．_____、_____和_____3个淋巴干通常在第1腰椎前面汇合成乳糜池，此处为胸导管的起始部。胸导管向上经_____入胸腔，再经_____达颈根部部注入左静脉角，在注入静脉角前接纳_____、_____和_____3个淋巴干。

12．脾位于_____，恰与第_____肋相对，其长轴与第_____肋一致，正常情况下在肋弓下_____触及。脾下部有2～3个切迹，称为_____。

13．左、右头臂静脉汇合成一条粗短的静脉干，它是_____。颈内静脉与锁骨下静脉汇合所成的夹角称为_____。

14．自颈静脉孔起始，先在颈内动脉外侧，继而沿颈总动脉外侧下行的静脉是_____。

15．在眼内眦处起自内眦静脉，与面动脉伴行的静脉是_____。

16．在胸锁乳头肌表面走行的颈部的浅静脉是_____。

17．起自手背静脉网的桡侧，沿前臂、上臂桡侧上行，注入腋静脉的浅静脉是_____。起自手背静脉网的尺侧，沿前臂尺侧上行，注入肱静脉的浅静脉是_____。斜位于肘窝皮下，连接上肢两条浅静脉之间的浅静脉是_____。

18．由左、右髂总静脉汇合而成，走行于腹主动脉右侧的静脉是_____，是人体最大的静脉。

19．下腔静脉穿膈的_____达胸腔，注入右心房。

20．在足的外侧缘起自足背静脉弓，沿小腿后面上行，注入静脉的浅静脉是_____。在足的内侧缘起自足背静脉弓，沿小腿、大腿内侧上行，注入股静脉的浅静脉是_____。

21．左肾静脉注入_____，左睾丸静脉注入_____，右睾丸静脉注入_____。

22．管壁由单层内皮细胞构成，以盲端起始于组织间隙的管道是_____。

23．位于颌下三角内，下颌下腺附近的淋巴结群称为_____。位于腋窝内，收集上肢，部分胸部、乳房淋巴管的淋巴结群称为_____。

24．位于腹腔干起始部周围，其输出管参与组成肠干的淋巴结群称为_____。位于阔筋膜表面，腹股沟韧带下方和大隐静脉根部之间的淋巴结群，是_____。位于股静脉内侧，阔筋膜深方的淋巴结群是_____。

Ⅲ 简答题

1．试比较动、静脉的特点。

2．体循环包括哪几个静脉系统？

3．上腔静脉由哪两条静脉合成？其属支有哪几条？

4．说明头臂静脉的合成和属支。

5．说明颈内静脉的起始和属支。

6．说明翼静脉丛位置和交通。

7．说明下腔静脉的合成和属支。

8．说明门静脉的合成及特点。

9．门静脉有哪些主要属支？

10．上腔静脉收集身体哪些部分的静脉血？

11．面静脉有何特点？如何与海绵窦相交通？

12．门静脉主要通过哪几处静脉丛与上、下腔静脉之间形成吻合？

13．全身的淋巴管共合成几条较大的淋巴干？

14．胸导管收集身体哪些部分的淋巴？右淋巴导管收集身体哪些部分的淋巴？

15. 胸导管在何处？如何起始？如何进入胸腔？

16. 下肢的淋巴结主要有哪几群？

IV 论述题

1. 肝硬化时发生呕血，说明其原因及肝门静脉侧副循环的途径。

2. 肝门静脉通过直肠静脉丛的侧副循环的途径是怎样的？该侧副循环建立后，临床可能见到什么症状？

3. 说明肝门静脉与上、下腔静脉系通过脐周静脉网形成侧副循环的途径。

4. 说明人体淋巴干与淋巴导管之间的流注关系及收集范围。

5. 说明胸导管的合成、主要行程及收集范围。

6. 利用肝门静脉的组成、收集范围及侧副吻合的知识说明肝硬化时出现的呕血、便血、腹壁静脉曲张、脾大和腹水的产生机制。

7. 口服利福平治疗肺结核，最后经尿路排出体外，试述药物入血到肺最后排出体外的全部途径。

8. 试述门静脉与上腔静脉系的侧支循环途径。

9. 试述门静脉与下腔静脉系的侧支循环途径。

10. 当进食脂肪性食物数小时后，取血液检查，可见血浆呈乳糜样，此即大量脂肪入血之故。试述脂肪入血途径。

V 名词解释

1. 静脉角
2. 淋巴
3. 局部淋巴结
4. 浅静脉
5. 乳糜池

（张爱林）

第九章　感觉器

实验一　视器

一、实验目标

（1）画出眶腔长轴、眼轴和视轴，观察三者的位置关系。

（2）查看眼球壁的构成、层次结构及特点。

（3）观察活体眼睑的形态及内眦、外眦、泪乳头、泪小点、泪湖、泪阜、睑结膜、球结膜、巩膜、角膜、瞳孔和虹膜。

（4）观察晶状体、睫状突、睫状体、睫状小带、虹膜、瞳孔、角膜、巩膜静脉窦、眼前房、眼后房、玻璃体、视网膜、视神经盘、脉络膜和巩膜的形态及特点。

（5）查看屈光装置的组成、房水循环的途径和晶状体的调节。

（6）观察新鲜动物的眼球壁及其内容物。

（7）辨认眼睑的皮肤、皮下组织、眼轮匝肌、睑板和睑结膜，观察其结构特点。

（8）观察上睑提肌、上直肌、下直肌、内直肌、外直肌和上、下斜肌的位置及肌束的方向。

（9）观察泪腺的位置及形态，查看泪囊的位置、形态及其与上、下泪小管和鼻泪管的关系。

（10）查看眼动脉的行程及其发出的视网膜中央动脉、睫状长动脉和睫状短动脉。

（11）观察眶内眼球、视神经及其周围的眼球外肌、血管、神经、筋膜等的配布情况。

二、实验教具

1. 标本

（1）颅（示眶腔长轴、眼轴和视轴）。

（2）眼球外肌。

（3）眼睑（示皮肤、皮下组织、眼轮匝肌、睑板和睑结膜）。

（4）眶腔（打开眶上壁及外侧壁，示泪腺、眼球、视神经、眼球外肌、眼动脉和眼静脉）。

（5）泪器（示泪道）。

（6）新鲜动物眼球。

2. **器械** 手术刀片。

3. **模型** 眼球放大（示眼球壁及眼球内容物）和眶腔放大（示眼球外肌）。

4. **挂图** 眼球水平切模式图，虹膜，睫状体、晶状体和眼底，泪器和眶隔，眼球外肌、眼睑和眼球筋膜，眶及其内容物。

三、实验内容

1. **颅** 眶腔长轴。

2. **经赤道切开的眼球模型及标本** 角膜、瞳孔、晶状体、睫状突、睫状环、视神经盘和眼球壁的层次。

3. **水平切开的眼球模型及标本** 眼球壁的层次及分部、眼前房、眼后房、虹膜角膜角、晶状体、涡静脉、视网膜中央动脉及其分支、视网膜中央静脉及其属支。

4. **动物眼球** 房水、玻璃体、晶状体、虹膜和视网膜。

5. **眼球外肌模型及标本** 眼球外肌的附着点、位置及作用。

6. **眼睑和泪器** 眼睑的层次和泪道的组成。

7. **眶腔** 眼球的位置、视神经、眶筋膜和眶脂体。

8. **活体观察** 眼睑、球结膜、睑结膜、瞳孔、角膜、虹膜和巩膜。

四、实验方法

1. **观察步骤及方法** 首先在标本上明确视器的组成（眼球和眼副器）和物体成像所通过的视器结构，然后在放大的眼球及眼副器模型上，观察眼球的构成（眼球壁和眼球内容物）和眼副器的结构。视器的实验应以物体成像作为主线，结合视器的功能及其保护、运动装置进行观察、学习。

2. **眼球**

（1）眼球轴线：在颅标本上，观察骨性眶腔的长轴线，两侧眶腔长轴是否排列呈"八"形。在眼球模型上，观察眼球的形状，似地球样，前后径略小于横径；寻找眼球前、后部的最突出处，即前、后极并做标志。在眼球不同部位的前、后极之间做数条连线，取连线中点形成一环行线即赤道（中纬线）（图9-1）。将眼球沿视神经盘做水平切开，在视神经盘的颞（外）侧寻找黄斑中央凹；将眼球的前、后极作一连线即眼轴，瞳孔中央至黄斑中央凹的连线为视轴，观察眶腔长轴、眼轴和视轴三者的位置关系。

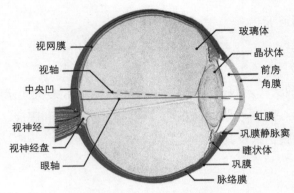

视网膜　视轴　中央凹　视神经　视神经盘　眼轴

玻璃体　晶状体　前房　角膜　虹膜　巩膜静脉窦　睫状体　巩膜　脉络膜

图 9-1　右眼球水平切面

（2）眼球壁

1）外膜：在眼球模型上，从表面观察前部较小的无色透明结构即角膜，后部较大呈乳白色的是巩膜。对照活体观察，"黑眼珠"表面的透明结构即角膜，"白眼珠"处的致密结缔组织即巩膜；注意活体上仅能观察到一部分巩膜，后方的巩膜不易观察。在眼球水平切模型上，观察角膜与巩膜交界处呈点状的巩膜静脉窦，查看其环行的立体形态。

2）中膜：①在眼球水平切模型上，中膜自前向后分为虹膜、睫状体和脉络膜3部分（图 9-2）。将角膜后方呈冠状位圆盘状的虹膜取下，观察虹膜的形态、颜色及中间呈圆形的瞳孔。对照观察活体，在"黑眼珠"的中央有一个圆形点状结构即瞳孔；周边部的颜色因种族不同而有差异，中国人呈"黑眼睛"、欧美人是"蓝眼睛"即由此缘故。观察白家兔的眼睛，呈红色，比较白色家兔与其他颜色家兔眼睛的区别。仔细观察虹膜的模型，瞳孔周边有辐射状的瞳孔开大肌和环行的瞳孔括约肌，分别开大和缩小瞳孔。②观察巩膜内面的脉络膜，以及脉络膜与虹膜之间呈三角形的睫状体；睫状体后部较平坦为睫状环，前 1/3 较肥厚，其内表面有 70～80 个向内突出的皱襞即睫状突。查看睫状突在调节晶状体凸度中的作用。观察脉络膜分别与眼球壁内、外膜结合的紧密程度，脉络膜与巩膜疏松结合，内面紧贴视网膜色素上皮层。

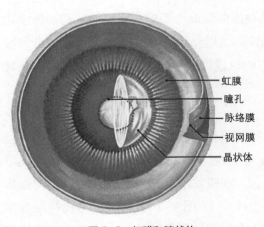

虹膜　瞳孔　脉络膜　视网膜　晶状体

图 9-2　虹膜和睫状体

3）内膜（视网膜）：在眼球水平切模型上，观察视网膜的分部（视部、盲部即睫状体部和虹膜部）；查看与视神经相连的视神经盘（图9-3），其颞侧稍下方是呈黄色的黄斑及中央凹。查看视神经盘和黄斑的形成。观察视网膜的分层（外面的色素上皮层和内面的神经层）、结合程度及易形成视网膜剥离的形态学因素。

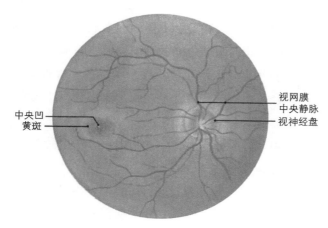

中央凹
黄斑

视网膜
中央静脉
视神经盘

图9-3　视神经盘

（3）眼球内容物：在眼球水平切模型上，①将呈双凸透镜的晶状体取出，观察其凸度；凸度较大者为晶状体后面，较小者是其前面。查看晶状体在物体成像中的作用及变化。②观察角膜与晶状体之间的腔隙即眼房，充满房水；眼房被虹膜分为前、后两部分，二者借瞳孔相通。观察虹膜与角膜之间的虹膜角膜角，查看房水的产生及循环途径（由睫状体产生，经眼后房→瞳孔→眼前房→虹膜角膜角→巩膜静脉窦→睫状前静脉→眼静脉）。③将晶状体后面较大的无色透明的玻璃体取出，观察其形状；查看玻璃体对视网膜的支撑作用。④将晶状体和玻璃体放回到模型内，观察由角膜、房水、晶状体和玻璃体组成的屈光装置及其特点（无色透明、不含血管）。

（4）动物眼球实验：①取新鲜动物眼球，经视神经平面自前向后做水平切开，注意观察切开角膜时是否有液体即房水流出；继续向后切开，可见有胶状的玻璃体流出。②将动物的眼球壁向外翻开观察，玻璃体呈胶状，与模型上玻璃体的性状相差甚远。③观察自睫状突连于晶状体的睫状小带；通过睫状小带舒缩，改变晶状体的凸度。将晶状体取出，触摸晶状体的硬度，弹性较好，周围部较软的是晶状体皮质，中央部的晶状体核较硬。④观察视网膜的颜色及附着情况，部分视网膜已游离并脱落；查看玻璃体对视网膜的支撑作用，临床上如玻璃体破裂或体积缩小将导致视网膜剥离。⑤观察虹膜的形状及颜色。将角膜、巩膜、虹膜、睫状体分别与模型进行对比，查看其形态及构造。

3. 眼副器

（1）眼睑和结膜：①在活体上，将眼睑翻起，观察眼睑内面透明的睑结膜、眼球表面的球结膜，以及睑结膜与球结膜移行处的结膜穹隆；在睡眠较少时眼睛发红，即因眼球表面的球结膜充血所致。②在眼睑层次标本上，辨认眼睑的五层结构即皮肤、皮下组织、肌层（眼轮匝肌和上睑提肌）、睑板和睑结膜；注意观察睑板呈半月形，触摸时较硬。

（2）泪器：由泪腺和泪道组成。在显示泪器的标本上，观察位于眶腔上外侧部的泪腺窝内的泪腺，下内侧部的内眦与眼球之间的泪湖、泪湖底部呈小突起的泪阜、泪乳头和泪点。用较硬的细铁丝自泪点伸入泪小管，经泪囊、鼻泪管查看其开口于下鼻道处。查看泪液的产生及排出途径（由泪腺产生，经泪腺排泄小管→结膜囊→泪湖→泪点→泪小管→泪囊→鼻泪管→下鼻道）。

（3）眼球外肌：①在眼球外肌标本上，除上睑提肌以作用命名外，其余各肌均以位置及形态综合命名。观察上睑提肌位于上直肌上方（图9-4），自总腱环向前移行为腱膜，止于上睑。查看四条直肌和上斜肌的起点，均起自视神经管周围及眶上裂内侧的总腱环，四条直肌分别沿眶腔的上、下、内侧、外侧壁行向前，至眼球赤道（中纬线）的前方，止于巩膜。上斜肌经眶内侧壁的前上方的滑车转向后外，行于上直肌与外直肌之间，止于眼球赤道（中纬线）的后方。下斜肌起自眶下壁，行向后外，止于眼球赤道（中纬线）的后方。分别牵拉眼球外肌，观察眼球瞳孔的运动方向；注意眼球外肌的止点，位于中纬线前面或中纬线后面，对眼球瞳孔的转动方向是决然相反的。②在眼球外

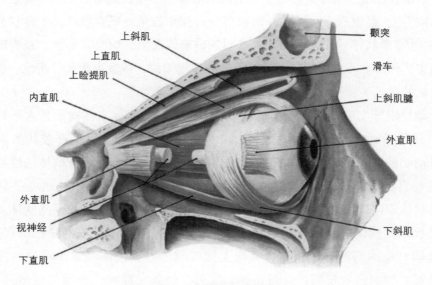

图9-4 眼球外肌（外侧观）

肌放大模型上，辨认各条眼球外肌；模拟眼球外肌收缩状态，观察眼球前部瞳孔的转动方向。内、外直肌收缩分别使瞳孔转向内侧和外侧。因两侧骨性眶腔呈"八"形斜向外侧，两侧的上（下）直肌也呈"八"形排列；肌的起点靠近内侧，止点靠近外侧，收缩时除牵拉瞳孔向上（下）转动外，也使瞳孔向内侧转动。上斜肌收缩时牵拉眼球后部向内上转动，前部的瞳孔则转向外下方；下斜肌收缩时牵拉眼球后部向内下转动，前部的瞳孔则转向外上方。

（4）眶脂体和眶筋膜：在新鲜眶腔标本上，充填于眼球、眼球外肌与眶之间的脂肪组织即眶脂体，查看其作用。眶筋膜包括眶骨膜、眼球筋膜鞘、肌筋膜鞘和眶隔（上睑板上缘和下睑板下缘与眶上、下缘之间的致密结缔组织），可分别在眶内、眼球表面、眼球外肌表面和睑板上、下方寻找辨认。

4. 眼的血管、神经　在眶腔标本上，查看眼动脉的行程。眼动脉自视神经管穿出，经视神经外侧和上直肌下方，然后横跨视神经上方达眶腔内侧壁，再经上斜肌与内直肌之间向前行，分为数支分布于眼球及眼球外肌等处。查看较细的视网膜中央动脉穿经视神经鞘处，随视神经进入眼球壁，分布于视网膜。观察泪腺动脉的行程，睫状后长、短动脉分布于眼球壁。观察眶腔内与眼球相连且较粗大的视神经，以及支配眼球外肌的动眼神经、滑车神经和展神经（详见脑神经的实验）。

实验二　前庭蜗器

一、实验目标

（1）查看前庭蜗器的组成。

（2）观察外耳道的分部及弯曲，鼓膜的位置及形态，婴幼儿外耳道的特点。

（3）观察鼓室的位置、形态及鼓室壁的毗邻结构，查看鼓岬、前庭窗、蜗窗、面神经管凸、乳突窦、乳突小房和咽鼓管的位置及开口，听小骨的位置及其连结、运动听小骨肌的位置。

（4）观察内耳在颞骨中的位置，查看骨半规管、前庭和耳蜗的相互位置关系，依据方位辨认前、后、外骨半规管及其位置关系。

（5）观察骨迷路与膜迷路的关系、膜迷路的分部及各部的相互关系；查看半规管的骨壶腹、膜壶腹，前庭的椭圆囊、球囊及其连通；辨认蜗轴、蜗螺旋管、骨螺旋板、前庭阶、鼓阶和蜗管。

（6）查看膜迷路上感受器的位置和声波的传导途径。

二、实验教具

1. 标本

（1）耳（示鼓室内侧壁、前庭窗、蜗窗、面神经管凸、乳突窦、乳突小房、咽鼓管和鼓膜）。

（2）听小骨（封装）。

（3）内耳雕刻（封装，示骨半规管、前庭和耳蜗）。

（4）颞骨纵切面。

2. 模型   耳（全貌）、内耳放大、听小骨放大和颞骨放大。

3. 挂图   前庭蜗器模式图；鼓室内侧壁；鼓室外侧壁及听小骨；骨迷路和膜迷路；骨迷路及耳蜗。

三、实验内容

1. 耳的全貌模型或标本   外耳、中耳和内耳的位置、形态及分部，鼓室、鼓膜、乳突窦、乳突小房和咽鼓管。

2. 颞骨切开模型或标本   内侧壁上的鼓岬、前庭窗、蜗窗、面神经管凸、外侧半规管凸、锥隆起，鼓室及鼓室壁、内耳门和内耳道。

3. 内耳模型或雕刻   骨半规管、前庭、耳蜗、前庭窗和蜗窗。

4. 听小骨   锤骨、砧骨和镫骨。

5. 活体   耳郭、外耳道和鼓膜。

四、实验方法

1. 观察步骤及方法   在整尸标本上首先明确前庭蜗器主要位于颞骨岩部内，而颞骨岩部自后外侧伸向前内侧参与构成颅底；然后在耳模型上查看耳的分部（外耳、中耳和内耳）和声波通过空气传导所经过的结构，观察鼓室、听小骨和骨迷路等的构成及其主要结构。前庭蜗器的实验应以声波的空气传导作为主线，结合各部分的形态及功能进行观察、学习。

2. 外耳

（1）耳郭：观察活体耳郭的形态及其上的主要结构；用手捏扁耳郭使之变形，观察耳郭是否会较快恢复原状。在标本上将耳郭切开，结合组织学观察软骨的类型（由弹性软骨构成）。查看耳屏和耳垂的形态，注意观察耳屏后方的外耳门。

（2）外耳道：在耳模型上，外耳道由外侧 1/3 软骨部和内侧 2/3 骨性部形成（图 9-5）。查看外耳道的弯曲情况，可见软骨部斜向前上，交界处朝向后，骨性部向前下倾斜。模拟观察鼓膜的动作，查看应向何处牵拉耳郭，可使外耳道呈近似直的管道。在活体上验证是否向后上方牵拉的效果最佳。婴幼儿外耳道的大部分是软骨，观察鼓膜时应向何方向牵拉耳郭的效果最佳。

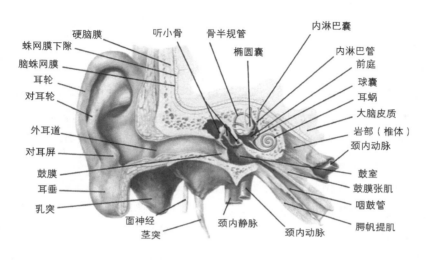

图9-5　位听器模式图（右侧）

（3）鼓膜：①在标本或模型上，观察鼓膜的位置，尤其是鼓膜的倾斜情况；注意成人与婴幼儿的差别。成人鼓膜向前下外倾斜，与头部的矢状面、水平面各成45°角；婴幼儿鼓膜接近水平位。查看牵拉耳郭来观察鼓膜是否也与鼓膜的倾斜度有关。②在游离的鼓膜模型上，观察鼓膜的形态。鼓膜（图9-6）呈碟状，凸面朝向中耳鼓室，与锤骨柄末端相连；中心凹陷为鼓膜脐，活体上有锤骨柄附着。鼓膜的上部有锤骨前、后襞，二者之间较小的薄且松弛的三角形区域为松弛部；下部是紧张部。查看鼓膜紧张部的作用（鼓膜振动的主要部分）。③在活体上，通过外耳道观察鼓膜松弛部与紧张部的颜色，松弛部呈淡红色；紧张部呈灰白色，且在紧张部的前下方有一个三角形的反光区即光锥。在游离标本上，查看光锥的部位及形态；注意光锥为一物理现象，并非解剖学结构，耳的病变可导致光锥改变或消失。

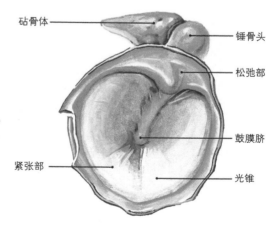

图9-6　鼓膜（外面观）

3. 中耳

（1）观察方法及内容：在耳模型或锯开的颞骨标本上，首先摆放好耳的位置，自后外侧伸向前内侧持拿；注意参照颅或全身骨架标本来确定耳的解剖位置。观察中耳的位置（大部分位于颞骨岩部内）及形态（为含气的不规则小腔，上下径和前后径略长，内外侧径稍短），查看中耳的组成（鼓室、咽鼓管、乳突窦和乳突小房）。

（2）鼓室

1）鼓室壁：①在耳模型上，查看鼓室壁及其毗邻结构。鼓室（图9-7）上壁隔骨板与颅中窝相邻，故称盖壁；下壁隔骨板与蓝色的颈内静脉相邻，又称颈静脉壁。鼓室前壁隔骨板与红色的颈内动脉相邻，也称颈动脉壁；注意其上部有较小的填充有红色的鼓膜张肌半管，下部有较大的咽鼓管开口。鼓室后壁通过乳突窦口连通、乳突窦和乳突小房，故又称乳突壁。鼓室外侧壁主要是鼓膜，也称鼓膜壁，注意其上部有鼓室上隐窝；内侧壁与内耳相邻，因内耳称为迷路，故此壁又称迷路壁。②在颞骨放大模型上，摆好位置后切开颞骨，重点观察鼓室内侧壁（迷路壁）及后壁（乳突壁）上的主要结构。内侧壁中部隆起为鼓岬，由耳蜗第1圈的起始部隆起形成，可在耳模型上打开颞骨岩部的盖子，取出里面的内耳模型以验证。鼓岬后下方的圆形孔为蜗窗，在活体上有膜性结构封闭又称为第二鼓膜。鼓室后上方的卵圆形孔为前庭窗，此孔被镫骨底封闭；再向后上方的弓形隆起是面神经管凸，内有面神经通过。注意模型上的面神经管凸已打开，暴露出面神经管及管内的面神经。鼓室后壁的乳突窦口下方有锥隆起，内有红色的镫骨肌；经乳突窦口进入腔隙状较大的乳突窦，再向后连通蜂窝样的乳突小房。

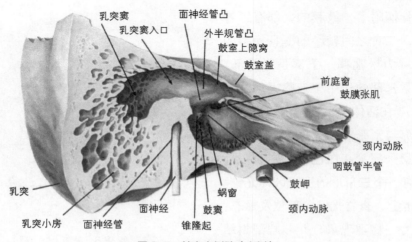

图9-7 鼓室内侧壁（右侧）

2）听小骨：在封装的听小骨标本上，观察 3 块听小骨（图 9-8）的大小及形状。听小骨以形态命名，即锤骨、砧骨和镫骨；在听小骨放大模型上，观察听小骨上的主要结构及其连结。查看锤骨柄与鼓膜脐（锤骨柄末端附着于鼓膜脐）和镫骨底与前庭窗的连结关系（镫骨底覆盖于前庭窗）。

3）运动听小骨的肌：在耳模型上，位于鼓室前壁咽鼓管上方的肌即鼓膜张肌，牵拉锤骨柄向内侧，使鼓膜内陷而紧张；鼓室后壁乳突窦口下方的肌为镫骨肌，牵拉镫骨使其离开前庭窗而减低压力。此二肌为增强和减弱声波传导的拮抗肌。

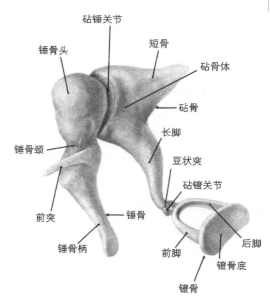

图 9-8 听小骨（右侧）

（3）咽鼓管：在标本或模型上，观察鼓室前壁下部咽鼓管的构成及倾斜度；咽鼓管的后外侧为骨部，前内侧是较长的软骨部，两侧分别通向鼓室和鼻咽的咽鼓管咽口。结合咽鼓管的关闭，查看咽鼓管的作用和小儿常易引起中耳炎的原因。

（4）乳突窦和乳突小房：在颞骨放大模型上，观察鼓膜上隐窝后方的乳突窦和颞骨乳突深面的蜂窝样腔隙即乳突小房，此处常为中耳手术的入路部位。在锯开的颞骨标本上，可见乳突小房互相交通，向前借乳突窦与鼓室相通。鼓室壁内覆盖有黏膜，此黏膜与咽鼓管、乳突窦、乳突小房壁内的黏膜相延续。

4. 内耳

（1）观察方法：在耳模型上，首先观察位于鼓室与内耳道底之间，全部埋藏于颞骨岩部内的内耳；然后将内耳取下，摆放好正常位置，在内耳放大模型上观察其构成（骨迷路和膜迷路）及形态结构。注意真实的内耳骨迷路是颞骨岩部内曲折的骨性隧道，似深山里的山洞，是不可能取出来的，但可进行外形雕刻和内腔铸型来显示；膜迷路是可以取出来的。内耳模型的位置摆放对观察来说非常重要，耳蜗顶伸向前外侧，耳蜗底朝向后内侧；卵圆形的前庭窗朝向前外侧；"C"形外骨半规管水平位伸向后方。据此摆好位置后再进一步观察。

（2）骨迷路：在内耳放大模型上，观察自前内侧向后外侧的耳蜗、前庭和骨半规管，此三部分构成骨迷路。

1）骨半规管：辨认呈"C"形骨半规管的名称，3 个骨半规管相互垂直排列（图 9-9）。呈水平位向后伸的是外骨半规管，有单骨脚和膨大的骨壶腹连于前庭；与颞骨岩部相垂直的是前骨半规管，与颞骨岩部长轴平行的是后骨半规管，两者均有膨大的骨壶腹，但两个单骨脚合成一个总骨脚并连于前庭。

2）前庭：为骨迷路的中部膨大的椭圆形腔隙，后部有 5 个小孔连于 3 个骨半规管，前部有一个孔连通耳蜗；前外侧壁上有卵圆形的前庭窗（图 9-9）。

3）耳蜗：前部的耳蜗似蜗牛壳，自耳蜗顶至底作纵切面，查看由松质骨形成的蜗轴；蜗轴呈锥状，向两侧伸出骨螺旋板。蜗螺旋管由密质骨构成，绕蜗轴旋转 2.5 圈至蜗顶（图 9-9）。蜗螺旋板伸向骨螺旋管，但未到达蜗螺旋管的外侧壁，再由两层膜性结构继续向外侧分隔，从而形成 3 个管道。靠近蜗顶的是前庭阶，中间为膜蜗管，靠近蜗底的是鼓阶。前庭阶与鼓阶通过蜗顶的蜗孔相通；鼓阶在蜗螺旋管起始部有圆形的蜗窗，被第二鼓膜封闭。

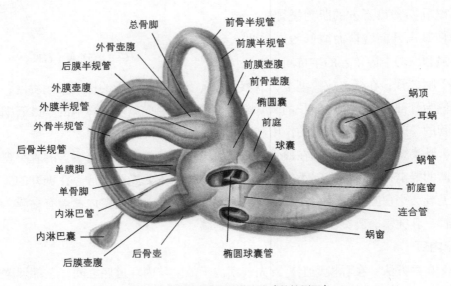

图 9-9   右侧骨迷路及膜迷路（前外侧面）

（3）膜迷路：在内耳放大模型上，将半规管和前庭处的骨迷路去掉。①观察套在骨半规管内的膜半规管；其与骨半规管的形态相似，也有 3 个膨大的膜壶腹，膜壶腹内有隆起的壶腹嵴，是头部旋转变速运动时的感受器。②前庭内有椭圆形的椭圆囊和球形的球囊，椭圆囊后壁上有膜半规管的 5 个开口处，前壁通过椭圆球囊管连于球囊；球囊向前下借连合管与耳蜗内的膜蜗管相连。椭圆囊、球囊内均有低平的椭圆囊斑和球囊斑，是头部静止和直线变速运动时的感受器。③膜蜗管的断面呈三角形，上壁为前庭膜，下壁是螺旋膜；在螺旋膜上有螺旋器（Corti 器），是听觉感受器。

5. **声波传导**　在耳模型上，演示空气传导的途径：声波→外耳道→鼓膜→听小骨链→前庭窗→前庭阶内的外淋巴→蜗孔→鼓阶内的外淋巴→蜗窗的第二鼓膜→膜蜗管内的内淋巴→基膜上的螺旋器→蜗神经→听觉传导通路→大脑颞叶听觉中枢。依据发生部位区别传导性耳聋与神经性耳聋。

6. **耳的血管和内耳道**　内耳血管来自基底动脉的迷路动脉，经内耳门分支分布于内耳，缺血后易导致眩晕。位置觉和听觉感受器通过前庭蜗神经，经内耳道、内耳门连于脑桥（详见脑神经的实验）。自颞骨岩部后面的内耳门向深面约长 1cm 的管道即内耳道，内有前庭蜗神经、面神经和迷路血管通过。

感觉器实验报告

（一）填图题

1.　　　　　5.

2.　　　　　6.

3.　　　　　7.

4.　　　　　8.

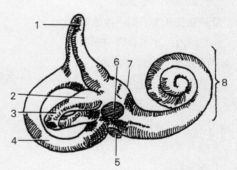

（二）绘图题：请绘出眼球水平切面，并标示下列结构

1. 睫状体　　　4. 巩膜

2. 睫状小带　　5. 脉络膜

3. 视网膜

（三）名词解释

1. 黄斑　　　　2. 巩膜静脉窦

自测题　感觉器

Ⅰ 选择题

1. 角膜（　　）

　A. 占纤维膜前 1/3

　B. 占纤维膜前 1/4

　C. 无血管

　D. 乳白色

　E. 蓝白色

2. 眼球血管膜（　　）

　　A. 分前、后两部分

　　B. 含大量血管和色素细胞

　　C. 睫状体内有平滑肌细胞和骨骼肌细胞

　　D. 虹膜占血管膜前 1/2

　　E. 睫状体占血管膜中 1/3

3. 视网膜（　　）

　　A. 盲部紧贴脉络膜内面

　　B. 色素部紧贴血管膜外面

　　C. 生理盲点位于盲部

　　D. 内层为神经部

　　E. 中央部位于视神经盘内侧

4. 房水（　　）

　　A. 由睫状体产生

　　B. 只充满眼前房

　　C. 经巩膜筛板入静脉窦

　　D. 量随瞳孔开大、缩小而改变

　　E. 在眼球内过多不会影响视力

5. 不起于总腱环的眼球外肌是（　　）

　　A. 内直肌　　B. 上直肌　　C. 下直肌

　　D. 上斜肌　　E. 下斜肌

6. 泪囊（　　）

　　A. 下端为盲端

　　B. 上端为盲端

　　C. 是一肌性囊

　　D. 由眼轮匝肌部分肌纤维构成

　　E. 位于眶下壁

7. 外耳道（　　）

　　A. 外 2/3 为软骨　　B. 外 2/3 为骨部

　　C. 内 2/3 为软骨部　　D. 内 2/3 为骨部

　　E. 将耳郭拉向前上方可矫正其弯曲

8. 鼓膜（　　）

　　A. 正常呈水平位

　　B. 婴儿鼓膜几乎呈矢状位

　　C. 鼓膜脐对锤骨柄的下端

　　D. 上方为紧张部

　　E. 下方为松弛部

9. 面神经管凸位于鼓室的（　　）

　　A. 上壁　　　　　　B. 下壁

　　C. 前壁　　　　　　D. 内侧壁

　　E. 外侧壁

10. 关于听小骨的说法正确的是（　　）

　　A. 锤骨头连鼓膜

　　B. 砧骨连于锤、镫两骨之间

　　C. 镫骨后脚与砧骨长脚相连

　　D. 听小骨链首先震动鼓阶的外淋巴

　　E. 镫骨底参与封闭蜗窗

11. 咽鼓管（　　）

　　A. 后内 1/3 为骨部

　　B. 骨部与软骨部相接处是管道最窄处

　　C. 软骨部开口于鼓室前壁

　　D. 骨部有咽鼓管咽口

　　E. 小儿的咽鼓管较成人的相对细而短

12. 骨迷路包括（　　）

　　A. 蜗管　　　　　　B. 前庭

　　C. 壶腹嵴　　　　　D. 球囊

　　E. 椭圆囊

13. 关于蜗孔的说法正确的是（　　）

　　A. 内淋巴经此孔与外淋巴相通

　　B. 膜迷路经此孔与骨迷路相通

　　C. 耳蜗经此孔与蜗管相通

　　D. 前庭阶经此孔与鼓阶相通

　　E. 前庭阶经此孔与蜗管相通

14. 引起外睑腺炎的原因（　　）

　　A. 睑板腺的急性炎症

　　B. 睫毛腺的急性炎症

　　C. 结膜急性炎症

　　D. 睑急性炎症

　　E. 睑板腺慢性炎

15. 晶状体混浊会引（　　）

　　A. 青光眼　　　　　B. 白内障

　　C. 飞蚊症　　　　　D. 睑腺炎

　　E. 睑板腺囊肿

16. 球结膜（　　）

    A. 被覆于巩膜前面的结膜

    B. 被覆于角膜表面的结膜

    C. 分为上下两部，二者形成结膜囊

    D. 与巩膜连结紧密

    E. 与角膜连结紧密

17. 关于骨半规管说法正确的是（　　）

    A. 每侧有 3 对

    B. 前骨半规管呈水平位

    C. 外骨半规管呈水平位

    D. 后半骨规管与颞骨岩部长轴垂直

    E. 3 个半规管共有 6 个骨脚

18. 眼属于（　　）

    A. 内感受器　　　　B. 外感受器

    C. 本体感受器　　　D. 视觉感觉器

    E. 神经的特殊部位

19. 内耳半规管内的感受器属于（　　）

    A. 内感受器　　　　B. 外感受器

    C. 本体感受器　　　D. 听觉感觉器

    E. 神经的特殊部位

20. 味蕾属于（　　）

    A. 内感受器　　　　B. 外感觉器

    C. 本体感受器　　　D. 味觉感受器

    E. 神经的特殊部位

21. 属于眼折光装置的是（　　）

    A. 角膜　　B. 虹膜　　C. 睫状体

    D. 脉络膜　E. 视网膜

22. 鼓索经由哪个壁自面神经管穿出，进入鼓室（　　）

    A. 上壁　　B. 下壁　　C. 前壁

    D. 后壁　　E. 内侧壁

23. 中耳手术时易引起大出血的是（　　）

    A. 上壁　　　B. 下壁　　C. 外侧壁

    D. 后壁　　　E. 内侧壁

24. 眼球外膜的结构包括（　　）

    A. 巩膜　　B. 虹膜　　C. 脉络膜

    D. 结膜　　E. 视网膜

25. 眼球中膜的结构包括（　　）

    A. 巩膜　　B. 睫状体　　C. 视网膜

    D. 角膜　　E. 晶状体

26. 眼球内膜的结构包括（　　）

    A. 视网膜　　B. 脉络膜　　C. 虹膜

    D. 巩膜　　　E. 角膜

27. 视力最敏锐的地方是（　　）

    A. 脉络膜　　　　B. 虹膜

    C. 视神经盘　　　D. 视网膜中央凹

    E. 视轴

28. 下斜肌能使眼球前极转向（　　）

    A. 下外方　　B. 下内方　　C. 上外方

    D. 上内方　　E. 正下方

29. 眼动脉（　　）

    A. 来自颈外动脉

    B. 发出视网膜中央动脉

    C. 只营养眼球

    D. 经眶上裂入眶

    E. 起自脑膜中动脉

30. 螺旋器位于（　　）

    A. 球囊　　　　　B. 椭圆囊

    C. 蜗管前庭壁　　D. 蜗管外侧壁

    E. 蜗螺旋管

31. 分隔鼓室与颅中窝的是（　　）

    A. 鼓膜壁　　　　B. 颅盖壁

    C. 迷路壁　　　　D. 颈动脉壁

    E. 颈静脉壁

32. 听觉感受器包括（　　）

    A. 球囊斑　　　　B. 壶腹嵴

    C. 椭圆囊斑　　　D. 螺旋器

    E. 蜗螺旋管

33. 巩膜静脉窦位于（　　）

    A. 结膜内

    B. 巩膜内

    C. 虹膜根部

    D. 巩膜与角膜交界处深部

    E. 脉络膜

34. 黄斑位于视神经盘的（　　）
    A. 内侧　　　　　　B. 上方
    C. 外侧稍偏下方　　D. 内侧稍偏上方
    E. 内侧稍偏下方

35. 内耳的平衡感受器有（　　）
    A. 膜壶嵴　　　　　B. 壶腹嵴
    C. 螺旋器　　　　　D. 球囊斑
    E. 圆囊斑

36. 鼓室（　　）
    A. 与鼻咽部相通　　B. 外侧壁只有鼓膜
    C. 内侧壁上有蜗窗　D. 下壁为颈动脉壁
    E. 壁有咽鼓管的开口

37. 属于中耳的结构有（　　）
    A. 前庭　　　B. 鼓室　　　C. 锤骨
    D. 砧骨　　　E. 耳蜗

38. 属于骨迷路的有（　　）
    A. 球囊　　　B. 椭圆囊　　C. 前骨半规管
    D. 前庭　　　E. 蜗螺旋管

39. 前庭阶（　　）
    A. 鼓阶的上部　　　B. 有内淋巴
    C. 内有外淋巴　　　D. 与鼓阶不相通
    E. 通蜗窗

40. 耳蜗（　　）
    A. 蜗顶朝后内方
    B. 蜗底朝后内方
    C. 骨螺旋板把蜗螺旋管完全分隔为上下不
       交通的两部
    D. 在蜗顶处螺旋板与蜗轴间有蜗孔
    E. 前庭阶的基底段通前庭窗

41. 属于眼球纤维膜的结构有（　　）
    A. 虹膜　　　B. 巩膜　　　C. 角膜
    D. 脉络膜　　E. 视网膜

42. 巩膜（　　）
    A. 在眼球赤道处增厚
    B. 与角膜交界处有巩膜静脉窦
    C. 占外膜后 2/3
    D. 巩膜筛板有视神经纤维通过
    E. 无血管

43. 虹膜（　　）
    A. 呈圆盘状　　　　B. 位于血管膜中部
    C. 中央有瞳孔　　　D. 位于睫状体后方
    E. 内有瞳孔括约肌

44. 睫状体（　　）
    A. 前部为睫状突　　B. 前部为睫状环
    C. 内有睫状肌　　　D. 能产生房水
    E. 借睫状突连于晶状体

45. 视网膜视部（　　）
    A. 视力最敏锐的部位是视神经盘
    B. 中央凹为感光最敏感区
    C. 由高度分化的神经组织构成
    D. 感光细胞为双极细胞
    E. 外层为节细胞

46. 眼球房（　　）
    A. 分为眼球前房和眼球后房
    B. 房内充满房水
    C. 前房角的前外侧壁上有虹膜角膜角隙
    D. 眼球前后房借瞳孔相通
    E. 虹膜角膜角隙是房水回流的通道

47. 晶状体（　　）
    A. 呈双凸透镜状
    B. 无血管但有神经分布
    C. 借睫状小带连于睫状环上
    D. 视近物时曲度增大
    E. 透明而富弹性

48. 眼的折光装置有（　　）
    A. 巩膜　　　B. 角膜　　　C. 晶状体
    D. 玻璃体　　E. 瞳孔

49. 泪点（　　）
    A. 仅存在于下睑　　B. 位于泪乳头中央
    C. 是泪小管的开口　D. 是泪道的终末部分
    E. 通过泪小管与泪囊相通

50. 鼻泪管（　　）
    A. 位于泪囊下端　　B. 直接连接泪小管
    C. 是一个膜性管　　D. 开口于下鼻道
    E. 开口于中鼻道

51. 可导致溢泪症的有（　　　）
    A．泪点变位　　　　B．睑外翻
    C．结膜炎　　　　　D．鼻泪管狭窄
    E．泪腺炎症
52. 使眼球前极向内移动的眼球外肌有（　　）
    A．上直肌　　B．上斜肌　　C．内直肌
    D．上睑提肌　E．睫状肌
53. 小儿中耳炎时易产生的并发症有（　　）
    A．颈内静脉损伤出血
    B．乳突小房炎症
    C．颅内感染
    D．鼓膜穿孔
    E．以上都不对
54. 在视近物时（　　　）
    A．睫状肌松弛
    B．睫状肌收缩
    C．瞳孔括约肌收缩
    D．瞳孔开大肌收缩
    E．睫状小带松弛
55. 眼球的内容物包括（　　　）
    A．房水　　　B．晶状体　　C．玻璃体
    D．角膜　　　E．脉络膜
56. 属于鼓膜上的结构是（　　　）
    A．光锥　　　B．锤纹　　　C．岬
    D．鼓膜脐　　E．耵聍腺
57. 眼球外在肌正确的说法是（　　　）
    A．上斜肌使眼球前极转向外下方
    B．下斜肌使眼球前极转向外上方
    C．上直肌使眼球前极转向上方
    D．下直肌使眼球前极转向下方
    E．外直肌使眼球前极转向外侧
58. 鼓室内侧壁上可见（　　　）
    A．前庭窗　　B．岬　　　　C．蜗窗
    D．光锥　　　E．面神经管凸
59. 膜迷路包括（　　　）
    A．蜗管　　　B．耳蜗　　　C．球囊
    D．椭圆囊　　E．膜半规管

Ⅱ 填空题

1. 眼球由_____和_____两部分组成，眼球壁由外、中、内3层被膜构成，依次称为_____、_____和_____。
2. 眼球纤维膜包括_____和_____两部分，前者占纤维膜的_____，后者占纤维膜的_____，后者与前者交接处的深部有_____。
3. 眼球血管膜自前向后可分为_____、_____和_____3部分。
4. 虹膜内有两种平滑肌纤维即_____和_____，睫状体前部有60~80条_____；后部为_____，睫状体内有平滑肌，称_____。
5. 视网膜外层为_____，内层为_____，神经部可分为_____、_____和_____。
6. 视网膜视部主要由3层神经细胞组成，最外层为接受光刺激的_____和_____，中层为_____，内层为_____。
7. 黄斑中央的凹陷称_____，是视力_____的地方。
8. 眼球的内容物包括_____、_____和_____，它们和_____一起组成眼球的折光装置。
9. 在眼球前方的周边由虹膜和角膜相交所成的环形区域称_____，又称为_____，其前外侧壁内有_____。
10. 房水由_____产生，充满于_____。房水除有_____作用外，还有营养_____、_____及维持_____的作用。
11. 晶状体外面包着一层被膜称为_____，它借_____连于睫状体的_____上。当视近物时，瞳孔_____，睫状肌_____，使睫状小带_____，晶状体_____。晶状体发生混浊时，临床称为_____。
12. 上下睑缘的内侧端处各有一个泪乳头，其中有泪小管开口称_____；睫毛腺发生急性炎症称_____；睑板腺发生囊肿称_____，若患急性炎症则称为_____。

13. 泪器由_____和_____组成，后者包括_____、_____、_____和_____。

14. 眼球少肌有_____、_____、_____、_____、_____和_____。

15. 前庭蜗器按部位分为_____、_____和_____，外耳又分为_____、_____和_____3部分。

16. 二外耳道外侧1/3为_____，内侧2/3为_____，鼓膜分为上方的_____和下方的_____。

17. 中耳可分为_____、_____和_____3部分，

18. 鼓室有6个壁，上壁称_____，下壁称_____，前壁称_____，后壁称_____，外侧壁称_____，内侧壁称_____。

19. 在鼓室迷路壁上有_____、_____和_____；_____、_____和_____、_____是确定面神经管的重要标志。

20. 听小骨有_____、_____和_____。

21. 咽鼓管是沟通_____和_____的管道，可分为_____和_____。

22. 内耳可分为_____和_____两部分。骨迷路可分为_____、_____和_____3部分。

23. 骨半规管有_____、_____、_____骨规管。3管互相间_____排列。

24. 膜迷路自前向后可分为_____、_____、_____和_____。

25. 蜗管有3个壁_____，上壁为_____，外侧壁为_____，下壁由_____和_____组成，后者有_____。

26. 瞳孔位于_____中央，瞳孔开大肌收缩时使瞳孔_____，瞳孔括约肌收缩时使瞳孔_____。

27. 视网膜视部贴附在_____的内面，起到_____作用，由高度分化的_____构成。

28. 上直肌使眼球转向_____，内直肌使眼球转向_____，上斜肌使眼球转向_____。

29. 鼓室借_____通鼻咽部，借_____通乳突小房。

30. 鼓膜位于_____，可分为_____部和_____部。

31. 球囊斑位于_____，椭圆囊斑位于_____。

32. 膜迷路是位于骨迷路内的_____和_____。

Ⅲ 问答题

1. 眼球壁有哪几层？各层由哪些部分构成？

2. 眼内肌有哪几块？各有什么作用？

3. 视网膜上生理盲点和视力最敏锐的地方各在什么部位？

4. 光线从外界达到视网膜上视锥、视杆细胞需经过哪些结构？

5. 视近物和视远物时，眼球有关结构各处于什么状态？

6. 结膜可分为哪几部分？什么叫结膜囊？

7. 泪器由哪几部分组成？鼻泪管开口于什么部位？

8. 视器有哪些神经分布？各神经的作用是什么？

9. 外耳和中耳各包括哪几部分？

10. 外耳道和咽鼓管各可以分为哪两部分？

11. 内耳分为哪两部分？各部分的组成如何？

12. 蜗管位于什么部位？有哪3个壁？说明听觉感受器的位置和名称。

13. 平衡觉感受器有哪几种？它们各感受哪些刺激？

14. 写出声波的主要传导途径。

15. 什么叫视神经盘和黄斑？

16. 什么叫虹膜角膜角？

17. 听小骨有哪些？

18. 鼓室内侧壁上有哪些结构？

19. 眼球内容物包括哪些结构？

20. 眼球的折光装置有哪些？

21. 房水是怎样循环的？

22. 眼球中膜有什么作用？

23. 眼球的血管膜自前向后分为哪几部分？

IV 论述题

1. 说明房水的产生、循环和临床意义。

2. 写出泪液的产生和排出途径。

3. 说明鼓室的 6 个壁及交通。

4. 小儿鼓室感染引起中耳炎易引起哪些并发症？各经过什么径路？

5. 施行中耳疾病手术时应注意哪些问题？

6. 支配眼球运动的肌肉有哪些？说明各自的作用？各由什么神经支配？

V 名词解释

1. 感受器

2. 感觉器

3. 角膜

4. 前房

5. 瞳孔

6. 后房

7. 玻璃体

8. 晶状体

9. 视网膜

10. 中央凹

11. 视神经盘

（张爱林）

第十章　神经系统

实验一　脊髓

一、实验目标

（1）观察脊髓的位置、与椎骨的对应关系和终丝的附着部位，自上而下查看脊神经根丝的走行，观察马尾的组成。

（2）观察离体脊髓的颈膨大、腰骶膨大、脊髓圆锥、终丝、马尾、脊神经根与脊髓的关系；辨认脊髓的沟、裂和脊髓节段、脊神经节。

（3）观察脊髓横切面上灰、白质的配布及不同脊髓节段的差别，查看灰、白质的分部和脊髓中央管的形态、连通。

（4）观察传导通路模型上的薄束、楔束、脊髓丘脑前束及侧束、皮质脊髓前束及侧束的位置、起止。

（5）画出脊髓胸段的横切面图，标注灰质各部的核团和白质各索内的主要纤维束。

（6）活体上演示膝跳反射。

二、实验教具

1. 标本

（1）童尸（椎管后壁打开，示在体的脊髓）。

（2）游离脊髓（示脊神经前根、后根和脊髓的沟、裂，马尾、脊髓圆锥和终丝）。

（3）脊髓横切面（颈、胸、腰、骶髓横切面组合）（封装）。

2. 模型　脊柱（带脊髓）放大、上行传导通路、下行传导通路和脊髓横切面。

3. 挂图　神经系统模式图，脊髓的外形，脊髓被膜和脊髓横切面，脊髓灰质、脊髓节段和马尾，脊髓颈段横切面和细胞构筑分层，脊髓白质固有束和腱反射示意图，浅、深感觉传导通路，锥体系（皮质脊髓束）。

三、实验内容

1. **游离脊髓** 前正中裂、后正中沟、颈膨大、腰骶膨大、前根、后根、终丝、马尾、脊髓节段和脊神经节。

2. **整尸** 脊髓的位置、脊髓节段及其与椎骨的对应关系。

3. **脊髓标本横切面** 白质的前索、外侧索、后索，灰质的前角、侧角和后角。

4. **脊髓模型横切面** 灰质的核团、白质各索内的纤维束和网状结构。

5. **传导通路模型** 皮质脊髓束、脊髓丘脑束、薄束和楔束。

6. **活体观察** 膝跳反射。

四、实验方法

1. **观察步骤及方法** 首先在整尸标本上观察脊髓的位置及其相连的脊神经根，将脊髓游离后观察其外形；然后在脊髓横切面标本或模型上观察其内部结构，在传导通路模型上查看白质的长纤维束的走行。脊髓的实验应以白质内的长纤维束的走行及作用作为主线，结合脊髓的功能及临床意义进行观察、学习。

2. **外形** 在游离脊髓标本上，脊髓（图10-1）呈前后稍扁的圆柱状，但其粗细不等，上、下部各有一个稍膨大的颈膨大和腰骶膨大；查看膨大处分别与上、下肢的关系。仔细辨认脊髓表面的6条纵沟，即前面正中线上较深的前正中裂（裂内常有血管），后正中线上较浅的后正中沟；查看前正中裂和后正中沟的外侧是

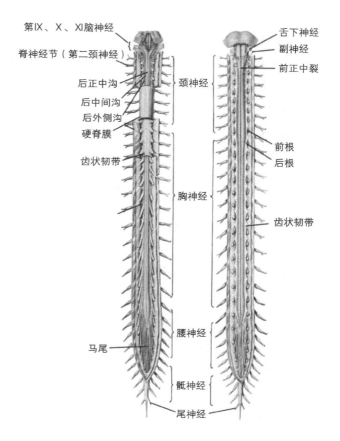

第IX、X、XI脑神经
脊神经节（第二颈神经）
后正中沟
后中间沟
后外侧沟
硬脊膜
齿状韧带
马尾

舌下神经
副神经
前正中裂
颈神经
前根
后根
齿状韧带
胸神经
腰神经
骶神经
尾神经

图10-1 脊髓（前、后面观）

否存在成对的前、后外侧沟，内有神经根丝出入。

在游离脊髓标本上，观察腰骶膨大处向末端逐渐变细的部分，呈倒置的圆锥状即为脊髓圆锥；软脊膜包裹脊髓圆锥并向下形成的膜性结构为终丝。注意观察终丝与马尾的区别，马尾是脊髓末端平面以下的脊神经根出椎间孔前的下行部分，是神经组织，有数十条。脊髓表面较光滑，每一对脊神经根的根丝连接着一段脊髓。注意观察前外侧沟的根丝较细小，排列稀疏，合成前根；后外侧沟的根丝较粗大，排列紧密，合成后根。后根上的膨大处为脊神经节，前、后根汇合形成脊神经。为研究方便，将每对脊神经根丝对应的一段脊髓称为一个脊髓节段，因有31对脊神经，故脊髓也有31个节段，即颈8、胸12、腰5、骶5、尾1。

在整尸切除椎管后壁的脊髓标本上，查看脊髓的位置。脊髓位于椎管内，上端在枕骨大孔处与延髓相连，下端成人平对第1腰椎下缘（新生儿的脊髓下端平对第3腰椎）。观察脊髓长度与脊柱长度关系是否相等，查看二者不等长的原因（从胚胎第3个月开始，脊髓的生长速度较椎管缓慢）。观察脊柱下部无脊髓的椎管即终池，内有马尾和终丝；腰穿或蛛网膜下隙麻醉常在第3、4或第4、5腰椎间隙进针，怎样确定穿刺的部位。查看脊髓节段与椎骨的对应关系，一般颈髓1~4与同序数椎骨相对应，颈髓5~8和胸髓1~4与上一位椎骨相对应，胸髓5~8与上两位椎骨相对应，胸髓9~12与上三位椎骨相对应，腰髓与第11、12胸椎相对应，骶、尾髓与第1腰椎相对应。

3. 内部结构

（1）观察方法：在脊髓横切面标本上，首先依据脊髓的沟、裂位置来确定正常方位，然后再观察横切面上的内部结构。横切面上的中部颜色较浅的部分是灰质，周围颜色较深的部分是白质；注意在新鲜脊髓标本上的灰质颜色灰暗，白质则鲜亮发白。

（2）灰质：①在脊髓胸段横切面上（图10-2），观察中央部细小的管道即中央管，周围是"H"形的灰质，中间部分为灰质连合；查看中央管前、后方的灰质前连合和灰质后连合的形态。依据前正中裂较深的特点来辨认灰质的前角、侧角（脊髓C_8~L_3的中间带向外侧突出形成）和后角，前、后角之间的移行部分为中间带。注意前角、后角和侧角是在脊髓横切面上的形态，从脊髓整体来看，各角连续成柱状，则分别称为前柱、后柱和侧柱。②在脊髓横切面模型上，观察灰质后角、侧角和前角内的核团，并与Rexed的10个灰质板层来对照观察；重点观察前角内的内侧核群、外侧核群、α细胞和γ细胞，侧角的中间外侧核和中间内侧核，后角的后角固有核等的位置及形态。

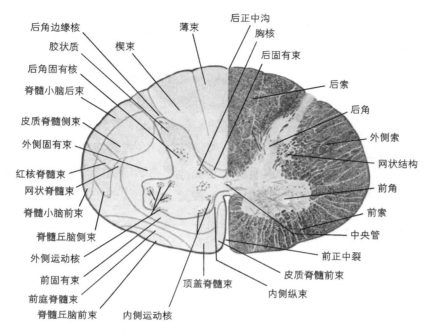

图 10-2 脊髓颈段横切面

（3）白质

1）分部：在脊髓横切面上（图 10-2），观察"H"形灰质的周围部分即白质；两侧白质被前正中裂、前外侧沟、后外侧沟、后正中沟依次分为前索、外侧索和后索。查看中央管周围的灰质连合和白质连合的形态。

2）纤维束的位置：在传导通路模型上，观察白质各索内通过的主要纤维束，短的固有束紧靠灰质周围，长的上、下行纤维束靠近脊髓边缘。重点观察前索内靠近前正裂的皮质脊髓前束和靠近前外侧缘的脊髓丘脑前束，外侧索内靠后部的皮质脊髓侧束、靠前部的脊髓丘脑侧束和脊髓小脑束，后索内靠近后正中沟的薄束及其外侧的楔束；注意观察上行、下行纤维束的位置及其相互位置关系。观察所持拿脊髓横切面的后索内是否同时存在薄束、楔束。

3）纤维束的走行：在传导通路模型上，观察长纤维束的走行；注意上行纤维束常用蓝色铁丝表示，下行纤维束常为红色铁丝。①薄束和楔束（图 10-3）是自脊神经节的中枢突发出，经后外侧沟进入脊髓后索并上行形成，较粗大，传导同侧躯干四肢的本体感觉和精细触觉。观察躯干四肢的浅感觉和粗略触觉经脊神经节的中枢突、后外侧沟进入脊髓处，在脊髓内上行 1~2 节段（形成背外侧束）到达同侧灰质的后角固有核；查看后角固有核发出的纤维，查看经白质前连合越边到对侧，形成的脊髓丘脑前束（传

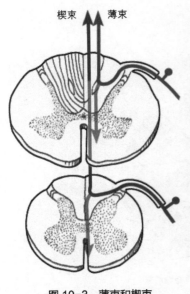

楔束　　薄束

图 10-3　薄束和楔束

导粗略触觉）和脊髓丘脑侧束（传导痛温觉）。②大部分皮质脊髓束在延髓交叉处形成外侧索内的皮质脊髓侧束，查看其分支到达同侧脊髓灰质前角的情况，支配同侧四肢肌和躯干肌；不交叉的纤维大部分在同侧前索内下行形成皮质脊髓前束，查看其分支到达双侧脊髓灰质前角的情况（仅到达脊髓中胸段以上）。

（4）网状结构：在脊髓横切面模型上，观察脊髓灰质后角基底部外侧的白质内，有一些散在的细小灰质团块，这种灰、白相间的区域即为网状结构，脊髓颈段横切面上较明显。

4. 功能　①叩击其他同学的髌韧带，观察其小腿不自主向前伸的情况，此即膝跳反射，说明脊髓是人体的低级中枢，具有反射功能。②脊髓外伤后的患者，其损伤部位以下的运动、感觉全部丧失，此即长纤维束被阻断所致，说明脊髓还具有传导感觉及运动的功能。

脊髓实验报告

（一）填图题

1.　　　　　　　　6.
2.　　　　　　　　7.
3.　　　　　　　　8.
4.　　　　　　　　9.
5.　　　　　　　　10.

（二）绘图题：请绘出脊髓某部外形，并标示下列结构

1. 前正中裂　　　4. 后根
2. 后正中沟　　　5. 脊神经节
3. 前根

（三）名词解释

马尾

实验二 脑干

一、实验目标

（1）查看脑干的组成、区分标志、形态特点和脑神经的连接部位。

（2）观察延髓的前正中裂、前外侧沟、舌下神经、锥体交叉、锥体、橄榄、薄束结节、楔束结节、小脑下脚、舌咽神经、迷走神经和副神经；延髓脑桥沟及其内的展神经、面神经、前庭蜗神经和脑桥小脑三角；脑桥的脑桥基底部、基底沟和三叉神经、小脑中脚；中脑的大脑脚、脚间窝、动眼神经、滑车神经、上丘、下丘和上、下丘臂；菱形窝的围成和髓纹、正中沟、前庭区、内侧隆起、面神经丘、迷走神经三角、舌下神经三角。

（3）查看菱形窝的围成及主要结构，第四脑室的位置、交通。

（4）辨认一般躯体运动核的动眼神经核、滑车神经核、展神经核和舌下神经核，特殊内脏运动核的三叉神经运动核、面神经核、疑核和副神经核，一般内脏运动核的动眼神经副核、上泌涎核、下泌涎核和迷走神经背核，一般内脏感觉核和特殊内脏感觉核的孤束核，一般躯体感觉核的三叉神经中脑核、三叉神经脑桥核和三叉神经脊束核，特殊躯体感觉核的前庭神经核和蜗神经核。非脑神经核的薄束核、楔束核、下橄榄核、上丘、下丘、红核和黑质。

（5）观察内侧丘系、脊髓丘系、三叉丘系、外侧丘系、皮质核束和皮质脊髓束的走行及位置；查看内侧丘系交叉、头面部感觉和听觉纤维的交叉部位、皮质核束与脑干运动神经核的关系、锥体交叉部位。

（6）辨认内侧丘系交叉、橄榄中部、脑桥中部和上丘等横切面上的纤维束、神经核及网状结构的位置。

（7）观察延髓、脑桥、中脑横切面上的灰、白质和网状结构的配布，比较其异同点。

二、实验教具

1. 标本

（1）间脑脑干联合。

（2）整脑。

（3）脑正中矢状切面。

2. 模型 脑干放大、脑神经核、上行传导通路、下行传导通路和脑干典型横切面。

3. 挂图 脑正中矢状切面，脑干腹侧面观，脑干背侧面观，脑神经核模式图（背侧面观），延髓横切面，脑桥横切面，中脑横切面，浅、深感觉传导通路，锥体系（皮质脊髓束和皮质核束），听觉传导通路。

三、实验内容

1. **脑干放大模型或标本** 延髓、脑桥、中脑的分界标志和 10 对脑神经的连接处、锥体、锥体交叉、橄榄、薄束结节、楔束结节、菱形窝及其内的结构、上丘、下丘、大脑脚和小脑上、中、下脚。

2. **脑正中矢状切面** 第四脑室的围成及其交通。

3. **脑干神经核模型** 18 对脑神经核及其所连的脑神经、7 对非脑神经核（薄束核、楔束核、下橄榄核、红核、黑质、上丘和下丘）的位置。

4. **上行传导通路模型** 脊髓丘系、三叉丘系、内侧丘系和外侧丘系的起止、走行及交叉部位。

5. **下行传导通路模型** 皮质脊髓束和皮质核束的起止、走行及交叉部位。

6. **脑干的典型横切面模型** 脑干各段横切面上的主要结构及灰、白质配布规律。

四、实验方法

1. **观察步骤及方法** 首先在头颈部正中矢状标本上明确脑干的位置及组成（延髓、脑桥和中脑），将脑干取出并结合模型观察其外形；然后在脑干典型横切面标本或模型上，结合脑神经核模型、传导通路模型观察神经核的位置和长纤维束的走行。脑干的实验应以长纤维束的走行作为主线，结合脑神经核的性质及其相连的脑神经进行观察、学习。

2. **外形**

（1）观察方法：在游离脑干标本或模型上，首先摆好脑干的位置，使脑干向前下方倾斜，并与枕骨斜坡的倾斜度基本相同；脑干腹侧面（前下方）有膨大的脑桥基底部，背侧面（后上方）有四边形的菱形窝。然后观察脑干上的主要结构，重点是脑神经的出入部位。

（2）腹侧面（图 10-4）

1）延髓：与脑桥之间的延髓脑桥沟较明显，延髓与脊髓的外形相似，分界不清楚。延髓上部的中线两侧形成膨隆的锥体，内有锥体束通过；锥体稍下方有明显的左、右

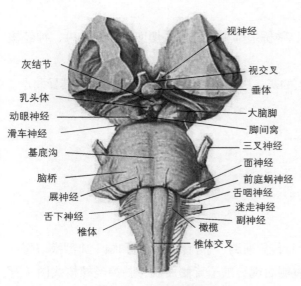

图 10-4　脑干（腹侧面）

（左侧标注，从上到下）
灰结节
乳头体
动眼神经
滑车神经
基底沟
脑桥
展神经
舌下神经
椎体
椎体交叉

（右侧标注，从上到下）
视神经
视交叉
垂体
大脑脚
脚间窝
三叉神经
面神经
前庭蜗神经
舌咽神经
迷走神经
副神经
橄榄

纤维交叉处即锥体交叉。查看锥体后方的长卵圆形隆起即橄榄，内有下橄榄核；锥体与橄榄之间有舌下神经根丝穿出。辨认橄榄背侧的自上而下出入的舌咽神经、迷走神经和副神经，三者的神经根丝往往不易完全区分清楚。

2）脑桥：以脑桥上缘与中脑分界。脑桥基底部较宽阔且隆起明显，表面有大量的横行浅沟；中部有纵行的基底沟，内有基底动脉经过。查看脑桥基底部向外侧延续为小脑中脚处，其交界处有三叉神经根丝出入。辨认延髓脑桥沟内自内侧向外侧出入的展神经、面神经和前庭蜗神经。注意观察延髓、脑桥与小脑三者夹角处形成的脑桥小脑三角，其内有面神经和前庭蜗神经通过，此处的蜗神经瘤常压迫面神经出现面瘫。

3）中脑：以视束与间脑分界。中脑似两根圆柱支撑着大脑，故名大脑脚。大脑脚的腹侧面主要由纵行的纤维束即锥体束形成；中间是凹陷的脚间窝，内有动眼神经穿出。

（3）背侧面（图 10-5）：延髓、脑桥和中脑的分界均不清楚；由于中央管向后敞开，从而出现了四边形的浅窝即菱形窝。

1）延髓：以菱形窝内横行的髓纹与脑桥分界。①观察菱形窝下部的中线上的纵行浅沟即后正中沟，两侧均有隆起的薄束结节（内有薄束核）和楔束结节（内有楔束核）；楔束结节外上方有隆起的小脑下脚，向后连于小脑。②查看髓纹下方菱形窝内的结构，正中线两侧有内上方的舌下神经三角（内有舌下神经核）和外下方的迷走神经三角（内有迷走神经背核）；查看迷走神经三角与薄束结节间斜形隆起的分隔索和狭窄带状的最后区。

2）脑桥：以菱形窝上缘与中脑分界。脑桥形成菱形窝的上半部分，外侧有小脑上脚和小脑中脚分别连于小脑。菱形窝中线的两侧有隆起的内侧隆起，其外侧的纵行浅沟即界沟；观察内侧隆起上明显突起的面神经丘，查看其深面的展神经核和面神经膝。观察界沟外侧的前庭区（内有前庭神经核）和听结节（内有蜗神经核）；在新鲜标本的界沟上端，查看蓝灰色的小区域即蓝斑，与睡眠有关。

3）菱形窝：观察菱形窝的围成，其外上界是小脑上脚，外下界是薄束结节、楔束结节和小脑下脚。

4）中脑：以上丘臂与间脑分界。观察顶盖处的两对圆形隆起即上丘

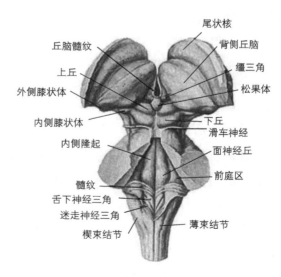

图 10-5　脑干（背侧面）

（皮质下视觉反射中枢）和下丘（皮质下听觉反射中枢），向外侧经上、下丘臂分别连于外侧膝状体和内侧膝状体。观察滑车神经穿出中脑处，滑车神经是唯一自脑干背侧面出入脑的脑神经。

（4）第四脑室：在脑正中矢状切标本上，观察第四脑室的位置及围成；第四脑室的顶似帐篷，顶尖朝后上方伸向小脑。观察前上部的中线处的上（前）髓帆和外侧的小脑上脚，后下部的下（后）髓帆和第四脑室脉络组织。查看第四脑室脉络丛的位置和第四脑室的交通途径；向上连通中脑水管，向下与延髓中央管相延续，向外侧经外侧孔通蛛网膜下隙，向后经正中孔通小脑延髓池。注意区别第四脑室脉络组织与第四脑室脉络丛，二者不要相混淆。

3. 内部结构

（1）观察方法：在脑神经核模型上，首先明确脑干的灰质与脊髓灰质的形态及位置变化。①脊髓灰质是连续的柱状，横断面呈"H"形；脑干灰质则分为数十个灰质团块即神经核，其中与后 10 对脑神经有关的是脑神经核，与脑神经无关的是非脑神经核。②脊髓灰质前角与躯体运动、后角与躯体感觉、侧角与内脏活动有关；由于脑干的中央管向后敞开，脊髓灰质的前、后角排列关系演变成了脑干灰质的内、外侧排列关系。即内侧与躯体运动有关，外侧与躯体感觉有关，中间与内脏活动有关。

（2）灰质：包括脑神经核和非脑神经核。

1）脑神经核：在脑神经核模型上，脑神经核共 18 对，分为 7 种性质的核团（其中孤束核含有 2 种）。①靠近正中线且用鲜红色显示的是躯体运动神经核，包括中脑的动眼神经核和滑车神经核、脑桥的展神经核和延髓的舌下神经核，观察分别与这些核团相连的动眼神经、滑车神经、展神经和舌下神经。②位于躯体运动神经核的外侧，用暗红色显示的核团是特殊内脏运动核，包括脑桥的三叉神经运动核、面神经核和延髓的疑核、副神经核，观察分别与这些核团相连的三叉神经、面神经、舌咽神经、迷走神经和副神经；注意观察疑核与舌咽神经、迷走神经和副神经的连接关系。③靠近界沟内侧，用黄色显示的是一般内脏运动核，包括中脑的动眼神经副核、脑桥的上泌涎核和延髓的下泌涎核、迷走神经背核，观察分别与这些神经相连的动眼神经、面神经、舌咽神经和迷走神经。④靠近界沟外侧，在延髓内用蓝色显示的孤束核为一般内脏感觉神经核（下部）和特殊内脏感觉神经核（上部），观察分别与孤束核相连的面神经、舌咽神经和迷走神经。⑤位于内脏感觉神经核外侧，用蓝色显示呈连续长条状的核团是一般躯体感觉核，包括中脑的三叉神经中脑核、脑桥的三叉神经脑桥核和延髓的三叉神经脊束核，观察与这些核团共同相连的三叉神经。⑥最靠外侧用绿色显示的是特殊躯体感觉核，包括脑桥内呈圆盘状的蜗神经核和成堆的前庭神经核，观察与这些核团相连的前庭蜗神经。

2）非脑神经核：在脑神经核模型上，延髓背侧面的中线两侧，用蓝色显示的呈梭形的神经核是薄束核和楔束核（躯干、四肢深感觉和精细触觉的中继核团）；腹侧面用绿色显示的核团是下橄榄核。脑桥基底部的数十个较小的灰质团块为脑桥核（与小脑中脚形成有关）。中脑内用红色显示的较大核团是红核，用黑色显示的是黑质。

（3）白质：由上行、下行纤维束组成。

1）上行纤维束：在传导通路模型上，观察蓝色的上行纤维束。①内侧丘系：先找到延髓背侧面呈梭形的薄束核和楔束核；查看由此二核发出的纤维交叉至对侧（内侧丘系交叉），沿中线两侧上行的较粗的纤维束即内侧丘系，止于用蓝色显示的间脑腹后外侧核，传导对侧躯干、四肢的深感觉和精细触觉。②脊髓丘系：先找到脊髓外侧索内的脊髓丘脑侧束和前索内的脊髓丘脑前束，此二束上行至脑干后延续为脊髓丘系，行于内侧丘系的背外侧，止于用蓝色显示的间脑腹后外侧核，传导对侧躯干、四肢的痛温觉和粗略触觉。③三叉丘系：先找到用蓝色显示的呈连续长条状的三叉神经脑桥核和三叉神经脊束核；查看由此二核发出纤维交叉至对侧，并上行的纤维束即三叉丘系，行于内侧丘系的背外侧，止于用蓝色显示的间脑腹后内侧核，传导对侧头面部的痛温觉和触压觉。④外侧丘系：在听觉传导通路模型上，在左、右两侧先找到用绿色显示的蜗神经核；查看由蜗神经核发出的纤维，在两侧上行形成的纤维束即外侧丘系。注意观察外侧丘系的大部分纤维是否来自对侧，少部分来自同侧；上行止于用绿色显示的间脑内侧膝状体，传导双侧听觉。查看两侧纤维左、右交叉处形成的斜方体。⑤脊髓小脑前、后束和内侧纵束（详见小脑的实验）。

2）下行纤维束：在传导通路模型上，观察用红色显示的下行纤维束。①皮质脊髓束：先找到用红色显示的铁皮即大脑皮质中央前回的中、上部和中央旁小叶，由此发出向下的粗大纤维束即皮质脊髓束，经中脑的大脑脚底和脑桥基底部，在延髓处大部分纤维交叉至对侧，下行形成皮质脊髓侧束，支配同侧四肢肌和躯干肌；少部分纤维不交叉，下行为皮质脊髓前束，支配双侧躯干肌。皮质脊髓束损伤后导致对侧四肢肌瘫痪，躯干肌运动不受明显影响。②皮质核束：先找到大脑皮质中央前回的下部，由此发出向下的粗大纤维束即皮质核束；观察皮质核束至脑干的运动性神经核即动眼神经核、滑车神经核、展神经核、舌下神经核、三叉神经运动核、面神经核、疑核和副神经核的情况。除舌下神经核和面神经核下部接受对侧纤维外，其余均接受双侧纤维；脑神经核再通过脑神经的运动纤维控制骨骼肌的运动。皮质核束损伤后导致对侧的舌肌和眼裂以下的面肌瘫痪。③红核脊髓束、前庭脊髓束、顶盖脊髓束和网状脊髓束（详见传导通路实验中锥体外系的实验）。

（4）网状结构：在脑干模型上，延髓、脑桥、中脑的中央灰质和第四脑室旁灰质的前外侧均有灰白相间的网状结构，其参与形成上行网状激动系统。

（5）脑干的典型横切面：①延髓的内侧丘系交叉平面。对照模型或挂图观察薄束核、楔束核、内侧丘系交叉、三叉神经脊束核和锥体束的位置及相互关系。②延髓的橄榄中部平面。观察前庭神经核、孤束核、迷走神经背核、舌下神经核、疑核、下橄榄核、锥体束、内侧丘系、顶盖脊髓束和内侧纵束的位置及相互关系。③脑桥的面神经丘平面。观察前庭神经核、蜗神经核、三叉神经脊束核、面神经核、展神经核、脑桥核、斜方体、锥体束、内侧丘系、内侧纵束、展神经根和面神经膝的位置及相互关系。④中脑的上丘平面。观察动眼神经核、动眼神经副核、红核、黑质、上丘和锥体束的位置及相互关系。

4．功能

（1）传导功能：椎 – 基底动脉系供血区梗死或出血的患者，常出现对侧躯体瘫痪和同侧脑神经周围性瘫痪，此即传导功能损伤所致。

（2）反射功能：颅内高压引起枕骨大孔疝的急症患者，常出现呼吸紊乱、心跳不规则，此即延髓的呼吸中枢、心跳中枢受到影响，引起反射弧的中枢部损伤所致。

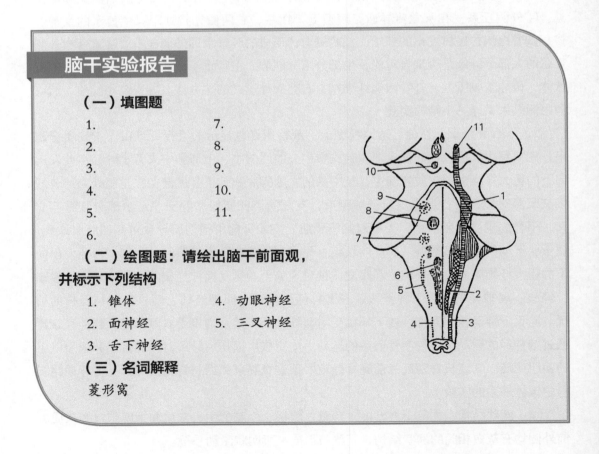

脑干实验报告

（一）填图题

1.   7.

2.   8.

3.   9.

4.   10.

5.   11.

6.

（二）绘图题：请绘出脑干前面观，并标示下列结构

1. 锥体　　　　4. 动眼神经

2. 面神经　　　5. 三叉神经

3. 舌下神经

（三）名词解释

菱形窝

实验三 小脑 间脑

一、实验目标

（1）查看小脑的位置、形态及分叶。

（2）观察小脑半球、小脑蚓、小脑脚、小脑扁桃体、绒球、绒球脚、小结、原裂、后外侧裂和小脑扁桃体的形态。

（3）辨认小脑皮质、小脑髓质、齿状核、栓状核、球状核和顶核。

（4）观察小脑的纤维联系及走行。

（5）查看间脑的位置、形态、分部及各部的主要结构。

（6）查看第三脑室的位置、形态、围成及其交通途径。

（7）辨认板内核、内侧核、前核、背外侧核、腹前核、腹外侧核、腹后内侧核、腹后外侧核、内侧膝状体和外侧膝状体。

（8）查看背侧丘脑和后丘脑的特异性核团及其纤维联系。

（9）观察下丘脑的主要核团及其纤维联系。

二、实验教具

1. 标本

（1）小脑。

（2）小脑水平切面。

（3）脑正中矢状切面。

（4）游离脑干间脑正中矢状切面。

（5）脑干冠状切面。

2. 模型 小脑放大、传导通路（锥体外系、上行传导通路、听觉传导通路、视觉传导通路）和丘脑积木。

3. 挂图 脑正中矢状切面、小脑、丘脑和下丘脑的核团模式图、小脑核。

三、实验内容

1. 小脑标本或模型 小脑的分叶、小脑蚓、小脑扁桃体和小脑上脚、中脚、下脚。

2. 小脑水平切面 小脑皮质、小脑髓质和小脑核。

3. 游离脑干间脑正中矢状切面 背侧丘脑、内侧膝状体、外侧膝状体和第三脑室。

4. 脑正中矢状切面 第三脑室、视束、视交叉、视神经、灰结节、乳头体和松果体。

5. **背侧丘脑模型** 内侧核、前核、背外侧核、腹前核、腹外侧核、腹后内侧核和腹后外侧核。

6. **脑干冠状切面** 底丘脑和第三脑室。

7. **传导通路模型** 通过小脑上、中、下脚的纤维束及其与小脑的纤维联系，腹后内侧核和腹后外侧核的纤维联系，内侧膝状体和外侧膝状体的纤维联系，下丘脑的纤维联系。

四、实验方法

1. 小脑

（1）观察步骤及方法：在整尸标本上首先明确小脑的位置（位于颅后窝内），取出小脑后观察其形态（由两侧膨隆的小脑半球和中间缩窄的小脑蚓组成）及分叶；然后在模型上查看小脑核和通过小脑上、中、下脚的纤维束。小脑的实验应以小脑分叶及各叶的功能作为主线，结合出入小脑形成小脑上、中、下脚的纤维束进行观察、学习。

（2）外形

1）在小脑游离标本上，首先掌握正确持拿小脑的方法；小脑的上面较平坦，下面的两侧膨隆且中间狭细；小脑前面有小脑脚的断面，后面则较规整。

2）小脑表面的沟、裂较多，相邻两沟之间的隆起部分是小脑叶片（图 10-6）。观察小脑上面居中部的小脑蚓，其高耸处与小脑半球之间无明显分界；在小脑上面的前、中 1/3 交界处，寻找"V"形较深的原裂，此裂是前叶与后叶的分界线。在后叶上辨认水平裂，此裂较深，但不能作为小脑分叶的标志。在小脑下面辨认中间较细的蚓部和两侧膨大的小脑半球，自前向后辨认蚓部的小结、蚓垂、蚓锥体和蚓结节。在小脑半球下面的前内侧部，观察向下突出的小脑扁桃体的形态，查看其在颅内与枕骨大孔的位置关系；颅内高压时小脑扁桃体可被挤入枕骨大孔，导致小脑扁桃体疝或枕骨大孔疝，压迫延髓而危及生命。在小脑下面的前部，观察小脑上、中、下脚的断面，查看小脑脚与脑干的延续关系；在小脑中脚的后方有相对独立的表面凹凸不平的球状小体即绒球，其通过绒球脚与小结相连。查看绒球和小结后方较深的裂隙即后外侧裂，此裂为前叶与后叶在小脑下面的分界线。

3）查看形态上的小脑分叶（图 10-6），即绒球小结叶、前叶和后叶；查看发生上的小脑分叶，即原小脑（绒球小结叶）、旧小脑（前叶 + 蚓垂、蚓锥体）和新小脑（后叶除蚓垂、蚓锥体外）；查看功能上的小脑分叶，即前庭小脑（绒球小结叶）、脊髓小脑（前叶 + 蚓垂、蚓锥体）和大脑小脑（后叶除蚓垂、蚓锥体外）。

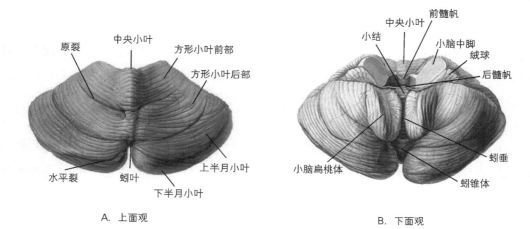

图 10-6　小脑

（3）内部结构：在小脑模型上，水平切开小脑观察其内部结构。

1）小脑内的灰质与脊髓、脑干的灰质有明显区别，灰质仅存在于两个部位，即分布于小脑表面的小脑皮质和深部的小脑核。小脑皮质与小脑表面的形态相一致。小脑核有 4对，靠近外侧且最大的是齿状核，靠近中线较小的是顶核，二者之间为中间核（圆形的球状核和长条形的栓状核）。观察小脑核的形态，查看各核团分别位于小脑何分叶内。

2）小脑内的白质又称髓质，分为联系小脑内部结构的短纤维和小脑与脑干等联系的长纤维；长纤维分为传出纤维和传入纤维，出入小脑时形成小脑上、中、下脚。查看形成小脑下脚的前庭小脑纤维、橄榄小脑纤维、脊髓小脑后束、楔小脑束和小脑前庭纤维；查看形成小脑中脚的脑桥小脑纤维；查看形成小脑下脚粗大的传出纤维（至红核和背侧丘脑）和脊髓小脑前束、三叉小脑束、顶盖小脑束、红核小脑束。

3）第四脑室（详见脑干的实验）。

（4）纤维联系及功能：在传导通路模型上，①观察前庭小脑的纤维及其联系，前庭神经和前庭神经核的纤维经小脑下脚进入前庭小脑（原小脑），前庭小脑发出纤维经小脑下脚至前庭神经核，再经前庭脊髓束和内侧纵束，控制躯干肌和眼球外肌的运动，以维持身体平衡和协调眼肌运动。②观察进入脊髓小脑的纤维及其联系，脊髓小脑前、后束分别经小脑下脚和小脑上脚进入脊髓小脑（旧小脑），脊髓小脑发出纤维，经顶核和中间核至前庭核、红核、脑干网状结构，通过影响前角的运动来调节肌张力。③观察进入大脑和小脑的纤维及其联系，脑桥小脑纤维经小脑中脚进入大脑小脑（新小脑），大脑小脑发出纤维，经齿状核至红核和背侧丘脑，调节骨骼肌的随意运动。

2. 间脑

（1）观察步骤及方法：首先明确端脑的高度发育而掩盖了间脑，除脑腹侧面的部分下丘脑外，其余部分在整脑标本上均不易观察到。然后在脑正中矢状切标本上，观察间脑的位置；在游离脑干间脑正中矢状切标本上，以背侧丘脑为标志划分间脑的分部，即背侧丘脑、下丘脑、上丘脑、后丘脑和底丘脑。在模型上观察间脑各部分的核团及其纤维联系。间脑的实验应以背侧丘脑、后丘脑和下丘脑为重点，以特异性核团和神经内分泌核团及其纤维联系作为主线，结合功能进行观察、学习。

（2）背侧丘脑

1）在游离脑干间脑正中矢状切标本或模型上，观察背侧丘脑的位置。背侧丘脑以下丘脑沟与前下方的下丘脑分界，以终纹与端脑分界；有时两侧背侧丘脑间有丘脑间粘合相连。查看背侧丘脑上外侧隆起的尾状核的形态；背侧丘脑的外侧面邻接内囊后肢（详见端脑的实验）。

2）在背侧丘脑模型上，查看呈卵圆形的背侧丘脑（图10-7），其前端有突起的前结节，后端有膨大的枕。观察背侧丘脑被"Y"形的白质板分为三部分，即前方的前核群、靠近中线的内侧核群和外侧的外侧核群；外侧核群又分为上方的背侧核和下方的腹侧核。查看腹侧核自前向后分为腹前核、腹外侧核（腹中间核）和腹后核，腹后核又分为腹后内侧核和腹后外侧核。

3）查看外侧核群的性质，是非特异性、特异性还是联络性核团。重点是特异性核团的腹前核（与运动有关）和腹后内、外侧核（与感觉有关）；结合传导通路模型，观察脑干内的内侧丘系、脊髓丘系、三叉丘系和味觉纤维与腹后内、外侧核的联系；腹后核发出纤维组成丘脑中央辐射，向上投射至感觉中枢。

（3）后丘脑：在游离脑干间脑标本或模型上，位于背侧丘脑后下方和中脑顶盖上方处，有黄豆大小的两对隆起即内侧膝状体和外侧膝状体，其属于特异性中继核团。结合视觉传导通路和听觉传导通路模型，观察视束到达的外侧膝状体处和外侧丘系到达的内侧膝状体处；分别经此二核中继后形成视辐射和听辐射，投射至视觉中枢和听觉中枢。

（4）上丘脑：在游离脑干间脑标本或模型上，观察位于上丘上方的中线处，有膨大的结构即松果体；16岁后松果体常钙化，是颅内占位性病变的诊断依据。松果体上方是正中矢状位的第三脑室，其与外侧的背侧丘脑之间的纵行结构是丘脑髓纹，下部扩大为三角形

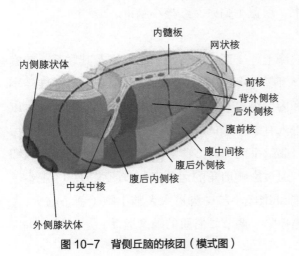

图10-7　背侧丘脑的核团（模式图）

的缰三角，连接左、右侧缰三角的结构是缰连合。在脑正中矢状切标本或模型上，后连合位于松果体的前下方，是连接左、右侧大脑半球的纤维。

（5）底丘脑：在经红核、黑质的冠状切标本或模型上，黑质上方和红核外侧的核团是底丘脑核，参与形成底丘脑；底丘脑与红核、黑质、苍白球之间有纤维联系。

（6）下丘脑

1）在脑正中矢状切标本上，下丘脑位于背侧丘脑前下方和下丘脑沟下方，前、后界介于室间孔与中脑被盖之间，下方可见视交叉、灰结节（与漏斗、垂体相连）和成对的乳头体。自视交叉前方、视交叉与灰结节之间、灰结节与乳头体之间分别向上做垂线，可将下丘脑分为四个纵行区，即视交叉前方的视前区、视交叉上方的视上区、灰结节上方的结节区和乳头体上方的乳头体区，每个区域内均有核团存在。

2）在下丘脑模型上，观察各区的核团，重点辨认位于视交叉上方的视上核和第三脑室外侧的室旁核；查看视上核和室旁核发出的视上垂体束、室旁垂体束与神经垂体的联系。辨认结节区下部的漏斗核，观察由此核发出至漏斗的纤维束（结节垂体束或结节漏斗束）。

（7）第三脑室：在脑正中矢状切标本上，两侧背侧丘脑和下丘脑之间的正中矢状位的裂隙即第三脑室，查看其围成及交通。第三脑室的前界是终板（连接胼胝体嘴与视交叉上面之间的薄层灰质），后界是松果体隐窝，底由视交叉、漏斗、灰结节和乳头体等形成；向前经室间孔连通侧脑室，向后经中脑水管连通第四脑室。

小脑及间脑实验报告

（一）填图题

1. 　　　　　6.

2. 　　　　　7.

3. 　　　　　8.

4. 　　　　　9.

5. 　　　　　10.

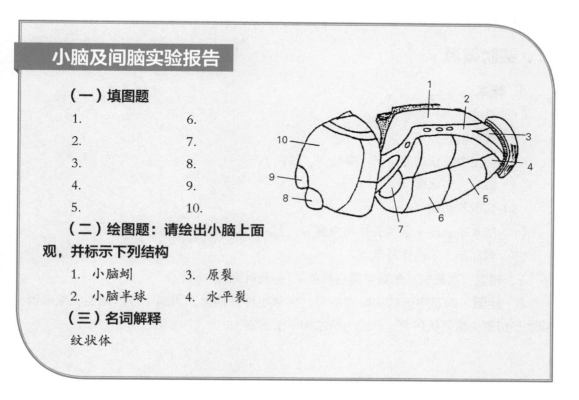

（二）绘图题：请绘出小脑上面观，并标示下列结构

1. 小脑蚓　　　3. 原裂

2. 小脑半球　　4. 水平裂

（三）名词解释

纹状体

实验四　端脑

一、实验目标

（1）查看端脑的位置、形态及分叶。

（2）辨认大脑纵裂、大脑横裂、中央沟、外侧沟、顶枕沟和大脑半球各面上的主要沟、回。

（3）查看嗅球、嗅束、嗅三角、视神经、视交叉、灰结节和乳头体的位置及形态。

（4）查看大脑皮质不同部位厚度的差别和大脑皮质功能区；辨认脑横切面上的胼胝体和侧脑室。

（5）观察背侧丘脑、豆状核（壳和苍白球）、杏仁体和屏状核的位置关系。

（6）查看纹状体和内囊前肢、内囊膝、内囊后肢的位置；在外侧沟处自外向内辨认岛叶皮质、最外囊、屏状核、外囊、豆状核、内囊、尾状核、背侧丘脑和侧脑室。

（7）观察脑冠状面上的大脑皮质、胼胝体、联络纤维、穹隆、侧脑室、第三脑室、背侧丘脑、尾状核体、内囊、豆状核和屏状核。

（8）观察侧脑室的位置、围成、分部及交通。

（9）查看海马、齿状回、穹隆和穹隆连合的位置及形态。

二、实验教具

1. 标本

（1）整脑。

（2）游离脑的分块。

（3）脑正中矢状切面（示主要脑沟、脑回）。

（4）海马、齿状回。

（5）脑冠状切面。

（6）脑水平切面（示基底核和内囊）。

（7）剥离脑（示白质纤维）。

2. 模型　基底核、侧脑室铸型和脑染色冠状切面。

3. 挂图　脑正中矢状切面和脑岛，大脑半球外侧面，大脑半球内侧面，脑底面，脑水平切面，脑冠状切面，脑的内部结构（示脑室）。

三、实验内容

1. 整脑

（1）上外侧面：中央沟、外侧沟和额叶上的中央前沟、额上沟、额下沟、中央前回、额上回、额中回、额下回，顶叶上的中央后沟、顶内沟、中央后回、顶上小叶和顶下小叶（缘上回和角回），颞叶上的颞上沟、颞下沟、颞上回、颞中回、颞下回和颞横回。

（2）底面：嗅球、嗅束和嗅三角。

2. 脑正中矢状切面
胼胝体（嘴、膝、干、压部）、前连合、穹隆、胼胝体沟、扣带沟、扣带回、中央旁小叶、距状沟、楔叶、舌回、海马沟、海马旁回、钩、侧副沟、室间孔、下丘脑沟、前连合、后连合和第三脑室。

3. 基底核模型
尾状核、豆状核、杏仁体和背侧丘脑。

4. 脑水平切面
豆状核、尾状核、背侧丘脑、内囊（前肢、后肢、膝）、最外囊、屏状核和外囊。

5. 脑室铸型
侧脑室的中央部、前角、后角和下角。

6. 脑冠状切面
胼胝体、侧脑室、第三脑室、背侧丘脑、豆状核、尾状核和内囊。

四、实验方法

1. 观察步骤及方法
在整尸标本上首先明确端脑的位置，查看游离标本上的脑沟、脑回、脑的分叶和大脑皮质功能区；然后在横切面标本或模型上观察灰质的分布（大脑皮质和基底核），脑正中矢状切面和脑剥离标本上辨认白质的纤维类型，脑室铸型模型上查看侧脑室的形态及分部。端脑的实验应以内囊和大脑皮质功能定位为重点，以投射纤维作为主线，结合功能进行观察、学习。

2. 外形

（1）观察方法：在完整的端脑标本上，观察左侧、右侧大脑半球之间的大脑纵裂。持拿脑正中矢状切标本时，首先要摆放好正常方位，其上外侧面隆凸，有一条自前下斜向后上的深沟；内侧面较平，下面则凹凸不平。然后辨认三条恒定的沟、五叶及各叶上的主要脑沟、脑回。

（2）分叶：在大脑半球的上外侧面上（图 10-8），首先在顶部辨认出三条基本平行的沟，中间的一条即中央沟；这是寻找中央沟的重要标志；自前下斜向后上的深沟即外侧沟。位于中央沟前方和外侧沟上方的是额叶；外侧沟下方的是颞叶；中央沟后方的是顶叶；位于外侧沟深面且被部分额叶、顶叶和颞叶所掩盖的是岛叶。在大脑半球内侧面的后部，自前下斜向后上，并转向上外侧面的深沟是顶枕沟；顶枕沟前方是顶叶，后方是枕叶。

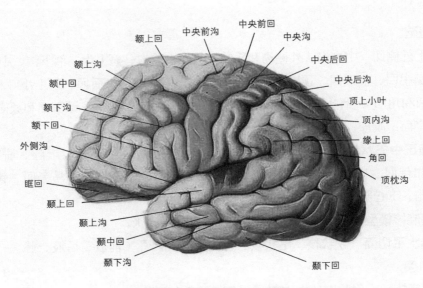

图 10-8　端脑（上外侧面）

（3）上外侧面：①在上外侧面的额叶上，与中央沟基本平行的沟是中央前沟，二者之间是中央前回；呈前后方向大致平行走向的沟即额上沟和额下沟，将额叶分为额上、中、下回。②在上外侧面的顶叶上，与中央沟基本平行的是中央后沟，二者之间是中央后回；呈前后方向的纵沟是顶内沟，将顶叶分为顶上小叶和顶下小叶。查看顶下小叶的组成，其中包绕外侧沟后端的缘上回和包绕颞上沟后端的角回，共同参与形成顶下小叶。③在上外侧面的颞叶上，两条基本平行的沟即颞上沟和颞下沟，将颞叶分为颞上、中、下回；扒开外侧沟，查看外侧沟下壁的颞上回上的横行短回即颞横回。④观察上外侧面下缘（即上外侧面与底面交界处）的枕极前方约 4cm 处稍凹向上的枕前切迹；查看枕前切迹与顶枕沟上端的连线，是否可以作为顶叶、颞叶与枕叶的分界线。

（4）内侧面：在大脑半球内侧面的顶枕沟前方（图 10-9），中央前、后回转折形成中央旁小叶；中央旁小叶的前方是额内侧回，后方是楔前叶。中央旁小叶下方有两条基本平行的弓形沟，即上方的扣带沟和下方的胼胝体沟，二者之间是扣带回；扣带回下方是呈耳轮状的胼胝体。观察胼胝体下方较薄的透明隔和圆柱状的穹隆及穹隆连合。查看顶枕沟后方呈弓形的距状沟，其将枕叶分为前方的楔叶和后方的舌回。

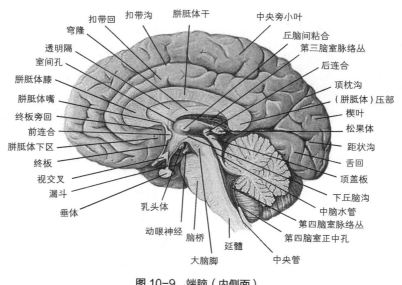

穹隆 扣带回 扣带沟 胼胝体干 中央旁小叶
透明隔 丘脑间粘合
室间孔 第三脑室脉络丛
胼胝体膝 后连合
胼胝体嘴 顶枕沟
终板旁回 （胼胝体）压部
前连合 楔叶
胼胝体下区 松果体
终板 距状沟
视交叉 舌回
漏斗 顶盖板
垂体 下丘脑沟
中脑水管
乳头体 第四脑室脉络丛
动眼神经 第四脑室正中孔
脑桥
大脑脚 延髓 中央管

图 10-9 端脑（内侧面）

（5）底面：在大脑半球下面的额叶上，可见与端脑相邻呈膨大的嗅球，其向后延伸为嗅束和嗅三角。颞叶下面有两条纵沟即枕颞沟和侧副沟，将颞叶分为枕颞外侧回、枕颞内侧回和海马旁回；观察海马旁回前端向后上方弯曲的钩。将海马旁回扒向内下方，查看由胼胝体沟延续下形成的海马沟；观察海马沟上方的锯齿状皮质即齿状回及其外侧的弓形隆起即海马。查看海马结构的组成，注意分辨海马旁回、海马沟、海马和海马结构，不要相互混淆。

3. 内部结构

（1）灰质：在端脑横切面标本上，灰质的分布与小脑相似，也分布于两个部位即端脑表面的大脑皮质和深面的基底核。

1）大脑皮质：大脑皮质与脑的沟回相一致，依据发生可分为原皮质（海马、齿状回）、旧皮质（嗅脑）和新皮质，依据 Brodmann 分区可将大脑皮质分为 52 区。重点观察大脑皮质的功能定位。在脑正中矢状切标本上，①观察中央前回和中央旁小叶前部的躯体运动区，其定位特点是：上下倒置、头正位，左右交叉，投影区的大小取决于运动的精细程度。②观察中央后回和中央旁小叶后部的躯体感觉区，其定位特点是：上下倒置、头正位，左右交叉，投影区的大小取决于感觉的敏感度。③观察距状沟周围皮质的视觉区，损伤后出现双眼视野对侧同向性偏盲。④观察颞横回的听觉区，一侧损伤后不会出现全聋。⑤观察语言中枢的分布部位，注意此中枢仅存在于左侧大脑半球；为便于观察、记忆并防止混淆，可将运动性语言中枢、书写中枢、听觉性语言中枢和视觉性语言中枢连接起来呈"～"形，分别位于大脑皮质的额下回后部、额中回后部、颞上回后

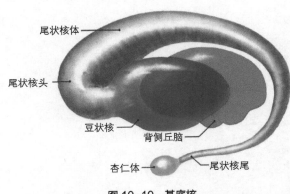

尾状核体

尾状核头

豆状核

背侧丘脑

杏仁体

尾状核尾

图 10-10　基底核

部和角回。⑥观察优势半球的功能，左侧大脑半球与语言、意识、数学分析等密切相关；右侧大脑半球与非语言信息、音乐、图形和时空概念等有关。

2）基底核：①在基底核模型上，观察基底核（图 10-10）的形态。尾状核呈弯曲的圆柱状，分为膨大的尾状核头、尾状核体和细长的尾状核尾

三部分，尾状核尾部连有稍微膨大的杏仁体。尾状核体的下方是呈楔形的豆状核，其外侧较薄的灰质板是屏状核。②在经内囊的端脑横切面标本上，观察基底核的位置及相互关系。首先辨认呈卵圆形的背侧丘脑，位于正中矢状位的第三脑室两侧，其前方是尾状核头，外侧是呈三角形的豆状核和呈长条状的屏状核；此横切面上观察不到杏仁体。查看位于背侧丘脑的后外侧和侧脑室后角内侧壁前部的小卵圆形灰质团块即尾状核尾部。③在经内囊的端脑横切面标本上，仔细观察尾状核头与豆状核之间的白质内的条纹状灰质结构；观察豆状核内的两条基本平行的线状白质，其将豆状核分为外侧部颜色较深的壳和内侧部颜色较浅的苍白球。尾状核和壳是较新的结构，合称新纹状体，苍白球为较古老的结构，称为旧纹状体。④在端脑冠状切标本上，中央部可见明显的大脑纵裂；查看大脑纵裂底部的连接两侧大脑半球的横行纤维束即胼胝体。观察胼胝体下方的腔隙，此即侧脑室中央部；查看位于中线处呈裂隙状的第三脑室。观察第三脑室两侧的卵圆形灰质团块即背侧丘脑，背侧丘脑外侧的三角形灰质团块是豆状核；在此冠状切面上亦可看到豆状核分为壳和苍白球两部分。观察豆状核上方较小的卵圆形灰质团块即尾状核体。注意观察豆状核、背侧丘脑和尾状核三者之间形成的内囊，在此冠状切面上屏状核和外囊亦可观察到。

（2）白质：在端脑横切面标本上，大脑皮质深面的颜色较浅的白质即髓质，髓质由联络纤维、连合纤维和投射纤维三部分组成。

1）联络纤维：查看联系同侧大脑半球内各部分皮质之间的纤维，即联络纤维的分布。在脑剥离标本或模型上，观察脑回之间的弓状纤维、额颞叶之间的钩束、额顶枕颞叶之间的上纵束、枕颞叶之间的下纵束和扣带回、海马旁回深部的扣带。查看中央后回的感觉信息通过何途径传导至同侧的中央前回运动区。

2）连合纤维：查看连接左、右侧大脑半球之间的纤维，即连合纤维的分布。①在端脑正中矢状切标本上，查看大脑纵裂底部呈耳轮状较厚的白质纤维即胼胝体（图 10-11），自前向后分为尖细的胼胝体嘴、弯曲的胼胝体膝、后伸的胼胝体干和末端稍膨大的胼胝

体压部。在脑剥离标本上，观察胼胝体向两侧大脑半球的额叶、顶叶、枕叶和颞叶的纤维辐射。②观察胼胝体嘴后方较细的圆柱状的前连合，查看其与两侧颞叶的联系。③辨认海马，观察其向上延续呈弓形达下丘脑乳头体的纤维束，此纤维即穹隆（图10-11）。穹隆分为后部的穹隆脚、中部的穹隆体和前部的穹隆柱，两侧穹隆体之间有纤维联系即穹隆连合。

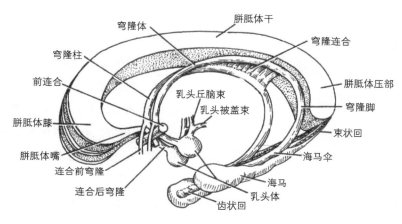

图 10-11　胼胝体（侧面观）

3）投射纤维：查看大脑皮质与皮质下中枢之间的上、下行纤维束，即投射纤维的分布。在脑剥离标本或传导通路模型上，观察自脑干、间脑上行的感觉纤维束和自大脑皮质发出向下达脑干、脊髓的下行纤维束，这些上行、下行纤维较恒定地经过尾状核、背侧丘脑与豆状核之间即内囊。内囊是投射纤维经过的一个区域，并不是投射纤维。在经内囊的端脑横切面模型或标本上，内囊（图10-12）位于尾状核头、背侧丘脑与豆状核之间，呈"><"形的宽厚白质板，分为尾状核与豆状核之间的内囊前肢、内囊膝和背侧丘脑与豆状核之间的内囊后肢，各部均有投射纤维通过。结合模型查看各部分内通过的投射纤维，并画出简图说明。同时注意辨认屏状核内、外侧的外囊和最外囊，均为白质板；注意不要将内囊、外

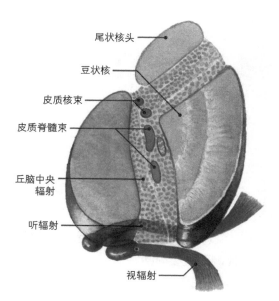

图 10-12　内囊

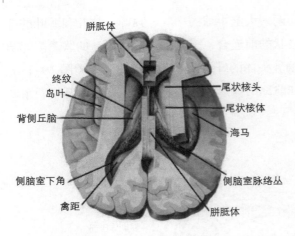

胼胝体
终纹
岛叶
背侧丘脑
尾状核头
尾状核体
海马
侧脑室下角
禽距
侧脑室脉络丛
胼胝体

图 10-13　侧脑室（上面观）

囊和最外囊三者相混淆。

（3）侧脑室和第五、六脑室：①在端脑正中矢状切标本上，从内侧面观察位于透明隔外侧的侧脑室。在端脑中部横切面上（图 10-13），观察胼胝体后方呈倒"八"形的腔隙，此即侧脑室前角的水平切面（如为单侧标本，此腔隙则仅出现倒"八"形的一半）。查看由侧脑室向后的纵行裂隙即第三脑室的水平切面，此裂隙后方呈"人"形较宽的腔隙为侧脑室后角的水平切面。②在脑室铸型模型上，观察侧脑室的形态及前角、后角、下角、中央部，查看各部分的位置（中央部位于顶叶深面，前角位于额叶深面，下角位于颞叶深面，后角位于枕叶深面）及其与第三脑室的交通途径。③查看位于两侧透明隔之间的腔隙即第五脑室，以及胼胝体与穹隆连合之间的腔隙即第六脑室。应清楚这两个腔隙的存在率较低，并不是每个标本上都能观察到。

4.　**边缘叶和边缘系统**　在端脑正中矢状切标本上，查看环绕于胼胝体周围及侧脑室下角底壁的结构和岛叶、颞极，即边缘叶。查看边缘叶与皮质下结构如杏仁体、伏隔核、下丘脑、背侧丘脑前核群、中脑被盖等的联系，此即构成边缘系统，与内脏活动有关。

端脑实验报告

（一）填图题

1.　　　　6.
2.　　　　7.
3.　　　　8.
4.　　　　9.
5.　　　　10.

（二）绘图题：请绘示出大脑半球外侧面主要沟回

（三）名词解释

内囊

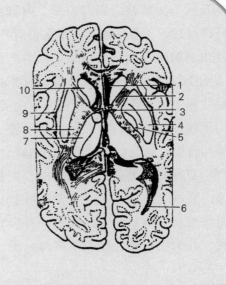

实验五　脊神经

一、实验目标

（1）计数颈、胸、腰、骶、尾神经的数目，查看脊神经穿出椎管的部位及出椎管后分出的前支、后支、交通支和脊膜支。

（2）观察除第 2~11 胸神经前支外，其他脊神经前支分别参与组成的颈丛、臂丛、腰丛和骶丛的位置。

（3）辨认枕小神经、耳大神经、颈横神经和锁骨上神经，观察其行程、分布，查看颈丛皮支的集中浅出处。

（4）查看膈神经的起始处，追踪其行程，观察其分布。

（5）查看臂丛的起止，观察臂丛的根、干、股、束的组成及其分支。

（6）辨认自臂丛外侧束上发出的肌皮神经、正中神经外侧头和胸外侧神经，内侧束上发出的胸内侧神经、臂内侧皮神经、前臂内侧皮神经、尺神经和正中神经内侧头，后束上发出的肩胛下神经、腋神经和桡神经。

（7）查看胸背神经和胸长神经的起始、行程及分布。

（8）沿尺神经、正中神经、桡神经、腋神经和肌皮神经的起始处，分别追踪其行程，查看其主要分支及分布。

（9）观察手掌面及背面的皮神经分布。区分尺神经和正中神经在手掌面的分布区域，以及尺神经和桡神经在手背面的分布区域。

（10）观察胸神经前支的行程及其在胸腹壁的节段性分布。

（11）观察第 1、12 胸神经前支分别与臂丛、腰丛的关系，查看肋间神经和肋下神经的行程及其与肋间后血管的位置关系。

（12）观察腰丛的位置及组成，辨认髂腹下神经、髂腹股沟神经、股外侧皮神经、股神经、生殖股神经和闭孔神经。

（13）观察股神经和闭孔神经的行程，查看其主要分支及分布。

（14）辨认腰骶干，观察骶丛的组成及位置。

（15）辨认臀上神经、臀下神经、股后皮神经、阴部神经和坐骨神经。查看坐骨神经与梨状肌的位置关系，画出坐骨神经的体表投影。观察坐骨神经的分支、分布和分为胫神经和腓总神经的部位。

（16）查看胫神经和腓总神经的行程。辨认腓浅神经和腓深神经，观察其行程、分支及分布。

二、实验教具

1. 标本

（1）整尸（示在体的颈丛皮支、膈神经、肋间神经、肋下神经、髂腹下神经、髂腹股沟神经、股外侧皮神经和生殖股神经）。

（2）婴幼儿神经丛（示在体的颈丛、臂丛、腰丛和骶丛，肋间神经）。

（3）上肢神经（示腋神经、肌皮神经、正中神经、桡神经、尺神经和手部皮神经）。

（4）下肢神经（示臀上神经、臀下神经、阴部神经、股外侧皮神经、股神经、闭孔神经、坐骨神经、胫神经、腓总神经、腓浅神经、腓深神经和足底内、外侧神经）。

（5）游离肋间隙（示肋间神经）。

2. 模型　椎骨带脊髓放大模型。

3. 挂图　神经系统模式图；脊神经的组成及分布模式图；头颈部的肌、血管及神经；胸腹壁的肌、血管及神经；腋窝的肌、血管及神经；肩和臂前面的肌、血管及神经；肩和臂后面的肌、血管及神经；前臂前面的肌、血管及神经；前臂后面的肌、血管及神经；手掌面的肌、血管及神经；手背面的肌、血管及神经；会阴的肌、血管及神经；腹后壁的肌及神经；下肢前内侧的肌、血管及神经；臀部和股后面的肌、血管及神经；小腿前外侧面的肌、血管及神经；小腿后面的肌、血管及神经；足底的肌、血管及神经。

三、实验内容

1. 整尸　颈丛、臂丛的位置及组成，神经点、颈丛皮支、膈神经、正中神经、尺神经、桡神经、肌皮神经、腋神经、胸背神经和胸长神经。胸神经外侧皮支及前皮支、肋间神经在肋沟处的行程及其与伴行的肋间后动、静脉的关系，肋下神经、髂腹下神经、髂腹股沟神经、生殖股神经和股外侧皮神经，腰丛、骶丛的位置及组成。

2. 头颈上肢　正中神经、尺神经、桡神经、肌皮神经、腋神经和胸背神经的行程及分布。

3. 手的皮神经　正中神经、尺神经、桡神经在手掌面和手背面的分支及分布区域。

4. 游离肋间隙　肋间神经的行程。

5. 盆会阴下肢　股神经、闭孔神经、阴部神经、臀上神经、臀下神经、股外侧皮神经、坐骨神经、胫神经、足底内侧神经、足底外侧神经、腓总神经、腓浅神经和腓深神经。

四、实验方法

1. **观察步骤及方法**　首先应明确脊神经的数目（共 31 对，颈 8、胸 12、腰 5、骶 5、尾 1）、性质（混合性）、纤维成分、分支及特点，在标本上辨认脊神经前支形成的颈丛、臂丛、腰丛、骶丛和节段性分布的胸神经前支；然后观察各神经丛的主要分支及分布和胸神经前支的行程、分布特点。注意神经与动脉的辨别方法，神经与血管常伴行，神经呈实心状、坚韧；动脉呈空心状、触摸有弹性。脊神经的实验应以神经丛发出的主要分支及分布为重点，结合全身骨骼肌的起止、作用和脊髓进行观察、学习。

2. **脊神经根和脊神经分支**　在椎骨带脊髓及脊神经根模型上（图 10-14），①观察与脊髓前、后角相连的脊神经前、后根，注意脊神经后根上有膨大的脊神经节；查看脊神经前根为运动性，后根为感觉性的原因。观察脊神经前、后根在椎间孔处形成的脊神经；查看脊神经根与椎间盘的位置关系。②查看椎间孔外的脊神经分支，自椎间孔返回椎管的是脊膜支，与脊柱两侧呈串珠样的交感干相连的是交通支；向脊柱后方走行较细的是后支，呈节段性分布于脊柱区；向前走行较粗的是前支，大部分相吻合形成神经丛。③查看脊神经后根上膨大的脊神经节及其性质、细胞类型。结合脊髓的前角、后角、侧角和脊神经节，查看脊神经纤维成分的来源、走行及分布。注意不要将前根与前支、后根与后支相混淆。

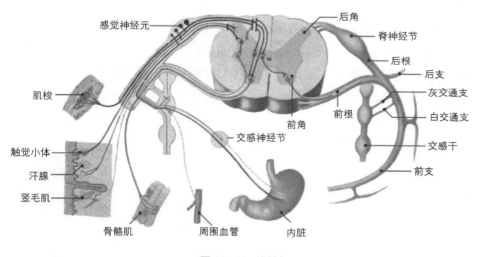

图 10-14　脊神经

3. **颈丛**　①在头颈上肢标本上，翻起胸锁乳突肌，观察其上部深面由颈 $C_{1\sim4}$ 前支吻合形成的颈丛。②查看颈丛的分支及走行（图 10-15），其中浅支在胸锁乳突肌复回原位后，较集中地经过胸锁乳突肌后缘中点即神经点浅出；垂直向上走行至耳后方的是枕小神

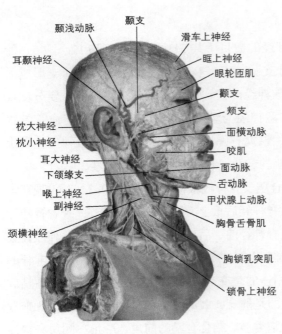

图 10-15　颈丛的分支

经，行向前上至耳周围的是耳大神经，横行向前的是颈横神经，向下分支至锁骨和胸上壁的是锁骨上神经。颈丛的浅支均为感觉性神经即皮支，颈部表浅手术时常在胸锁乳突肌后缘中点麻醉。注意不要将枕小神经与枕大神经相混淆；查看枕大神经的起点（来自第 2 颈神经后支）。③将胸锁乳突肌翻起，查看自颈丛发出经前斜角肌表面下行的膈神经，向下查看其经锁骨下动、静脉之间和肺根前方分布于膈处；寻找膈神经的 3 个标志性结构，即前斜角肌、锁骨下血管和肺根。④在颈总动脉末端的表面，观察似项链样的结构即颈襻；查看颈襻的分布（舌骨下肌群）。逆行追踪颈襻的来源，查看其是否由加入舌下神经的部分第 1 颈神经前支与部分第 2、3 颈神经前支相吻合形成。

4. **臂丛**　在整尸标本上，翻起胸锁乳突肌和前斜角肌，观察其下部深面较粗大的神经丛即臂丛；查看臂丛的五根（图 10-16）（$C_{5\sim8}$、T_1）、三干（上、中、下干）、六股（前、后股）和三束（内侧、外侧和后束）的位置及形成。观察臂丛的行程，注意臂丛较恒定经过斜角肌间隙、锁骨中点上方和腋窝，常为臂丛阻滞麻醉的部位。查看肩关节以下、臂部和前臂部手术应分别选择何处进针麻醉。

在游离上肢标本上，重点辨认臂丛的三束和五大分支。臂丛在腋窝内围绕腋动脉分为三束，应先找到腋动脉，再依据方位来辨认各束的名称，即位于腋动脉外侧的是外侧束，腋动脉内侧的是内侧束，腋动脉后方的是后束。在标本上辨认清楚臂丛的根、干、股、束后，分别查看外侧、内侧和后束上的主要分支。

（1）正中神经：首先辨认正中神经，在臂内侧沿肱动脉向上追踪较粗大的正中神经，以

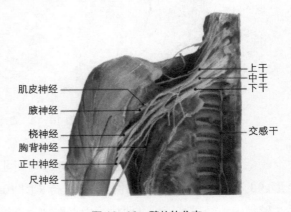

图 10-16　臂丛的分支

两个头同时起自内侧束和外侧束。正中神经自肘窝下行，穿过旋前圆肌，在前臂正中的指浅、深屈肌之间，发出分支分布于前臂前群6块半肌（除肱桡肌、尺侧腕屈肌、指深屈肌尺侧半外）；观察正中神经穿过腕管至手掌的行程，查看其在手掌面发出的返支及分布（除拇收肌外的鱼际肌）。查看正中神经是否有紧贴骨面走行的部位。在标本上模拟腕部切割伤，观察可损伤哪些结构，从而导致手部的哪些肌瘫痪和哪些部位的感觉消失（图10-17）（手掌心、鱼际区皮肤、桡侧半和桡侧3个半指掌侧皮肤及其中、远节指背皮肤），可出现何相应症状及典型表现（"猿掌"征）（图10-18D）。

（2）尺神经：在臂中、上部与正中神经伴行的是尺神经，也可在尺骨鹰嘴与肱骨内上髁之间寻找粗大的尺神经，追踪尺神经在内侧束的起始处，向下查看尺神经沟处尺神经的走行；尺神经在肘关节内侧穿过尺侧腕屈肌。在前臂的尺侧腕屈肌与指深屈肌之间寻找尺神经，查看尺神经在腕上部的分支和是否经腕管到达手掌。尺神经主要分支分布于手部肌，查看其分布于哪些肌（小鱼际肌、拇收肌、骨间肌和第3、4蚓状肌）。在标本上模拟摔倒后肘关节着地的情况，观察易导致何处骨折（肱骨髁上骨折），引起何神经损伤（尺神经），出现哪些相应症状及典型表现（"爪形手"征）（图10-18B）。

（3）桡神经 在肱骨后面的桡神经沟内寻找较粗大的桡神经，向上追踪至其起点处，查看是否为臂丛后束的分支。向下观察桡神经的行程及分支，与肱深动脉相伴行，经肱骨外上髁前方，查看桡神经在肱肌与肱桡肌之间分为深、浅支处。查看前臂后群肌内的骨间后神经，牵拉观察其是否为桡神经的延续。桡神经分布于臂、前臂后群肌和手背桡侧半、桡侧2个半指的近节背侧皮肤（图10-17）；在标本上模拟直接暴力导致肱骨体骨折的情况，观察可引起何神经损伤（桡神经），出现哪些相应症状及典型表现（"垂腕"征）（图10-18A）。

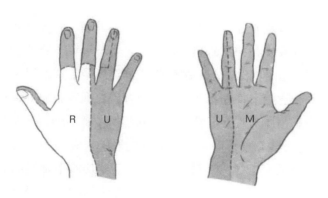

图 10-17 手皮肤的神经分布

M. 正中神经；U. 尺神经；R. 桡神经

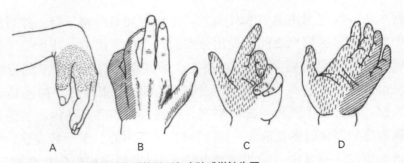

图 10-18　手神经损伤后的手形和皮肤感觉缺失区

A. "垂腕"征（桡神经）；B. "爪形手"征（尺神经）；C. 正中神经
损伤时的手形；D. "猿掌"征（正中神经与尺神经合并损伤）

（4）肌皮神经：先辨认清楚臂部前群肌的喙肱肌、肱二头肌和肱肌，自内上斜穿喙肱肌的神经即肌皮神经。查看肌皮神经起自臂丛外侧束和走行于肱二头肌与喙肱肌之间处；牵拉前臂外侧皮神经，观察是否为肌皮神经的延续。一般情况下的肌皮神经不易损伤，损伤后导致臂部前群肌瘫痪，影响屈肘关节和屈肩关节的活动。

（5）腋神经：翻起斜方肌，观察自其深面的四边孔内穿出的腋神经。牵拉腋神经，观察腋神经的起点处（臂丛后束）；查看腋神经与旋肱后动脉相伴行，绕肱骨外科颈至三角肌、小圆肌处。在标本上模拟摔倒后肘关节伸直位手掌着地的情况，观察易导致何处骨折（肱骨外科颈），引起何神经损伤（腋神经），出现哪些相应症状及典型表现（"方肩"征）。

（6）胸长神经：在胸侧壁的前锯肌表面，寻找自上而下走行的胸长神经；向上追踪胸长神经的起点处，观察其起自臂丛三束还是臂丛的根、干、股。胸长神经支配前锯肌的运动，穿经腋窝处的周围有胸肌淋巴结排列；模拟乳腺癌的腋淋巴结清扫术，手术损伤胸长神经出现"翼状肩"征。

（7）胸背神经：在背阔肌外侧缘处，寻找与肩胛下动、静脉相伴行，并进入其内较细的胸背神经。向上查看胸长神经的起点是否来自臂丛后束。胸背神经周围也有淋巴结即肩胛下淋巴结排列，腋淋巴结清扫术损伤胸背神经后导致背阔肌瘫痪。

（8）肩胛背神经和肩胛上神经：在肩胛骨与脊柱之间寻找肩胛背神经，向上观察肩胛背神经是否穿越中斜角肌。观察肩胛背神经的起始（臂丛的根）及分布（菱形肌和肩胛提肌），查看肩胛背神经损伤后对肩关节运动的影响。在肩胛上切迹处寻找肩胛上神经，牵拉肩胛上神经查看其起始处（臂丛上干）。观察肩胛上神经的分布（冈上肌和冈下肌），查看临床上应用小针刀或微型刀治疗肩胛区疼痛的位置及解剖学依据。

（9）肩胛下神经和胸内、外侧神经：观察进入肩胛骨前面的肩胛下肌内的肩胛下神经，查看其起始处（臂丛后束）及分布（肩胛下肌和大圆肌）。观察经锁胸筋膜穿出，分布于胸大肌和胸小肌的胸内、外侧神经；逆行追踪其起始处。注意辨认胸内、外侧神经，起自内侧束的是胸内侧神经，起自外侧束的是胸外侧神经。胸部的乳房等手术损伤锁胸筋膜后，常导致胸大、小肌瘫痪。

（10）臂内侧皮神经和前臂内侧皮神经：在臂和前臂的内侧分别寻找，也可在腋动脉与腋静脉之间寻找其起始处。查看臂内侧皮神经和前臂内侧皮神经的起始处（均起自内侧束）。

5. 胸神经前支　①在整尸标本上，寻找肋间隙内与肋间后动、静脉伴行的肋间神经（第 12 肋下方是肋下神经），此即胸神经前支；观察肋间神经在肋间隙内的走行及其与动脉、静脉的排列关系（自上而下为静脉、动脉、神经）。②在整尸浅层标本上，分别寻找腋前线和前正中线两侧的胸神经前、外侧皮支，观察这些皮神经是否呈节段性分布。观察胸骨角、乳头、剑突、肋弓、脐、脐与耻骨联合连线中点平面穿出的前皮支，查看胸神经前支在胸前壁和腹前壁的定位，其常作为脊髓病变或损伤后判定损伤平面高度的依据。注意观察下 5 对肋间神经和肋下神经的走行，此 6 对神经继续向前下达腹前壁，行于腹横肌与腹内斜肌之间，穿腹直肌前鞘达腹前壁皮肤，发出分支分布于腹前外侧壁的肌及皮肤。

6. 腰丛　在整尸标本上，翻起腰大肌，查看腰椎横突前方的腰丛，观察腰丛的组成（T_{12}、L_{1-4} 前支）。

（1）股神经：在腹股沟韧带深面寻找到达股前群肌的股神经（图 10-19），向上追踪其起始处（起自腰丛）。股神经自腰大肌的外侧缘穿出后，沿腰大肌与髂肌之间下行，经腹股沟韧带深面和股动脉的外侧至股前部；股神经较粗大且行程较短，在股前部发出肌支分布于股四头肌、缝匠肌和耻骨肌外侧半，皮支分布于大腿前部的皮肤。观察与股动、静脉相伴行，经收肌管下行的较细长的隐神经；在膝关节平面以下，此神经与大隐静脉伴行。股神经损伤后导致伸膝关节运动障碍和膝跳反射消失。

（2）闭孔神经：在闭孔处的闭膜管内寻找闭孔神经，其与闭孔动、静脉伴行出入闭膜管；向上追踪其自腰大肌内侧缘穿出处（起自腰丛，图 10-19）。在股内侧部翻起长收肌，观察其深面下行的闭孔神经前支；再翻起短收肌，其深面有闭孔神经后支。一般情况下闭孔神经不易损伤，损伤后导致大腿内侧肌群瘫痪。

（3）腰丛的其他分支（图 10-19）：在腹后壁的内面，寻找自上而下斜行排列的肋下神经、髂腹下神经、髂腹股沟神经、

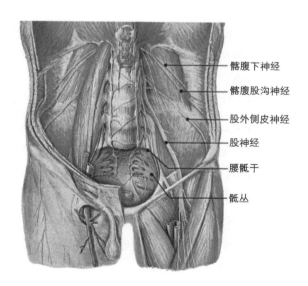

髂腹下神经

髂腹股沟神经

股外侧皮神经

股神经

腰骶干

骶丛

图 10-19　腰丛及骶丛

股外侧皮神经和穿腰大肌自其前面下行的生殖股神经；查看这些细小神经的行程及分布。髂腹下神经分布于腹股沟区和耻骨联合上方，髂腹股沟神经进入腹股沟管分布于会阴部，生殖股神经参与形成精索分布于阴囊；可在髂前上棘下方和大腿外侧寻找股外侧皮神经。

7. 骶丛 在盆会阴下肢标本上，查看骶骨和梨状肌表面粗大的骶丛，观察其来源（$L_{4、5}$、S_{1-5}、C_{o1}）和骶骨岬两侧由 $L_{4、5}$ 组成的腰骶干。注意观察第 1~4 骶神经前支自骶前孔穿出，第 5 骶神经前支和尾神经前支自骶管裂孔穿出，在盆腔后壁的梨状肌前面与腰骶干共同形成骶丛。翻起臀大肌，观察自梨状肌上孔、下孔分别穿出的神经，牵拉这些神经，查看是否均起自骶丛。

（1）阴部神经等分支：自梨状肌上孔穿出的臀上神经，查看其分布于臀中、小肌处；自梨状肌下孔穿出的神经较多，自内侧向外侧依次是阴部神经、臀下神经、股后皮神经和最粗大的坐骨神经。寻找骶结节韧带及其围成的坐骨小孔，阴部神经绕坐骨棘穿过坐骨小孔；结合会阴部模型，观察阴部神经自坐骨肛门窝至尿生殖区的行程、分支及分布。查看临床上做会阴部手术时，常在坐骨棘附近施行阻滞麻醉的原因。查看分布于股后部的股后皮神经和分布于臀大肌的臀下神经。

（2）坐骨神经：观察坐骨神经自梨状肌下孔穿出处，其经坐骨结节与股骨大转子之间至股后部。观察坐骨神经穿出梨状肌下孔时是否分为两束，自梨状肌下孔还是梨状肌或梨状肌上孔穿出盆腔。查看发生梨状肌综合征引起坐骨神经痛与坐骨神经变异的关系。观察坐骨神经向下的行程，查看在腘窝上方分为胫神经和腓总神经处；注意此分叉处的位置常不低于腘窝上角。查看选择臀部外上 1/4 肌内注射的原因。坐骨神经损伤后导致大腿后群肌和小腿、足肌瘫痪。

（3）胫神经：观察腘窝浅层由坐骨神经直接向下延续形成的胫神经，在小腿后群的浅、深层肌之间寻找胫神经，注意观察与其伴行的胫后动、静脉。观察胫神经自踝管至足底分为足底内、外侧神经处；胫神经的分布区域。胫神经损伤后导致小腿后群肌和足底肌瘫痪，出现典型的"钩状足"畸形。

（4）腓总神经：沿股二头肌内侧缘向外下，在表浅的腓骨颈处寻找腓总神经；牵拉腓总神经，观察其起自坐骨神经处。查看腓总神经穿腓骨长肌分为腓深神经和腓浅神经处，在小腿前群肌之间寻找腓深神经，注意与其伴行的胫前动、静脉，经距小腿关节前方下行至足背；在小腿外侧群肌之间寻找腓浅神经，也可自小腿下部的外侧找到皮神经后，再逆行追踪腓浅神经。观察腓肠神经的组成及沿小隐静脉的行程。观察腓深神经和腓浅神经的分布区域和腓总神经易损伤处。

结合骨骼肌的运动，查看使足内翻和足外翻的肌有哪些，各受何神经支配。腓总神经绕腓骨颈处的位置表浅，外伤撞击时易造成神经断裂，导致小腿前群肌及外侧群肌瘫痪，出现典型的"马蹄内翻足"。

神经总论及颈丛、臂丛实验报告

（一）填图题

1.　　　　　　6.
2.　　　　　　7.
3.　　　　　　8.
4.　　　　　　9.
5.　　　　　　10.

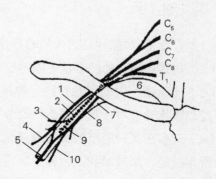

（二）绘图题：请绘出脊神经组成和分支，并标示下列结构

1. 前根　　　　5. 交通支
2. 后根　　　　6. 前支
3. 脊神经　　　7. 后支
4. 脊神经节

（三）简答题

简述正中神经分支、支配部位及损伤后的表现。

腰丛及骶丛实验报告

（一）填图题

1.　　　　　　5.
2.　　　　　　6.
3.　　　　　　7.
4.

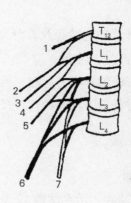

（二）绘图题：请绘出下肢后面的神经，并标示下列结构

1. 坐骨神经　　　3. 腓总神经
2. 胫神经　　　　4. 梨状肌下孔

（三）简答题

简述腓总神经所支配肌肉之名称及皮肤范围，损伤后有什么临床表现？

<h1 style="text-align:center">实验六　脑神经</h1>

一、实验目标

（1）查看 12 对脑神经出入颅的部位。

（2）观察穿筛孔处的嗅丝（嗅神经）及其分布。

（3）辨认眶腔内的泪腺神经、额神经、鼻睫神经、动眼神经、展神经、滑车神经、视神经和睫状神经节，观察其走行及分布。

（4）观察三叉神经节的位置及其相连的眼神经、上颌神经和下颌神经，查看动眼神经、滑车神经、眼神经和上颌神经穿经海绵窦处的位置关系。

（5）辨认颊神经、舌神经、下牙槽神经和耳颞神经，观察鼓索加入舌神经处和耳颞神经与脑膜中动脉的位置关系。

（6）观察眶上神经、眶下神经和颏神经的穿出处，查看其在头面部的分布区域。

（7）查看面神经在面神经管内的行程、分支和鼓索的起止，辨认颞支、颧支、颊支、下颌缘支和颈支。

（8）查看前庭蜗神经的行程及分布。

（9）查看舌咽神经的行程及其分出的舌支、咽支、颈动脉窦支。

（10）查看迷走神经的行程及分支，并追踪至腹腔。观察在颈部的迷走神经与颈内动脉、颈总动脉和颈内静脉的位置关系。查看在胸部的迷走神经的分支（喉返神经）与右锁骨下动脉、主动脉弓的位置关系，迷走神经与肺根、食管的位置关系。

（11）辨认喉上神经及其分支、颈心支、喉返神经、食管丛、迷走神经前干、迷走神经后干和胃前、后支。

（12）查看副神经的行程，辨认分布于胸锁乳突肌和斜方肌的肌支。

（13）查看舌下神经的行程及分布。

二、实验教具

1. 标本

（1）湿颅底（示在体的 12 对脑神经及其出入颅的部位）。

（2）眶腔（去除眶腔上壁及外侧壁，示视神经、动眼神经、滑车神经和展神经）。

（3）面侧区深层（示眼神经的额神经、泪腺神经和鼻睫神经，上颌神经的翼腭神经、眶下神经，下颌神经的颊神经、舌神经、下牙槽神经和耳颞神经，鼓索和下颌下神经节）。

（4）面侧区浅层（示面神经的颅外分支）。

（5）头颈部深层（示舌咽神经的舌支、咽支和颈动脉窦支，舌下神经、副神经、迷走神经和喉上神经及其分支）。

（6）整尸（示在体的迷走神经的行程和喉返神经、食管丛、迷走神经前干、迷走神经后干、胃前支、胃后支）。

2. **模型** 三叉神经和面神经。

3. **挂图** 脑神经概观、眶及眶内容物（侧面观）、三叉神经（内、外侧面）、舌下神经及锁骨下动脉、舌咽神经、迷走神经、副神经的行程及分布、迷走神经颈段、头面部浅层血管、神经。

三、实验内容

1. **颅底** 12 对脑神经根丝和出入颅的孔、裂。

2. **眶腔** 嗅神经、视神经、动眼神经、滑车神经、展神经、三叉神经、三叉神经节、泪腺神经、额神经和鼻睫神经。

3. **面侧区深层** 眶部观察视神经、动眼神经、滑车神经、展神经、泪腺神经、额神经、鼻睫神经、睫状神经节；面侧深区观察上颌神经、眶下神经、下颌神经、颊神经、舌神经、下颌下神经节、下牙槽神经、耳颞神经和鼓索。

4. **面侧区浅层** 面神经的分支、耳颞神经、眶上神经、眶下神经和颏神经。

5. **头颈部深层** 舌咽神经及颈动脉窦支、迷走神经及喉上神经（喉内支和喉外支）、颈心支、喉返神经、副神经和舌下神经。

6. **整尸** 迷走神经的行程、喉上神经及其分支、喉返神经、胃前支、胃后支和"鸦爪"支。

四、实验方法

1. **观察步骤及方法**

（1）首先明确脑神经的来源、性质及纤维成分。周围神经依据连接部位划分，与脑相连的神经即脑神经；因脑干内 18 对脑神经核的性质不同，因而与脑神经核相连的脑神经分为运动性（Ⅲ、Ⅳ、Ⅵ、Ⅺ、Ⅻ）、感觉性（Ⅰ、Ⅱ、Ⅷ）和混合性（Ⅴ、Ⅶ、Ⅸ、Ⅹ）；脑神经的纤维成分不完全相同，每对脑神经可含有 1～5 种纤维成分（图 10-20）。

（2）其次要清楚脑神经与脊神经的区别。脊神经共 31 对，纤维成分相同且均为混合性，分支分布于躯干、四肢。脑神经共十二对，每对脑神经均含有特定的纤维成分，并分布于特定的区域；脑神经可以采用"一嗅二视三动眼，四滑五叉六外展，七面八听九舌咽，迷副舌下神经完"来记忆其名称。

（3）再者要分清与脑神经相连的神经节的性质。神经节分为感觉神经节和副交感神经节两种。感觉神经节由假单极神经元或双极神经元的胞体形成，如三叉神经节等；睫状神经节、翼腭神经节、下颌下神经节和耳神经节则为副交感神经节，是内脏运动神经的节后神经元，随Ⅲ、Ⅶ、Ⅸ、Ⅹ对脑神经分布于心肌、平滑肌和腺体。

（4）在湿颅底标本上，观察脑神经穿经颅底孔、裂与脑相连接处。在游离脑神经标本上，观察脑神经节、脑神经的分支及分布。脑神经的实验应以混合性脑神经Ⅴ、Ⅶ、Ⅸ、Ⅹ为重点，结合脑干内脑神经核的性质及纤维成分进行观察、学习（图10-20）。

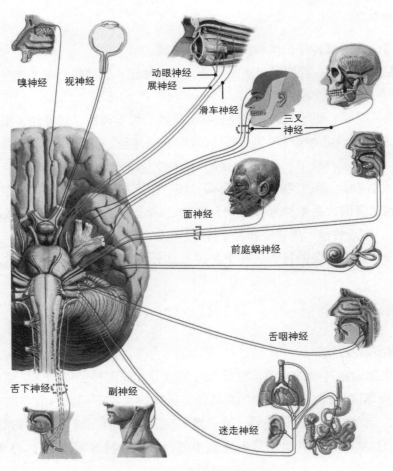

图10-20　脑神经概观

2. 12 对脑神经

（1）嗅神经：在头颈部正中矢状切标本上，观察经筛孔连于嗅球的 15 ~ 20 条嗅丝即嗅神经，注意区别嗅神经与嗅球、嗅丝。观察嗅丝分布于上鼻甲及上鼻甲所对的鼻中隔黏膜处，颅前窝骨折后常导致嗅觉障碍。

（2）视神经：在去除眶腔上壁及外侧壁的标本上，寻找眶腔内连于眼球的视神经；查看其经视神经管进入颅内形成视交叉处。注意观察视神经时勿将其周围的眼球外肌和眶内的其他神经损坏。脑被膜与神经被膜相延续，蛛网膜下隙也随之延续至视神经周围，故临床上常用眼底镜检查视神经盘，观察是否存在颅内高压引起的视神经盘水肿。

（3）动眼神经：在去除眶腔上壁及外侧壁的标本上，首先辨认清楚眼球外肌，依据进入眼球外肌的神经逆行追踪寻找。辨认上直肌和上睑提肌，进入此二肌的是动眼神经上支，较细小；辨认下直肌、内直肌和下斜肌，进入此三肌的是动眼神经下支，较粗大。逆行追踪动眼神经上、下支的分支处，查看动眼神经穿经眶上裂处；辨认与动眼神经下支相连的不规则膨大结构即睫状神经节，此神经节为副交感神经节（节后神经元）；注意观察睫状神经节发出的节后纤维，其分布于眼球的瞳孔括约肌和睫状肌处（图 10-21）。依据眼球外肌的作用，在标本或模型上观察动眼神经损伤后对眼球运动的影响及瞳孔方向的变化。

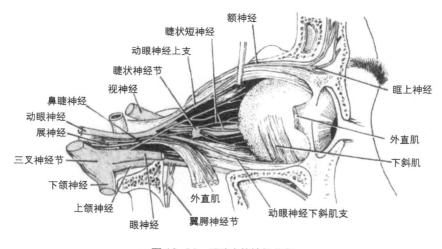

图 10-21　眶腔内的神经分布

（4）滑车神经和展神经：在去除眶腔上壁及外侧壁的标本上，辨认出上斜肌和外直肌；沿上斜肌上缘寻找与之相连的滑车神经，在外直肌内侧与其相连的神经即展神经。逆行观察此二者向眶上裂的走行，损伤后分别导致上斜肌和外直肌瘫痪，使瞳孔转向内上和内侧。

（5）三叉神经（图 10-22）：在去除颅盖的面侧区深层标本上，观察颞骨岩部尖端膨大的半月形神经节即三叉神经节；向下查看三叉神经分为 3 支，即眼神经、上颌神经和下颌神经。查看三叉神经 3 个分支分别经眶上裂、圆孔和卵圆孔出入颅底处；注意观察眼神经、动眼神经、滑车神经和上颌神经共同穿行于海绵窦外侧壁内。

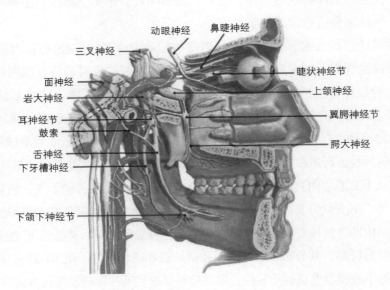

图 10-22　三叉神经

1）眼神经：在去除眶腔上壁的标本上，查看眶腔尖端的眼神经及其分支处。眼神经呈扁索状，走行于上睑提肌和上直肌的上方，向前延续为较粗大的额神经；查看额神经向前经眶上孔穿出并移行为眶上神经处。查看眶上神经的走行及分布。自泪腺沿外直肌上缘逆行向后，查看发自眼神经的较细的泪腺神经，观察其分布于泪腺和上睑处。在上直肌与视神经之间，寻找斜跨视神经上方后斜向内下的鼻睫神经，其分布于鼻腔黏膜和鼻背皮肤处。

2）上颌神经：在面侧区深层标本上，观察上颌神经自三叉神经节发出，经海绵窦、圆孔穿出颅底处；上颌神经向前经翼腭窝、眶下裂移行为眶下神经，再经眶下沟、眶下管出眶下孔，分布于眼裂与口裂之间的皮肤。在上颌神经走行于翼腭窝处，辨认自眶下裂出入眶的颧神经和连于翼腭神经节的翼腭神经，以及参与形成上牙槽神经丛的上牙槽后神经。

3）下颌神经：在面侧区深层标本上，查看下颌神经自卵圆孔出入颞下窝处。切断翼外肌翻起观察，可见下颌神经分为前、后干；前干较细小，有数条分支分布于咀嚼肌（颞肌、咬肌、翼内肌和翼外肌）和向前下分布于颊肌的颊神经，查看颊神经分布于颊部皮肤及黏膜处。注意在标本上咀嚼肌及其神经均已去除，不易观察到。后干较粗大，发出 3 条主要分支；以两根夹持脑膜中动脉的是耳颞神经，观察其经颞下颌关节后方，向后上与颞浅动、静脉相伴行，穿腮腺分布于颞部皮肤处。向下进入下颌孔，再经下颌管分布于下颌牙龈的是下牙槽神经，其继续前行并经颏孔穿出移行为颏神经，分布于口裂以下的皮肤。向前下分布于舌的神经即舌神经，与下牙槽神经的走行基本平行；上端有鼓索加入，经翼外肌深面下行，到达下颌下腺的上方，继续沿舌骨舌肌的表面向前行至舌尖；舌神经分布于舌前 2/3 的黏膜（一般躯体感觉），其中来自鼓索的味觉纤维则分布于舌前 2/3 的味蕾。

　　注意观察位于下颌下腺上方且与舌神经相连的下颌下神经节，为副交感神经节（节后神经元），是面神经的副交感纤维交换神经元处；查看其节后纤维分布于下颌下腺和舌下腺处。翼腭窝内与翼腭神经相连的翼腭神经节（节后神经元），为面神经的副交感纤维交换神经元处；查看其节后纤维经下颌神经、颧神经分布于泪腺处。

　　重点观察三叉神经三个分支的终末支，即眶上神经、眶下神经和颏神经穿出处，以及这些终末支的分布区域（在面部的分布区域以眼裂、口裂分界）；注意观察眶上孔、眶下孔和颏孔位于一条直线上，是面部表浅手术时的阻滞麻醉点。同时应该清楚三叉神经的眼神经、上颌神经为感觉性神经，下颌神经是混合性神经；下颌神经支配咀嚼肌、下颌舌骨肌和二腹肌前腹的运动。

　　（6）面神经：在面侧区深层标本或耳模型上，观察经颞骨岩部的面神经管内的面神经，逆行追踪其出入内耳门处；查看面神经在面神经管内的走行、分段（内听道段、迷路段、水平段和垂直段）和自茎乳孔出入颅处。注意观察面神经管内膨大的膝神经节，为感觉神经节，由假单极神经元形成。

　　1）面神经管内的分支（图 10-23）：①重点观察与舌神经相连的鼓索，鼓索在面神经出茎乳孔前发出，向前上穿过骨质，在黏膜深面跨越锤骨柄内侧，向前穿岩鼓裂与舌神经相连；测量鼓索发出处距茎乳孔的距离。查看鼓索的纤维成分（副交感纤维和味觉纤维）、与脑干内神经核的联系（上泌涎核和孤束核）及分布（下颌下腺、舌下腺和泪腺）。②在面神经膝处，寻找面神经发出的岩大神经；观察岩大神经在翼腭窝内连于翼腭神经节处，其经下颌神经、颧神经到达泪腺，控制泪腺的分泌。

　　2）面神经的颅外分支：在面侧区浅层标本上，自腮腺前缘发出诸多细小的面神经分支，即向上走行的颞支、前上走行的颧支、向前走行的颊支、前下走行的下颌缘支和向下走行的颈支；观察

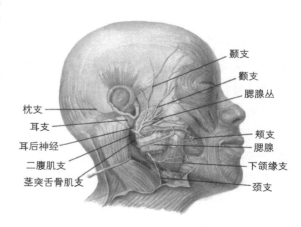

图 10-23　面神经分支

这些分支的分布（面部表情肌和颈阔肌）。向后逆行观察面神经出茎乳孔至腮腺和以神经丛形式穿腮腺处，腮腺手术损伤面神经丛时常导致面瘫。

3）翼腭神经节和下颌下神经节：翼腭神经节呈扁平的小结，位于翼腭窝上部，上颌神经的下方和蝶腭孔附近。下颌下神经节详见三叉神经的实验。

观察面神经在脑桥小脑三角、鼓室面神经管凸和腮腺内的行程，这些部位损伤后导致面肌瘫痪；由于损伤部位的不同，可伴有泪腺分泌、味觉和唾液腺分泌的变化（图10-24）。

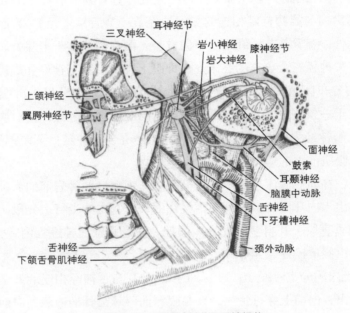

图 10-24　翼腭神经节和耳神经节

（7）前庭蜗神经：此神经的行程较短，不易观察，但可在内耳门处或内耳门与延髓脑桥沟之间寻找。前庭蜗神经由传导平衡觉的前庭神经和传导听觉的蜗神经合成；也可在内耳模型上观察前庭神经和蜗神经，分别起自内耳的螺旋神经节和前庭神经节。前庭蜗神经与面神经伴行，经内耳道入颅；前庭蜗神经损伤后导致一侧听觉障碍和平衡觉受到影响。

（8）舌咽神经：①在头颈部深层标本上，先辨认出舌神经、舌下神经和二者之间的茎突舌骨肌和舌骨舌肌，在其深面寻找较细小的舌咽神经舌支，为舌咽神经延续的终末支；也可先寻找茎突和连于茎突的茎突咽肌，细小的舌咽神经自此肌下部的后缘处经过；查看舌咽神经分布于舌后 1/3 黏膜和味蕾处。②逆行向上追踪舌咽神经和舌咽神经发出至咽壁的咽支，查看由咽支、迷走神经和交感神经交织形成的咽丛。观察舌咽神经自颈静脉孔穿出及其与延髓相连处。③在颈总动脉末端和颈内动脉起始处，寻找细小的颈动脉窦支，向上查看其自舌咽神经的发出处。④在头颈部正中矢状切标本上，寻找卵圆孔下方的膨大的耳神经节；也可在面侧深区标本上翻起下颌神经，寻找其深面的耳神经节。观察与耳神经节相连的岩小神经（起自鼓室神经丛）和耳颞神经，自耳神经节发出的节后纤维随耳颞神经分布于腮腺，控制腮腺的分泌。

（9）迷走神经：此神经为脑神经中走行最长的神经，可在颈总动脉与颈内静脉的后方、肺根后方和胃小弯等处寻找。

1）颈部分支：在头颈部深层标本上，寻找颈总动脉与颈内静脉后方较粗的迷走神经，向上查看其膨大的感觉神经节即下神经节，由此节向前下发出喉上神经。喉上神经沿咽侧壁与颈内动脉之间行向前下至舌骨大角处；在舌骨大角处辨认喉上神经分出的喉内、外支。查看喉内支向前穿甲状舌骨膜进入喉，分布于声门裂以上的黏膜；喉外支向前下到达环甲肌，支配其运动。也可在甲状舌骨膜和环甲肌处分别寻找喉内支和喉外支，并向上逆行追踪观察。查看喉上神经损伤后的表现。如果持拿的标本尚有血管存在，观察颈外动脉发出的甲状腺上动脉与喉上神经喉外支的位置关系，查看甲状腺次全切手术时结扎血管的原则（"上靠"）。在喉和气管的外侧辨认细小的颈心支，寻找下神经节处参与形成咽丛的咽支。

2）胸部分支：在主动脉弓和右锁骨下动脉前方分别观察下行的迷走神经，注意查看迷走神经发出的勾绕主动脉弓和右锁骨下动脉的分支即喉返神经。在颈部的气管食管沟内寻找细小的喉返神经，观察喉返神经的行程及自环甲关节后方进入喉处（在咽下缩肌下缘处进入喉内称为喉下神经），分布于声门裂以下黏膜和除环甲肌以外的喉肌。查看喉返神经损伤后的表现。如果持拿的标本尚有血管存在，观察锁骨下动脉的甲状颈干发出的甲状腺下动脉与喉返神经的位置关系，查看甲状腺次全切手术时结扎血管的原则（"下离"）。观察迷走神经攀附着于食管周围下行及其发出的食管支、气管支，左迷走神经在食管前方形成迷走神经前干，右迷走神经在食管后方形成迷走神经后干。

3）腹部分支：在胃贲门处寻找迷走神经前、后干，前干分出沿胃小弯的胃前支和到达肝门处的肝支，参与形成肝丛；后干分出沿胃小弯的胃后支和到达腹腔干根部的腹腔支，参与形成腹腔丛。胃前、后支在胃小弯处发出分支分布于胃壁，查看胃前、后支在幽门部延续形成的"鸦爪"支。

迷走神经过度兴奋引起消化性溃疡时，可作保留肝支、腹腔支和"鸦爪"支，切断胃前、后支在胃小弯处的所有分支的高选择性迷走神经切断术。

（10）副神经和舌下神经：在胸锁乳突肌后缘与斜方肌前缘之间，寻找斜向外下的副神经，逆行查看副神经发出分支至胸锁乳突肌处；也可向上翻起胸锁乳突肌，在乳突下方 3~4cm 处，查看与此肌深面相连的副神经。副神经损伤后导致胸锁乳突肌和（或）斜方肌瘫痪，从而引起相应的临床症状。在颈内、外动脉和舌骨舌肌表面，寻找斜向前内下且较粗的舌下神经；逆行查看舌下神经自舌下神经管穿出处，沿舌下神经观察其穿颏舌肌进入舌处。在活体上作伸舌动作，舌尖的活动自如；如果舌下神经损伤后，伸舌时舌尖则偏向患侧。

3. 重要器官的神经配布

（1）舌：在面侧深区标本上，寻找基本平行的舌下神经（位置较低）和三叉神经的舌神经（位置较高），舌下神经支配舌肌的运动，三叉神经的舌神经管理舌前 2/3 的一般感觉。在舌下神经与舌神经之间的深面，寻找位置较深且细小的舌咽神经；舌咽神经管理舌后 1/3 的一般感觉和味觉。在舌神经起始处的稍下方，寻找加入舌神经内的面神经发出的鼓索，鼓索的味觉纤维随舌神经分布于舌前 2/3 的味蕾。

（2）视器：在去除眶腔上壁及外侧壁的标本上，辨认清楚眼球外肌后，寻找连于外直肌的展神经，连于上斜肌的滑车神经，连于上直肌、下直肌、内直肌和下斜肌的动眼神经，此三者支配眼球外肌的运动。查看连于眼球后壁粗大的视神经，其传导视觉冲动。查看经颧神经到达泪腺的面神经纤维（控制泪腺的分泌）和分布于角膜、眼睑的三叉神经眼神经的分支（管理一般感觉）。观察连于瞳孔括约肌、睫状肌的副交感神经和瞳孔开大肌的交感神经，其支配平滑肌的运动。

实验七　内脏神经

一、实验目标

（1）观察内脏运动神经的分布，查看内脏运动神经与躯体运动神经、交感神经与副交感神经的区别。

（2）观察交感干的位置及组成，辨认椎旁神经节的数目及其与脊神经的连接关系。

（3）查看交感干的灰、白交通支和内脏大、小神经的组成，观察其走行及去向。

（4）辨认腹腔神经节、肠系膜上神经节、肠系膜下神经节和主动脉肾神经节，观察其形态及位置。

（5）观察颅部副交感神经节、节前纤维、节后纤维及其分布。

（6）辨认心丛、肺丛、腹腔丛、腹主动脉丛、上腹下丛、盆丛和盆内脏神经。

（7）观察内脏感觉神经的分布，查看内脏痛的特点和牵涉痛。

二、实验教具

1. 标本

（1）整尸（示在体的内脏神经的交感干、椎前神经节、椎旁神经节、内脏大神经、内脏小神经、心丛、腹腔丛和盆丛）。

（2）头颈部深层（示脑神经的副交感神经节）。

（3）脊髓和脑干的横切面（示脊髓灰质和脑干的神经核）。

2. 模型 自主神经和脑神经核。

3. 挂图 自主神经系统概观，交感神经系统模式图。

三、实验内容

1. 整尸或自主神经模型 颈交感干、胸交感干、腰交感干，椎旁神经节、椎前神经节，内脏大神经、内脏小神经、灰交通支、白交通支，心丛、腹腔丛、上腹下丛、盆丛。

2. 头颈部脑深层 睫状神经节、下颌下神经节、翼腭神经节和耳神经节。

3. 脑神经核模型和脑干、脊髓横切面 脑神经核和脊髓灰质。

四、实验方法

1. 观察步骤及方法

（1）首先应明确内脏神经存在于脊神经和脑神经中，其含有内脏运动纤维和内脏感觉纤维；假设能分离出来组成独立的内脏神经，因此内脏神经较细小，不易观察。

（2）其次应清楚内脏神经也分为内脏运动神经和内脏感觉神经，分布于内脏、心血管、平滑肌和腺体；内脏运动神经不受人的意识控制，也称自主神经或植物神经。

（3）再者应鉴别内脏运动神经与躯体运动神经：①躯体运动神经支配骨骼肌，受人的意识控制；内脏运动神经支配平滑肌、心肌和腺体，不受人的意识控制。②躯体运动神经仅有一种纤维成分，使骨骼肌收缩或舒张；内脏运动神经有交感和副交感两种纤维成分，分别控制平滑肌、心肌的收缩或舒张和腺体分泌的增多或减少。③躯体运动神经自低级中枢至骨骼肌仅有一级神经元，内脏运动神经需两个神经元即节前神经元和节后神经元，其发出的纤维分别称为节前纤维和节后纤维。④躯体运动神经由较粗的有髓纤维形成，内脏运动神经则为薄髓（节前纤维）或无髓（节后纤维）的细纤维。⑤躯体运动神经以神经干的形式分支分布，故易寻找和观察；内脏运动神经则以纤细的神经丛分布，不易观察。

2. 内脏运动神经

（1）交感神经

1）椎旁神经节：在胸腹盆后壁标本或模型上，寻找脊柱两侧纵行的交感干，呈串珠样；注意观察膨大的结构即交感神经节的椎旁神经节（节后神经元），连接相邻两个神经节的是节间支。查看椎旁神经节的数目（19~24个），向下观察两条交感干逐渐向中线靠拢，在尾骨前方汇合成奇神经节。

2）椎前神经节：在腹主动脉发出腹腔干、肠系膜上动脉、肠系膜下动脉和肾动脉的分支根部，寻找不规则的团块状结构即椎前神经节（节前神经元），即腹腔神经节、肠系膜上神经节、肠系膜下神经节和主动脉肾神经节；椎前神经节发出的节后纤维随血管分布于腹腔脏器。

3）交通支（图10-25）：观察交感干与脊神经之间连接的交通支，查看交通支的粗细及数目；在 T_1 ~ L_3 与交感干之间有粗细不等的两条交通支，其余则仅有一条较细的交通支。较粗的交通支即白交通支，有15条，连于脊神经与交感干之间，由薄髓的节前纤维形成；较细的交通支即灰交通支，有31条，连于交感干与脊神经之间，由无髓的节后纤维形成。

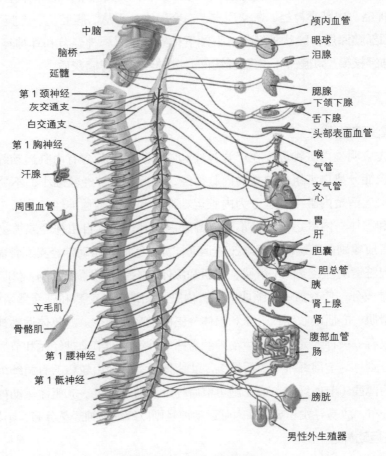

图 10-25 自主神经概观

4）节前、节后纤维：观察节前、节后神经元及其间的节前纤维，以及节后神经元至脏器的节后纤维；查看节前纤维和节后纤维的去向。节前纤维可经白交通支到达椎旁神经节，或其上、下方的椎旁神经节，或穿椎旁神经至椎前神经节；在椎旁神经节和椎前神经节换元后的节后纤维，可经后交通支随脊神经分布，或攀附着于血管周围随血管分布，或自交感神经节直接分支分布于脏器。

5）交感神经周围部：在脊柱颈段两侧的横突前方，辨认颈上、中、下神经节；尤其是第7颈椎横突前方的颈下神经节，其与第1胸神经节融合形成颈胸神经节（亦称星状神经节）。寻找胸后壁处椎前神经节发出的内脏大神经和内脏小神经（均为节前纤维），寻找腹后壁处的腰内脏神经（节前纤维），寻找盆后壁处的两条交感干汇合形成的奇神经节。

6）交感神经中枢部：在脊髓横切面标本或模型上，观察位于脊髓 $T_1 \sim L_3$ 节段灰质侧角的交感神经低级中枢（节前神经元），自低级中枢发出至椎前神经节和椎旁神经节的纤维为节前纤维。查看脊髓胸 $1 \sim 5$ 节段发出的节前纤维换元后，其节后纤维分布于头颈部、胸部和上肢，脊髓胸 $6 \sim 12$ 节段分布于结肠左曲以上的消化管道，脊髓腰 $1 \sim 3$ 节段分布于结肠左曲以下的消化管和盆会阴、下肢。

（2）副交感神经：①在脑干横切面标本或模型上，观察动眼神经副核、上泌涎核、下泌涎核和迷走神经背核，即副交感神经的低级中枢（节前神经元）；自神经节发出节前纤维，伴随动眼神经、面神经、舌咽神经和迷走神经分布于相应脏器。在脑神经标本上，观察与动眼神经下支相连的睫状神经节、与面神经鼓索随舌神经相连的下颌下神经节、翼腭窝内的翼腭神经节和卵圆孔下方的耳神经节，这些神经节即器官旁节（节后神经元）；自神经节发出节后纤维，分布于瞳孔括约肌、睫状肌、下颌下腺、舌下腺和泪腺等处。迷走神经分布于结肠左曲以上的消化管，在器官壁内的神经节即器官内节内交换神经元后，分布于胸腹腔脏器。②在脊髓骶段横切面标本或模型上，观察相当于脊髓灰质侧角的骶副交感核，即副交感神经的低级中枢（节前神经元）；自神经节发出的节前纤维随骶神经出骶前孔。查看自骶神经分出的盆内脏神经（节前纤维），其参与形成盆丛，节前纤维到达结肠左曲以下的消化管道和盆腔脏器壁内的器官内节（节后神经元）内，发出节后纤维分布于相应脏器。

（3）交感神经与副交感神经的区别：辨认交感神经与副交感神经，查看其低级中枢（节前神经元）的部位和周围部神经节（节后神经元）的位置。观察节前、后神经元的比例，是否为一个交感节前神经元与多个节后神经元形成突触，一个副交感节前神经元与较少的节后神经元形成突触。查看节前后纤维的长短，交感神经节前纤维是否较节后纤维短，副交感神经节前纤维则较节后纤维长。

（4）内脏神经丛：在腹、盆腔后壁标本或模型上，辨认主动脉弓下方、气管杈前方的心丛和肺根前、后的肺丛，查看腹腔干、肠系膜上动脉根部的腹腔丛和腹主动脉两侧及前面的腹主动脉丛，观察第 5 腰椎前方的上腹下丛和直肠两侧的下腹下丛（盆丛）。查看神经丛随血管等的分布情况。

3．内脏感觉神经　内脏感觉神经存在于脊神经和脑神经中，在标本上不易观察到。内脏感觉神经的特点：①痛阈较高，一般强度的刺激如心跳、胃肠蠕动等不会引起感觉，对挤压、切割和烧灼均不敏感，对牵拉、缺氧和痉挛等敏感；②弥散的内脏痛，定位不准确；③牵涉性痛，即内脏病变常引起体表某区域的感觉过敏或疼痛。

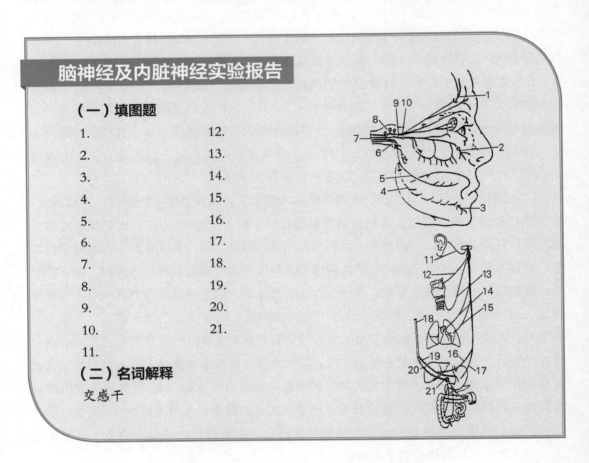

脑神经及内脏神经实验报告

（一）填图题

1.　　　　　　　12.
2.　　　　　　　13.
3.　　　　　　　14.
4.　　　　　　　15.
5.　　　　　　　16.
6.　　　　　　　17.
7.　　　　　　　18.
8.　　　　　　　19.
9.　　　　　　　20.
10.　　　　　　 21.
11.

（二）名词解释

交感干

实验八　传导通路

一、实验目标

（1）观察躯干四肢意识性本体感觉、躯干四肢痛温觉和头面部浅感觉传导通路的组成、三级神经元胞体的位置、交叉部位及交叉方式。

（2）查看浅、深感觉从头面部或躯干四肢的感受器接受刺激，将神经冲动经周围神经传至中枢内的有关核团，到达大脑皮质感觉区的全部结构串联起来形成一个完整的立体概念。

（3）观察视觉、听觉、平衡觉和运动传导通路的组成、神经元胞体的位置、交叉部位及交叉方式。

（4）观察瞳孔对光反射通路。区别上、下运动神经元损伤后的表现。

（5）观察上行、下行传导通路与感受器、效应器的关系。

（6）观察皮质—纹状体—背侧丘脑—皮质环路和皮质—脑桥—小脑—皮质环路。

（7）结合病例，联系临床，总结、复习神经系统的有关内容。

（8）掌握神经系统疾病的病例分析方法，为临床神经系统疾病的定位诊断奠定解剖学基础。

二、实验教具

1. 标本

（1）整脑（示视交叉、视束和外侧膝状体）。

（2）剥离脑（示视辐射）。

2. 模型　感觉（上行）传导通路、锥体系、锥体外系、视觉传导通路和听觉传导通路。

3. 挂图　浅感觉传导通路，深感觉传导通路，锥体系（皮质脊髓束、皮质核束），锥体外系（皮质—脑桥—小脑系和纹状体—苍白球系），视觉传导通路，听觉传导通路。

三、实验内容

1. 躯干四肢意识性本体感觉传导通路模型　脊神经节、薄束、楔束、薄束核、楔束核、内侧丘系交叉、内侧丘系、腹后外侧核、丘脑中央辐射、中央后回和中央旁小叶后部。

2. 躯干四肢痛温觉传导通路模型　脊神经节、背外侧束、后角固有核、白质前连合、脊髓丘脑束、脊髓丘系、腹后外侧核、丘脑中央辐射、中央后回和中央旁小叶后部。

3. 头面部浅感觉传导通路模型　三叉神经节、三叉神经脑桥核、三叉神经脊束、三叉神经脊束核、三叉丘系、腹后内侧核、丘脑中央辐射和中央后回。

4. 视觉传导通路模型和脑标本　鼻侧视网膜、颞侧视网膜、视神经、视交叉、视束、外侧膝状体、视辐射和视觉中枢。

5. 瞳孔对光反射通路模型　视网膜、视神经、视交叉、视束、顶盖前区、动眼神经副核、动眼神经、睫状神经节和瞳孔括约肌。

6. 听觉传导通路模型　螺旋器、螺旋神经节、蜗神经、蜗神经核、外侧丘系、内侧膝状体、听辐射和颞横回。

7. 锥体系模型 中央前回、皮质核束、脑神经运动核和第Ⅲ、Ⅳ、Ⅴ、Ⅵ、Ⅶ、Ⅷ、Ⅸ、Ⅹ、Ⅺ、Ⅻ对脑神经，中央前回、皮质脊髓束、锥体交叉、皮质脊髓侧束、皮质脊髓前束、脊髓灰质前角运动神经元和脊神经。

8. 锥体外系模型 纹状体、苍白球、黑质、红核、脑桥核、齿状核和下橄榄核。

四、实验方法

1. 观察思路

（1）首先应清楚本次实验是将过去所学的脊髓、脑干、间脑和端脑白质内的纤维束与脊神经、脑神经和大脑皮质串联起来，形成神经传导的一个完整的立体概念。

（2）其次要分清传导通路与反射通路的区别，传导通路分为感觉（上行）传导通路和运动（下行）传导通路；感觉传导通路是将感觉信息通过传入神经至大脑皮质感觉区，运动传导通路是由大脑皮质运动区的传出纤维经脑干、脊髓的运动神经元到达效应器。反射通路则是不经过大脑皮质处理信息的感觉（上行）传导通路和运动（下行）传导通路。

2. 感觉（上行）传导通路

（1）观察步骤及方法

1）应明确感觉传导通路的共性，即神经冲动从感受器向大脑皮质传导过程中，均有"三级神经元、二次交换神经元、一次纤维交叉、大脑皮质管理对侧"的规律，简称"三、二、一、对"。

2）重点观察三级神经元的位置和纤维束的起止、交叉部位及纤维交叉的数量。注意区别不同感觉传导通路的异同点，要从纤维束的名称及功能、神经元的名称及位置、第一级神经元的周围联系和第二级神经元的皮质联系等来区分。

3）观察步骤：在传导通路模型上，观察第一级神经元胞体的位置及其发出的周围突随脊神经或脑神经的分布；中枢突形成何结构再经何部位进入脊髓或脑干。纤维束在脊髓或脑干的走行和交换神经元的神经核及其位置；第二级神经元发出纤维的交叉部位和交换神经元的神经核及其位置；第三级神经元发出纤维的走行及止于大脑皮质的部位。

（2）躯干、四肢的本体感觉和精细触觉

1）意识性本体感觉和精细触觉的传导通路（图10-26）：在感觉传导通路模型上，观察用蓝色显示的神经核和纤维束。首先辨认传导通路中三级神经元胞体的位置，即脊神经后根上的脊神经节、延髓背侧的薄束核和楔束核、间脑的腹后外侧核。然后观察第一级神经元的周围突随脊神经分布于肌、腱、关节、皮肤处，中枢突随脊神经后根经后外侧沟进入脊髓后索，上行形成薄束或薄束（T_5以下形成薄束，T_4以上形成楔束），再上行至延髓，止于薄束核和楔束核。查看由第二级神经元薄束核和楔束核发出的纤维，向前绕过中央灰质的腹侧，左、右交叉形成内侧丘系交叉，交叉后的纤维上行形成内侧丘系，止于间脑的腹后外侧核。由第三级神经元腹后外侧核发出的纤维，参与组成丘脑中央辐射，经内囊后肢投射至大脑皮质中央后回的中上部、中央旁小叶后部和部分中央前回。

传导通路的交叉部位以上损伤引起对侧感觉消失，交叉部位以下损伤引起同侧感觉消失，交叉处损伤引起双侧感觉消失。

2）非意识性的本体感觉传导通路：在小脑传入纤维的传导通路模型上，辨认二级神经元胞体的位置，即脊神经节和胸核、腰骶膨大。观察脊神经节周围突的分布（肌、腱、关节），以及中枢突进入脊髓后止于胸核、腰骶膨大处。查看由第二级神经元发出纤维组成的脊髓小脑后束和脊髓小脑前束，分别经小脑下脚和小脑上脚到达旧小脑皮质处。

（3）躯干、四肢浅感觉和粗略触觉传导通路（图 10-27）：在感觉传导通路模型上，观察用蓝色显示的神经核和纤维束。首先辨认传导通路中三级神经元胞体的位置，即脊神经后根上的脊神经节、脊髓灰质后角内的后角固有核和间脑的腹后外侧核。然后观察第一级神经元的周围突随脊神经分布于躯干四肢皮肤处，中枢突随脊神经后根经后外侧沟进入脊髓，上升 1~2 个脊髓节段，止于脊髓灰质后角。查看由第二级神经元脊髓灰质后角发出的纤维，经白质前连合交叉至对侧，在外侧索、前索内上行组成脊髓丘脑侧束和脊髓丘脑前束，止于间脑的腹后外侧核。观察第三级神经元腹后外侧核，其轴突参与组成丘脑中央辐射，投射至中央后回的中、上部和中央旁小叶后部。

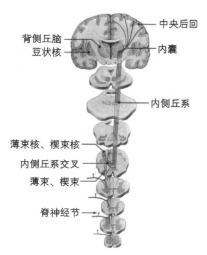

图 10-26　躯干、四肢深感觉传导通路

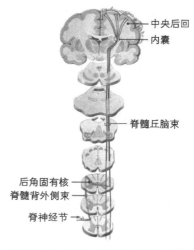

图 10-27　躯干、四肢浅感觉传导通路

（4）头面部浅感觉传导通路（图 10-28）：在感觉传导通路模型上，观察用蓝色显示的神经核和纤维束。首先辨认传导通路中三级神经元胞体的位置，即三叉神经节、三叉

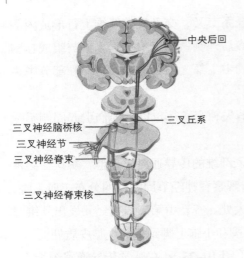

图 10-28　头面部感觉传导通路

神经脑核桥和三叉神经脊束核、间脑的腹后内侧核。然后观察第一级神经元的周围突随三叉神经分布于头面部皮肤处，中枢突组成三叉神经感觉根进入脑桥，止于三叉神经脑桥核和三叉神经脊束核。查看由第二级神经元三叉神经脑桥核和三叉神经脊束核发出的纤维，交叉至对侧上行形成三叉丘系，止于间脑的腹后内侧核。观察第三级神经元腹后内侧核，其轴突参与组成丘脑中央辐射，经内囊后肢投射至中央后回的下部。

（5）视觉传导通路和瞳孔对光反射通路

1）视觉传导通路：在视觉传导通路模型上，首先辨认眼球及其相连的视神经、视交叉、视束和外侧膝状体。然后观察第一、二级神经元位于眼球壁处，即双极细胞和节细胞；查看第二级神经元的轴突汇集于视神经盘穿越眼球壁处，形成的视神经穿视神经管进入颅腔，再形成视交叉后延续为视束（来自两眼视网膜鼻侧半的纤维交叉，来自视网膜颞侧半的纤维不交叉），多数纤维止于外侧膝状体。查看第三级神经元外侧膝状体，由此核发出纤维形成视辐射，经内囊后肢投射至端脑的距状沟周围皮质。注意观察视锥、视杆细胞（感光细胞）与双极细胞、节细胞的区别。依据视觉传导通路和物体成像的原理，重点查看视网膜、视神经、视交叉、视束及其以上部位损伤后的表现。

2）瞳孔对光反射通路：在视觉传导通路的基础上，辨认中脑的顶盖前区、动眼神经副核和睫状神经节；光线照射后，查看自视网膜经视神经、视交叉到达视束，观察视束的部分纤维经上丘臂至顶盖前区。查看顶盖前区发出的纤维与两侧动眼神经副核的联系，由动眼神经副核再发出纤维，经动眼神经进入眶腔内的睫状神经节；在节内交换神经元后，睫状神经节发出节后纤维，支配瞳孔括约肌和睫状肌的运动。在较近的距离处，用手电筒照射其他同学的一侧瞳孔，观察光照侧瞳孔和未照侧瞳孔的变化。

（6）听觉传导通路：在听觉传导通路模型上，首先辨认螺旋神经节、蜗神经核、下丘和内侧膝状体。然后观察第一级神经元螺旋神经节，其内的双极细胞周围突的分布（内耳的螺旋器）；中枢突形成蜗神经，经延髓脑桥沟进入脑桥，止于脑桥的蜗神经前、后核。第二级神经元发出纤维大部分越边至对侧，上行形成外侧丘系；注意观察纤维交叉处形成的斜方体。外侧丘系的大部分纤维止于第三级神经元下丘，自下丘发出纤维到达第四级神经元内侧膝状体；少量纤维不到达下丘，直接上升至内侧膝状体。自内侧膝状体发出的纤维形成听辐射，经内囊后肢投射至大脑皮质的颞横回。

（7）平衡觉传导通路：在平衡觉传导通路模型上，首先辨认前庭神经节、前庭神经核。然后观察第一级神经元前庭神经节内的双极细胞周围突的分布（壶腹嵴和球囊斑、椭圆囊斑）；中枢突形成前庭神经，止于第二级神经元前庭神经核。查看前庭神经核发出的纤维，参与组成内侧纵束和前庭脊髓束，再经小脑下脚进入小脑，与颞顶额叶皮质和脑干网状结构、迷走神经、舌咽神经等相联系。

3. 运动（下行）传导通路

（1）观察步骤：首先应明确自大脑皮质至效应器的神经联系由二级神经元组成，即上运动神经元和下运动神经元；然后区分出上运动神经元与下运动神经元，上运动神经元为大脑皮质及其轴突组成的皮质脊髓束、皮质核束，下运动神经元为脑神经运动核、脊髓灰质前角运动细胞及其轴突组成的脑神经、脊神经；再者运动传导通路除包括支配骨骼肌运动的锥体系和锥体系以外，影响并控制躯体运动的锥体外系。

（2）锥体系：在运动传导通路模型上，观察用红色显示的神经核和纤维束。查看位于中央前回、中央旁小叶前部的上运动神经元胞体，其发出轴突组成锥体束，即下行至脊髓的皮质脊髓束和下行至脑干脑神经运动核的皮质核束。

1）皮质脊髓束（图 10-29）：查看中央前回上、中部和中央旁小叶前部的上运动神经元胞体处，其轴突形成皮质脊髓束，经内囊后肢、中脑的大脑脚底和脑桥基底部，下行至延髓的腹侧面，75%～90% 的纤维交叉至对侧，交叉后的纤维在对侧脊髓外侧索内下行，即为皮质脊髓侧束，逐节止于脊髓灰质前角运动细胞（下运动神经元的胞体），支配四肢肌的运动；少部分未交叉的纤维，在同侧脊髓前索内下行，即为皮质脊髓前束，止于双侧脊髓灰质前角细胞，支配躯干肌的运动。

一侧皮质脊髓束损伤后，导致对侧四肢肌瘫痪，躯干肌运动不受明显影响。

2）皮质核束：查看中央前回下部等处发出的轴突，向下集合形成皮质核束，经内囊膝后陆续终止于双侧脑神经运动核（下运动神经元胞体），即动眼神经核、滑车神经核、展神经核、三叉神经运动核、疑核、副神经核和面神经核上半部。注意观察面神经核下半部和舌下神经核仅接受对侧皮质核束的纤维。

一侧皮质核束损伤后，仅出现对侧舌肌和眼裂以下的面肌瘫痪，此即核上瘫；一侧面神

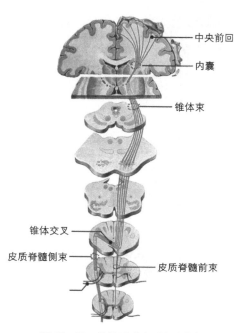

中央前回

内囊

锥体束

锥体交叉

皮质脊髓侧束

皮质脊髓前束

图 10-29　锥体系（皮质脊髓束）

经核损伤后，出现对侧所有的面肌瘫痪，此即核下瘫。

3）上运动神经元损伤与下运动神经元损伤的鉴别：查看上运动神经元、下运动神经元损伤的症状及形成原因。①上运动神经元损伤后出现肌张力增高、痉挛性瘫痪（硬瘫）、深反射亢进和病理反射，是由于上运动神经元对下运动神经元的抑制作用解除所致；病变肌的早期不出现萎缩，是因为神经对骨骼肌具有营养作用，骨骼肌未失去神经的直接支配。②下运动神经元损伤后出现肌张力降低，因失去神经的直接支配导致弛缓性瘫痪（软瘫）。由于神经损伤后其营养作用丧失，导致病变肌的早期萎缩；因反射弧中断，导致浅、深反射消失，也不出现病理反射。

（3）锥体外系：在锥体外系传导通路模型上，①观察由躯体运动区和躯体感觉区发出的皮质纹状体纤维至新纹状体处，查看由新纹状体发出的纹状体苍白球纤维至苍白球处，由苍白球发出的苍白球丘脑纤维至背侧丘脑处；观察由背侧丘脑发出的纤维经内囊到达大脑皮质躯体运动区的途径，即皮质—新纹状体—背侧丘脑—皮质环路。②观察皮质—脑桥—小脑—皮质环路，查看由额、顶、枕、颞叶至脑桥核的皮质脑桥纤维，以及由脑桥核发出交叉纤维至对侧小脑皮质的脑桥小脑束。观察由小脑皮质发出经齿状核中继后至红核和背侧丘脑的纤维，经背侧丘脑中继后再返回躯体运动区；红核发出的红核脊髓束交叉至对侧，下行终止于脊髓灰质前角。

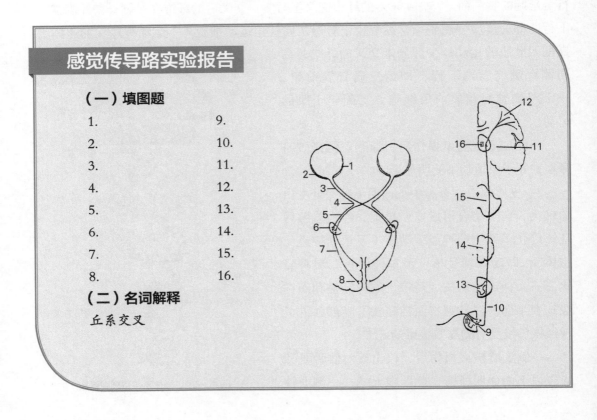

感觉传导路实验报告

（一）填图题

1.　　　　　9.

2.　　　　　10.

3.　　　　　11.

4.　　　　　12.

5.　　　　　13.

6.　　　　　14.

7.　　　　　15.

8.　　　　　16.

（二）名词解释

丘系交叉

运动传导路实验报告

（一）填图题

1.	10.
2.	11.
3.	12.
4.	13.
5.	14.
6.	15.
7.	16.
8.	17.
9.	

（二）名词解释

锥体交叉

实验九　脑脊髓被膜、血管及脑脊液循环

一、实验目标

（1）观察硬脊膜、蛛网膜和软脊膜的性状及其延伸，查看硬膜外隙和蛛网膜下隙的位置及特点。

（2）观察颅顶、颅底与硬脑膜的结合情况；辨认大脑镰、小脑幕、小脑镰、鞍膈、上矢状窦、下矢状窦、直窦、窦汇、横窦和乙状窦；观察海绵窦的位置、内容及其毗邻结构。

（3）观察大脑前动脉、中动脉、后动脉和脉络丛前动脉的行程、主要分支及分布，椎–基底动脉的行程、主要分支及分布，大脑动脉环的位置及构成。

（4）观察大脑前动脉、中动脉、后动脉的中央支和皮质支，查看中央支的分布区域。

（5）观察大脑浅、深静脉的位置、走行及注入部位，比较分布于大脑的动、静脉的差异性。

（6）观察脊髓前动脉、脊髓后动脉、节段性根动脉和动脉冠的位置及分布。

（7）观察侧脑室、室间孔、第三脑室、中脑水管和第四脑室的形态、位置及其连通。

二、实验教具

1．标本

（1）脊髓（带被膜）。

（2）椎管横断面（经椎间孔，示脊髓的被膜、间隙和节段性根动脉）。

（3）硬脑膜及硬脑膜窦。

（4）湿颅底（示在体的海绵窦及其穿行结构）。

（5）脑动脉。

（6）脑正中矢状切面（示脑室系统）。

2．模型　硬脑膜窦、脑动脉、脑静脉和椎骨带脊髓放大。

3．挂图　脑和脊髓的血管；大脑半球的动脉；脑底的动脉；脊髓的动脉及被膜；脑被膜及硬脑膜窦；脑的静脉；脑脊液循环模式图；脊髓的外形、被膜及横切面。

三、实验内容

1．带被膜脊髓　硬脊膜、蛛网膜、软脊膜和硬膜外隙、蛛网膜下隙。

2．硬脑膜　大脑镰、小脑幕、小脑幕切迹、小脑镰、上矢状窦、下矢状窦、直窦、窦汇、乙状窦和横窦。

3．湿颅底　海绵窦的位置及内容；硬脑膜与颅底的结合情况。

4．脑动脉　大脑动脉环、大脑前动脉、前交通动脉、颈内动脉末端、大脑中动脉、大脑后动脉、后交通动脉、基底动脉和椎动脉。

5．脑静脉　大脑浅静脉、大脑内静脉和大脑大静脉。

6．椎管横断面　脊髓前、后动脉和节段性根动脉、动脉冠。

7．脑正中矢状切面　脑室系统及脑脊液循环途经。

四、实验方法

1．脊髓和脑的被膜

（1）观察方法：首先应明确脊髓和脑的被膜均自外向内依次为坚厚的硬膜、半透明的蛛网膜和富含血管的软膜；膜与膜之间形成腔隙，即硬膜外的硬膜外隙、硬膜与蛛网膜之间的硬膜下隙、蛛网膜与软膜之间的蛛网膜下隙。应以脊髓被膜和海绵窦为重点，蛛网膜下隙穿刺所经过的层次结构作为主线进行观察、学习。脑被膜的实验应对照脊髓被膜的层次及腔隙的方法。

（2）脊髓的被膜

1）在带被膜的离体脊髓标本上，观察外层较坚韧呈致密圆筒状的硬脊膜，查看硬脊膜向两侧包裹脊神经形成的神经外膜。在硬脊膜内面用镊子仔细分离与其相贴的蛛网膜，观察蛛网膜是否呈半透明薄膜。注意向下及两侧查看蛛网膜的延续，下端包裹脊髓和马尾，向下到达第 2 骶椎高度；蛛网膜与硬脊膜相贴，其间有潜在性的硬膜下隙，活体有极少量液体存在（图 10-30）。

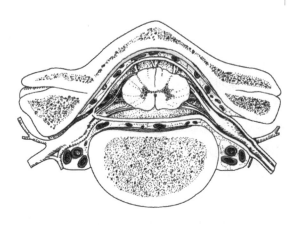

图 10-30　脊髓的被膜

2）在脊髓表面用镊子挑起软脊膜，其紧贴于脊髓表面，随其沟、裂而伸入；查看软脊膜向两侧包裹脊神经根丝及在脊神经前、后根之间形成的齿状韧带。蛛网膜与软脊膜之间为较宽阔的腔隙即蛛网膜下隙，其内充满脑脊液；此腔隙不规则，扩大处称为池。在脊髓末端的蛛网膜下隙即终池内，寻找由软脊膜包裹脊髓向下延续形成的终丝；注意与脊神经根下行形成的马尾相区别。腰穿或蛛网膜下隙麻醉常在第 3、4 或第 4、5 腰椎间隙进针，可避免损伤脊髓。

3）在打开椎管的脊髓标本上，观察硬脊膜与枕骨大孔愈合处，以及向下形成的硬脊膜囊，其包裹终丝止于第 2 骶椎，附着于尾骨。查看硬脊膜与椎管之间形成的硬膜外隙，观察其内的疏松结缔组织、椎内静脉丛、脂肪组织和脊神经根。查看硬膜外隙向上、下及两侧是否有交通途径（呈密闭腔隙），查看硬膜下隙和蛛网膜下隙与颅腔内的腔隙是否相通。

4）在整尸标本上，模拟施行硬膜外隙和蛛网膜下隙麻醉，查看怎样才能准确判断是到达硬膜外隙还是蛛网膜下隙。黄韧带较坚韧，穿刺时有落空感；硬脊膜也较厚，穿刺时有落空感但不甚明显。查看硬膜外隙与蛛网膜下隙的异同点。比较硬膜外隙和蛛网膜下隙麻醉的进针部位、方向及经过层次的区别。

（3）脑的被膜

1）在已取出脑的湿颅腔标本上：①观察硬脑膜的形态及厚度，此膜外面粗糙，内面光滑。在颞部撕开硬脑膜，对着光亮处观察，可见有较明显的脑膜中动脉及其分支，重点查看硬脑膜与颅顶骨、颅底骨结合的紧密程度。查看硬脑膜与颅顶骨结合疏松，其间有硬膜外隙，便于分离且较完整，外伤后易形成硬膜外血肿；硬脑膜与颅底骨结合紧密，不易分离，颅底骨折时常易被同时撕裂而导致脑脊液漏。②硬脑膜可伸入至大脑纵裂之间形成大脑镰、大脑与小脑之间形成小脑幕、小脑半球之间形成小脑镰、覆盖于垂体窝上方形成鞍膈；注意观察鞍膈上的小孔，其内有漏斗通过。③两层硬脑膜在某些部位分开，其内面衬以内皮，静脉血存在其中即形成硬脑膜窦；查看大脑镰上方、下方分别形成的上矢状窦和下矢状窦，大脑镰与小脑幕之间的直窦，小脑幕与颅骨间的窦汇及其向两侧延伸的横窦和乙状窦。④查看小脑幕游离缘形成的小脑幕切迹及其与幕切迹与鞍背之间的环行孔，内有中脑通过；小脑幕切迹上方紧邻端脑的海马旁回和钩。颅内高压可使海马旁回和钩进入小脑幕切迹内，从而压迫中脑形成小脑幕切迹疝。

2）重点观察颅底蝶鞍两侧的海绵窦，用镊子伸入窦内，注意观察海绵窦的位置及毗邻结构（位于颞骨岩部尖端与眶上裂之间）；结合头颈冠状切面模型，观察海绵窦内通过的颈内动脉、展神经和固定于外侧壁上的动眼神经、滑车神经、眼神经、上颌神经。海绵窦为颅内静脉的重要交通枢纽，向前经眶上裂与眼静脉相吻合，在颞骨岩部尖端分别借岩上窦、岩下窦与横窦、乙状窦相交通，两侧海绵窦之间有前、后海绵间窦相连。在模型上观察面部感染引起颅内海绵窦病变的途径，查看海绵窦和其他硬脑膜窦的血流方向。

3）在端脑表面辨认蛛网膜，此膜呈透明的薄膜，在脑的沟、裂处并不伸入其中（除大脑纵裂和大脑横裂外）而是从其表面跨越。脑蛛网膜与脊髓蛛网膜的性状相似且相互延续，在上矢状窦两侧形成绒毛状的突起，突入上矢状窦内即为蛛网膜粒，是脑脊液回流的途径。查看蛛网膜与硬脑膜之间的硬膜下隙，与脊髓的硬膜下隙相交通。

4）在剥离部分蛛网膜的脑标本上，①观察紧贴于脑表面的软脑膜，其不易与脑分离并伸入于沟、裂中，富含血管，并与软脊膜相延续。观察软脑膜及其周围的血管与室管膜上皮共同构成的脉络组织，部分脉络组织的血管反复分支，并与脑表面的软脑膜、室管膜突入脑室形成脉络丛，可产生脑脊液。观察侧脑室、第三脑室和第四脑室内，呈索状米粒样的脉络丛；注意鉴别脉络组织与脉络丛。②软脑膜与蛛网膜之间为蛛网膜下隙，与脊髓的蛛网膜下隙相通。蛛网膜下隙的形态不规则，在某些部位扩大形成脑池；查看小脑与延髓之间的小脑延髓池、大脑脚之间的脚间池、视交叉周围的交叉池、脑桥腹侧与枕骨斜坡之间的桥池和上方、下丘后方的四叠体池等。

2. 脑和脊髓的血管

（1）脑的血管

1）颈内动脉：①在头颈颅底血管灌注标本上，观察甲状软骨上缘高度由颈总动脉分出颈内动脉处，颈内动脉与颈内静脉伴行至颅底，查看其进入颞骨岩部下面的颈动脉管外口，经颈动脉管及其内口、破裂孔上行进入颅腔处。观察颈内动脉在蝶鞍两侧穿行海绵窦，向前至前床突并向上弯转。颈内动脉依据行程分为4段，即颈部、岩部、海绵窦部和前床突上部。②在颅底观察颈内动脉发出的第一个分支，即眼动脉经视神经管进入眶腔处。在大脑半球血管灌注标本或模型上，查看颈内动脉的分支：即沿胼胝体走行于大脑纵裂内的大脑前动脉，沿外侧沟走行的大脑中动脉，沿视束向后外走行并经大脑脚与钩之间进入侧脑室下角的脉络丛前动脉，向后与椎—基底动脉系相吻合的后交通动脉。观察视交叉前方两条横行走行的大脑前动脉，轻轻拉起视交叉，可见大脑前动脉自颈内动脉发出后，至大脑纵裂转向上后方，分支分布于大脑半球额叶和顶叶内侧面的皮质；左、右侧大脑前动脉在进入大脑纵裂前有一短支连通，此短支即前交通动脉。观察视交叉两侧由颈内动脉末端直接延续的大脑中动脉，在颞叶与额叶之间行向外侧，经外侧沟前端绕至大脑半球上外侧面，分支分布于颞叶前部和额叶、顶叶外侧面。观察连接颈内动脉与大脑后动脉的一对后交通动脉，起自颈内动脉末段，一般较细小。观察沿视束腹侧向后走行的较细长的脉络丛前动脉，在侧脑室下角处进入脑室，参与形成侧脑室脉络丛，并分支分布于海马、苍白球和内囊后肢。③大脑前、中动脉均分为皮质支和中央支；观察皮质支的分布，中央支不易观察，但应注意内囊处的动脉分布。

2）椎动脉：①在头颈颅底血管灌注标本上，观察颈根部锁骨下动脉向上发出的最大分支即椎动脉；查看其穿行第6～1颈椎横突孔、第1颈椎上方、枕骨大孔进入颅腔处；在延髓脑桥沟处汇合形成基底动脉。观察自椎动脉发出的小脑下后动脉的行程及分布。②基底动脉走行于脑桥基底沟内，查看其分支，即自基底动脉起始部发出至小脑下面前部的小脑下前动脉；数条分支至脑桥基底部的脑桥动脉；经内耳门进入内耳的迷路动脉；自基底动脉末端发出，经动眼神经后下方，向外侧走行至小脑上面的小脑上动脉；基底动脉的终末支即大脑后动脉，位于小脑上动脉的上方并与之平行走向外侧，经动眼神经前上方绕大脑脚行向外后，再沿钩转至颞叶和枕叶内侧面，分支分布于枕叶和颞叶。

3）观察由大脑前、中、后动脉发出进入大脑半球深面细小的中央支，重点是豆状核纹状体动脉，其自大脑前、中动脉起始部发出后，穿前穿质进入脑实质内，分支分布于尾状核、壳和内囊。轻轻拉起视交叉，可见大脑前动脉发出的中央支；轻轻翻开颞叶的内侧，见到大脑中动脉发出的中央支，分别穿前穿质的前、后部进入脑内。

4）大脑动脉环：在脑底血管灌注标本或模型上，观察脑底下方和蝶鞍上方，环绕视交叉、灰结节和乳头体周围的大脑动脉环；查看其由大脑前动脉及其间的前交通动脉、颈内动脉末端、后交通动脉和大脑后动脉构成。注意观察大脑中动脉是否参与大脑动脉环的构成。

5）脑的静脉：脑的静脉不与动脉伴行，分为浅、深静脉。在脑静脉模型上，观察外侧沟上方的大脑上静脉、外侧沟下方的大脑下静脉及其在外侧沟内汇合形成的大脑中静脉。在脑的深静脉模型上，观察两侧大脑内静脉汇合成大脑大静脉处。在胼胝体压部下方寻找大脑大静脉，观察其注入直窦处。

（2）脊髓血管：在血管灌注的游离脊髓标本上，观察沿脊髓前正中裂下行的脊髓前动脉和沿两条后外侧沟下行的脊髓后动脉，查看其起自椎动脉的分支处。在经椎间孔的脊柱横断面上，观察由椎间孔进入的节段性根动脉，其与脊髓前、后动脉在脊髓表面形成环行的动脉冠，充分保证脊髓的血液供应；脊髓的静脉较多，汇合形成脊髓前、后静脉，并与椎内静脉丛相吻合。

3. 脑脊液及其循环

（1）脑室系统：在脑正中矢状切标本上，先观察脑室系统的组成，即位于端脑内的侧脑室、两侧背侧丘脑和下丘脑之间的第三脑室、脑干与小脑之间的第四脑室、侧脑室与第三脑室之间的室间孔、第三脑室与第四脑室之间的中脑导水管、第四脑室的正中孔和两个外侧孔。在脑室铸型模型上，观察各脑室的形态；侧脑室不规则，分为前角、下角、后角和中央部；第三脑室为两侧背侧丘脑和下丘脑之间的正中矢状位裂隙；第四脑室似帐篷，底为菱形窝，顶朝向小脑。

（2）脑脊液：应明确每个脑室内均有脉络丛，脉络丛可产生脑脊液。脑脊液为无色透明液体，成人总量约150ml，充满于脑室、蛛网膜下隙和脊髓的中央管内，处于不断产生、循环和回流的动态平衡中。

（3）脑脊液的循环途径：查看由侧脑室脉络丛产生的脑脊液，经室间孔流入第三脑室，与第三脑室脉络丛产生的脑脊液，经中脑导水管流入第四脑室，与第四脑室脉络丛产生的脑脊液，再经正中孔和两个外侧孔流入蛛网膜下隙，最后经蛛网膜粒渗透进入硬脑膜窦。如脑脊液产生过多或吸收过少，则引起脑积水并出现颅内高压的症状。

脑膜、脑血管实验报告

填图题

1.　　　　　　　8.

2.　　　　　　　9.

3.　　　　　　　10.

4.　　　　　　　11.

5.　　　　　　　12.

6.　　　　　　　13.

7.　　　　　　　14.

自测题　中枢神经系统

选择题

1. 由颈上节与下泌涎核共同管理的是（　　）
   - A. 泪腺
   - B. 舌下腺
   - C. 瞳孔开大肌
   - D. 睫状肌
   - E. 腮腺

2. 含有副交感节前纤维的是（　　）
   - A. 颈上节发出的纤维
   - B. 腰内脏神经
   - C. 盆内脏神经
   - D. 内脏大神经
   - E. 内脏小神经

3. 含有副交感节后纤维的是（　　）
   - A. 动眼神经
   - B. 面神经
   - C. 睫状神经节发出的纤维
   - D. 星状神经节发出的纤维
   - E. 迷走神经背核发出的纤维

4. 反射弧（　　）
   - A. 由两级神经元组成
   - B. 传出神经元传导冲动至效应器
   - C. 传入神经元传导冲动至感受器
   - D. 由三级神经元组成
   - E. 中间神经元位于周围神经部

5. 在脊髓胸 5 节（T_5）以下不含有（　　）
   - A. 薄束
   - B. 楔束
   - C. 皮质脊髓侧束
   - D. 脊髓丘脑侧束
   - E. 脊髓丘脑前束

6. 传导精细触觉的是（　　）
   - A. 脊髓丘脑侧束
   - B. 脊髓丘脑前束
   - C. 薄束和楔束
   - D. 脊髓小脑前束
   - E. 脊髓小脑后束

7. 成人脊髓下端平（　　）
   - A. 第 2 腰椎体上缘
   - B. 第 1 腰椎体下缘
   - C. 第 3 腰椎体下缘
   - D. 第 4 腰椎体上缘
   - E. 第 5 腰椎体上缘

8. 楔束位于（　　）
   - A. 脊髓胸 5 节以下
   - B. 脊髓全长后索的外侧部
   - C. 脊髓全长后索的内侧部
   - D. 脊髓胸 4 节以上
   - E. 脊髓网状结构内

9. 脑桥内的脑神经核有（　　）
   - A. 舌下神经核
   - B. 孤束核
   - C. 滑车神经核
   - D. 前庭神经核
   - E. 动眼神经核

10. 延髓内的脑神经核有（　　）
    - A. 三叉神经感觉主核
    - B. 三叉神经运动核
    - C. 三叉神经脊束核
    - D. 展神经核
    - E. 面神经核

11. 脊髓内含有运动神经元的结构（　　）
    - A. 前角
    - B. 后角
    - C. 皮质脊髓侧束
    - D. 灰质连合
    - E. 网状结构

12. 属于脊髓外侧索的下行传导束是（　　）
    - A. 脊髓丘脑侧束
    - B. 皮质脊髓侧束
    - C. 脊髓小脑后束
    - D. 脊髓小脑前束
    - E. 后外侧束

13. 含有副交感纤维的脑神经是（　　）
    - A. 视神经
    - B. 三叉神经
    - C. 动眼神经
    - D. 展神经
    - E. 副神经

14. 属于后丘脑的结构是（　　）
    A. 视交叉　　B. 灰结节　　C. 丘脑枕
    D. 乳头体　　E. 内侧膝状体

15. 从脑干背侧出脑的脑神经是（　　）
    A. 三叉神经　B. 舌下神经　C. 副神经
    D. 滑车神经　E. 面神经

16. 属于脑桥的结构是（　　）
    A. 上丘　　　B. 下丘　　　C. 橄榄体
    D. 面神经丘　E. 迷走神经三角

17. 左侧内囊损伤可产生（　　）
    A. 左侧半身软瘫　　B. 左侧半身硬瘫
    C. 右侧半身软瘫　　D. 右侧半身硬瘫
    E. 右眼全盲

18. 皮质核束经过（　　）
    A. 内囊前肢
    B. 内囊后肢
    C. 内囊膝
    D. 大脑脚脚底内侧 1/5
    E. 锥体交叉

19. 颞横回是（　　）
    A. 视觉中枢
    B. 听觉中枢
    C. 感觉性语言中枢
    D. 运动性语言中枢
    E. 躯体运动中枢

20. 阅读中枢位于（　　）
    A. 距状裂周围的枕叶皮质
    B. 角回
    C. 缘上回
    D. 额中回后部
    E. 眶回

21. 躯体感觉中枢在（　　）
    A. 海马旁回
    B. 中央后回和中央旁小叶后部
    C. 中央前回和中央旁小叶前部
    D. 顶下小叶
    E. 顶上小叶

22. 产生脑脊液的结构是（　　）
    A. 蛛网膜　　B. 脉络膜　　C. 脉络丛
    D. 蛛网膜粒　E. 软脑膜

23. 头面部浅感觉传导路的第二级神经元在（　　）
    A. 三叉神经节
    B. 脑桥和延髓的三叉神经感觉核
    C. 前庭神经核
    D. 孤束核
    E. 三叉神经中脑核

24. 皮质脊髓侧束（　　）
    A. 纤维由中央前回下部发出
    B. 在白质前连合交叉
    C. 在丘系交叉处交叉
    D. 支配对侧肢体运动
    E. 支配同侧肢体运动

25. 营养内囊的动脉主要是（　　）
    A. 大脑前动脉的分支
    B. 大脑后动脉的分支
    C. 大脑中动脉的皮质支
    D. 大脑中动脉的中央支
    E. 基底动脉

26. 不参与构成大脑动脉环的血管是（　　）
    A. 前交通动脉
    B. 大脑中动脉
    C. 大脑后动脉
    D. 后交通动脉
    E. 颈内动脉

27. 属于旧纹状体的是（　　）
    A. 壳　　　　B. 尾状核　　C. 屏状核
    D. 苍白球　　E. 杏仁体

28. 一患者右手不能感知其位置，可能是由于损伤了（　　）
    A. 左侧薄束　B. 左侧楔束　C. 右侧楔束
    D. 右侧薄束　E. 右侧内侧丘系

29. 第 8 胸椎骨折可伤及脊髓的胸节是（　　）
    A. 胸 5 节　B. 胸 11 节　C. 胸 10 节
    D. 胸 8 节　E. 胸 9 节

30. 一患者脊柱外伤骨折后，脐平面以下皮肤感觉消失，其骨折部位可能位于（ ）
    A. 第 5~6 胸椎　　B. 第 7~8 胸椎
    C. 第 9~10 胸椎　D. 第 11~12 胸椎
    E. 第 1~2 腰椎

31. 皮质脊髓侧束的纤维来自（ ）
    A. 中央后回下部
    B. 中央后回中部
    C. 中央后回下部和中央旁小叶前部
    D. 中央前回中上部和中央旁小叶前部
    E. 中央旁小叶

32. 属于大脑古皮质的是（ ）
    A. 嗅球　　B. 嗅束　　C. 海马
    D. 扣带回　E. 海马旁回钩

33. 骶副交感核（ ）
    A. 位于脊髓胸 2~4 节
    B. 位于脊髓腰 2~4 节
    C. 位于脊髓腰 1~3 节
    D. 位于脊髓骶 2~4 节
    E. 支配升结肠、横结肠

34. 一般和特殊（味觉）内脏感觉纤维的终止核是（ ）
    A. 三叉神经中脑核
    B. 三叉神经脊束核
    C. 孤束核
    D. 迷走神经背核
    E. 上泌涎核

35. 属于特殊内脏运动核的是（ ）
    A. 动眼神经核　　B. 动眼神经副核
    C. 面神经核　　　D. 孤束核
    E. 下泌涎核

36. 黑质（ ）
    A. 只存在于上丘水平
    B. 只存在于下丘水平
    C. 在中脑被盖与大脑脚底之间
    D. 仅存在于中脑和上丘脑
    E. 为锥体路的重要中继核

37. 上丘（ ）
    A. 主要接受下丘臂来的纤维
    B. 参与完成视反射活动
    C. 参与完成瞳孔对光反射活动
    D. 位于中脑被盖
    E. 是听觉传导路上的中继站

38. 内侧丘系（ ）
    A. 纤维来自脊髓后角固有核
    B. 纤维来自薄束核、楔束核
    C. 是二级神经元交叉前的纤维
    D. 是一级神经元交叉后的纤维
    E. 其纤维在白质前连合交叉

39. 交感神经的低级中枢位于脊髓的（ ）
    A. $C_1 \sim T_3$ 节段　　B. $T_1 \sim L_3$ 节段
    C. $L_1 \sim S_2$ 节段　　D. $S_2 \sim S_4$ 节段
    E. 仅存在于中胸节段

40. 在延髓的躯体运动核是（ ）
    A. 疑核　　　　　B. 副神经核
    C. 迷走神经背核　D. 展神经核
    E. 舌下神经核

41. 分布于左眼裂以下的面肌的神经纤维来自（ ）
    A. 左侧面神经核上半
    B. 左侧面神经核下半
    C. 右侧面神经核上半
    D. 右侧面神经核下半
    E. 三叉神经运动核下半

42. 由中脑背侧出脑的脑神经是（ ）
    A. 舌神经　B. 面神经　C. 前庭蜗神经
    D. 动眼神经 E. 滑车神经

43. 神经核损伤出现对侧肌肉瘫的神经核是（ ）
    A. 动眼神经核　　B. 滑车神经核
    C. 面神经核上半　D. 面神经核下半
    E. 展神经核

44. 与第 I 对脑神经相连的是（ ）
    A. 中脑　　B. 间脑　　C. 端脑
    D. 小脑　　E. 脑桥

45. 丘脑下部的神经核有（　　　）
    A. 丘脑前核　B. 丘脑外侧核　C. 视上核
    D. 孤束核　　E. 齿状核

46. 红核（　　　）
    A. 自上丘平面延伸到底丘脑
    B. 纤维联系广泛
    C. 发出红核脊髓束到同侧脊髓
    D. 发出红核脊髓束到对侧脊髓
    E. 延伸于中脑全长

47. 顶盖前区（　　　）
    A. 位于中脑与间脑交界平面
    B. 接受视束的纤维
    C. 为视反射中枢
    D. 为瞳孔对光反射中枢
    E. 为听反射中枢

48. 内侧丘系交叉（　　　）
    A. 位于锥体交叉的上方
    B. 纤维来自薄束核和楔束核
    C. 纤维来自中央后回
    D. 纤维来自三叉神经脊束核
    E. 是内弓状纤维的延续

49. 第四脑室（　　　）
    A. 有左右外侧孔
    B. 有正中孔通脊髓中央管
    C. 向上直接通第三脑室
    D. 底为菱形窝
    E. 位于脑干内

50. 属于脑神经核的是（　　　）
    A. 脑桥核　B. 红核　　C. 上泌涎核
    D. 疑核　　E. 室旁核

51. 位于脑干腹侧面的结构是（　　　）
    A. 上丘　　B. 锥体　　C. 大脑脚
    D. 菱形窝　E. 楔束结节

52. 属于下丘脑的结构是（　　　）
    A. 缰三角　　　　B. 灰结节
    C. 内侧膝状体　　D. 视交叉
    E. 乳头体

53. 属于感觉传导路第二级神经元构成的核团有
    （　　　）
    A. 脊神经节
    B. 脊髓后角固有核
    C. 视网膜上的双极细胞
    D. 薄束核和楔束核
    E. 丘脑腹后外侧核

54. 锥体交叉的纤维（　　　）
    A. 交叉后下行到脊髓外侧索
    B. 来自中央前回和中央旁小叶前部等处的
       神经元
    C. 位于延髓
    D. 属于上神经元发出的纤维
    E. 属于下神经元发出的纤维

55. 蜗神经核（　　　）
    A. 属特殊躯体感觉核
    B. 在听结节深方
    C. 在前庭区内
    D. 位于中脑
    E. 属于起始核

56. 脑桥核（　　　）
    A. 属于锥体系
    B. 属于锥体外系
    C. 位于脑桥基底部
    D. 位于脑桥被盖部
    E. 是大、小脑皮质间联系的中继核

57. 属于副交感神经核的有（　　　）
    A. 孤束核
    B. 上泌涎核
    C. 动眼神经副核
    D. 迷走神经背核
    E. 脊髓骶2~4节侧角部位的核

58. 脊髓灰质（　　　）
    A. 前角存在于脊髓全长
    B. 侧角存在于脊髓全长
    C. 胸节有交感神经低级中枢
    D. 腰节有副交感神经低级中枢
    E. 骶节有副交感神经低级中枢

59. 白质（　　　）

    A. 存在于整个神经系统

    B. 存在于整个中枢神经系统

    C. 由神经构成

    D. 由神经纤维构成

    E. 凡传导束（纤维束）均属于白质

60. 属于中脑内的躯体运动核有（　　　）

    A. 动眼神经核　　　B. 舌下神经核

    C. 动眼神经副核　　D. 滑车神经核

    E. 孤束核

61. 疑核（　　　）

    A. 副交感性核

    B. 运动性核

    C. 其纤维参与迷走神经构成

    D. 其纤维参与舌咽神经构成

    E. 存在于脑桥和延髓内

62. 不贯穿脊髓全长的结构有（　　　）

    A. 侧角　　　　　　B. 楔束

    C. 皮质脊髓前束　　D. 后角

    E. 前角

63. 损伤后可产生硬瘫的结构有（　　　）

    A. 脑神经运动核　　B. 脊髓前角

    C. 锥体　　　　　　D. 锥体交叉

    E. 内囊

64. 与中脑相连的脑神经有（　　　）

    A. 第 I 对脑神经　　B. 第 II 对脑神经

    C. 第 III 对脑神经　D. 第 IV 对脑神经

    E. 第 V 对脑神经

65. 中央后回（　　　）

    A. 属于额叶

    B. 位于优势半球

    C. 为大脑皮质躯体感觉中枢

    D. 位于顶叶

    E. 是躯体运动中枢

66. 属于小脑核的是（　　　）

    A. 屏状核　B. 齿状核　C. 豆状核

    D. 球状核　E. 栓状核

67. 侧脑室（　　　）

    A. 在左、右大脑半球之间

    B. 通过室间孔与第三脑室相通

    C. 脉络丛位于中央部和下角内

    D. 中央部最长，在额顶二叶

    E. 下角位于颞叶

68. 小脑（　　　）

    A. 位于颅中窝

    B. 位于颅后窝

    C. 表层为小脑皮质

    D. 最大的小脑核是齿状核

    E. 大脑半球的纤维通过脑桥核中继与新小脑相联系

69. 内囊后肢的主要纤维束有（　　　）

    A. 皮质核束　　　　B. 皮质脊髓束

    C. 丘脑皮质　　　　D. 视辐射

    E. 听辐射

70. 组成纹状体的有（　　　）

    A. 屏状核　　　　　B. 豆状核

    C. 杏仁体　　　　　D. 栓状核

    E. 尾状核

71. 灰质（　　　）

    A. 神经元的胞体及树突集聚之处

    B. 神经核属于灰质

    C. 神经节属于灰质

    D. 大脑皮质属于灰质

    E. 小脑髓质属于灰质

72. 直接分布到脊髓的动脉有（　　　）

    A. 脊髓前动脉

    B. 脊髓后动脉

    C. 肋间后动脉

    D. 椎动脉

    E. 腰动脉的脊髓支

73. 属于后丘脑的有（　　　）

    A. 上丘　　　　　　B. 上丘臂

    C. 内侧膝状体　　　D. 外侧膝状体

    E. 下丘臂

74. 属于自主神经低级中枢（　　　）

    A. 下丘脑前部

    B. 脊髓胸节侧角的中间外侧核

    C. 迷走神经背核

    D. 动眼神经副核

    E. 骶副交感神经核

75. 大脑脚和动眼神经受压，可能是由于（　　　）

    A. 小脑扁桃体疝　　B. 小脑幕切迹疝

    C. 垂体瘤　　　　　D. 松果体肿大

    E. 以上均不可能

‖ 填空题

1. 神经系统可分为_____和_____，前者包括_____、_____，后者包括_____、_____和_____。

2. 神经系统的基本活动方式是_____，执行反射活动的形态学基础称为反射弧。反射弧包括_____、_____、_____、_____、_____。最简单的反射弧是由_____级神经元组成。

3. 脊髓全长有两处膨大，即_____和_____，前者发出神经至_____，后者至_____；脊髓的内部由_____和_____构成。

4. 前角大型的 α 运动神经元发出的纤维支配_____；小型的 γ 运动神经元发出的纤维支配_____肌纤维。

5. 中间外侧核位于_____和_____之间，在_____处形成侧角，是_____在脊髓的中枢；在脊髓骶 2~4 节，称为_____。

6. 脊髓的纤维在后索内侧的有_____，外侧的有_____。位于侧索的与痛觉有关的传导束主要是_____；属于锥体路的是_____。

7. 脊髓向上平_____处与脑的延髓相连，下端成人平_____，新生儿约平_____。脊髓具有_____和_____的功能。脊髓位于_____内。

8. 薄束结节的深方有_____，楔束结节深方有_____，面丘深方有_____，舌下神经核位于_____的深方。

9. 中脑内部可分为背侧的_____，腹侧的_____，后者又被黑质分为_____和_____。

10. 大脑脚底的中 3/5 为_____纤维下行，其内侧 1/5 为_____，外侧 1/5 为_____。

11. 小脑中间缩窄的部分称_____，两侧膨隆的部分称_____。小脑半球下面前内侧部有一膨出部分称_____，它的位置靠近颅骨的_____，当颅内压增高时可形成_____。

12. 小脑有_____、_____、_____、_____ 4 对小脑核，其中最大的一个是_____。

13. 背侧丘脑的主要功能是_____和_____，背侧丘脑受损害时，常见的症状是_____和_____等。丘脑腹后内、外侧核发出纤维组成_____。

14. 下丘脑为_____中枢，下丘脑的前部为_____中枢，后部则为_____中枢。

15. 运动性语言（说话）中枢位于_____；听觉性语言（听话）中枢位于_____，视觉性语言（阅读）中枢位于_____；书写中枢位于_____。

16. 侧脑室可区分为_____、_____、_____和_____，侧脑室脉络丛位于_____和_____内。脑的血液来源于_____和_____。

17. 基底核包括_____、_____、_____。豆状核又可分为_____、_____。

18. 在胸髓第 5 节以下后索内只有_____，而在胸髓第 4 节以上的后索中内侧为_____，外侧为_____，两束分别止于延髓的_____和_____。

19. 躯干和四肢的痛觉和温度觉传导通路：第一级神经元胞体在_____内，第二级神经元胞体在_____内，它发出纤维经_____交叉至对侧，组成_____。

20. 对光反射中枢为_____，它发出的纤维与_____核联系。视交叉向后延续为_____。

21．听觉传导路第一级神经元形态为＿＿＿＿＿细胞，其胞体位于＿＿＿＿＿＿内；第二级神经元的胞体在＿＿＿＿＿＿内；第三级神经元的胞体在＿＿＿＿＿＿内。

22．绝大部分脑神经运动核都接受＿＿＿＿侧皮质核束的纤维，受＿＿＿＿侧皮质运动中枢的支配；而＿＿＿＿＿和＿＿＿＿＿只接受对侧皮质核束的纤维，受对侧皮质运动中枢的支配。

23．皮质核束（皮质脑干束）的上神经元胞体在＿＿＿＿＿＿，它发出皮质核束，经＿＿＿＿至中脑，走在大脑脚底＿＿＿＿，陆续止于脑干的＿＿＿＿＿。

24．脊髓的硬脊膜与椎管骨膜之间有一空腔称＿＿＿＿，它呈＿＿＿＿压，有＿＿＿＿等通过。

25．小脑幕切迹上方有边缘叶的＿＿＿＿回钩，如小脑幕上方一侧病变，使颅内压增高，可使一向下移位，嵌入＿＿＿＿，形成＿＿＿＿，压迫＿＿＿＿和＿＿＿＿。

26．大脑动脉环由＿＿＿＿、＿＿＿＿、＿＿＿＿、＿＿＿＿、＿＿＿＿＿＿构成，环绕在＿＿＿＿、＿＿＿＿及＿＿＿＿周围，吻合成环。左、右椎动脉汇合成一条＿＿＿＿。

27．从大脑动脉环和大脑前、中、后动脉发出＿＿＿＿和＿＿＿＿两类分支，大脑中动脉的中央支，营养＿＿＿＿、＿＿＿＿和＿＿＿＿等结构。

28．脑干的副交感神经核有＿＿＿＿、＿＿＿＿、＿＿＿＿和＿＿＿＿。

29．脑干的躯体运动核有＿＿＿＿、＿＿＿＿、＿＿＿＿和＿＿＿＿，特殊内脏运动核有＿＿＿＿、＿＿＿＿、＿＿＿＿和＿＿＿＿。

30．脑干的一般躯体感觉核有＿＿＿＿、＿＿＿＿和＿＿＿＿，特殊躯体感觉核为＿＿＿＿和＿＿＿＿。

31．中脑顶盖包括＿＿＿＿和＿＿＿＿，其中＿＿＿＿是瞳孔对光反射中枢。

32．脑脊被膜从内向外依次为＿＿＿＿、＿＿＿＿和＿＿＿＿。

33．大脑半球表层为＿＿＿＿，小脑表层灰质称＿＿＿＿，大脑髓质中的核团称＿＿＿＿。

34．第4脑室位于＿＿＿＿和＿＿＿＿之间；侧脑室位于＿＿＿＿，它通过室间孔与＿＿＿＿相通。

35．尾状核与豆状核合称＿＿＿＿，新纹状体包括＿＿＿＿和＿＿＿＿，苍白球又称＿＿＿＿纹状体。

36．头面部浅感觉（痛、温、触）传导路的第1级神经元胞体在＿＿＿＿，第2级在＿＿＿＿，第3级在＿＿＿＿。

37．运动传导路包括＿＿＿＿和＿＿＿＿，锥体系由＿＿＿＿级神经元组成。

38．舌下神经核和面神经核下半接受＿＿＿＿侧皮质核束的纤维，动眼神经核接受＿＿＿＿侧皮质核束纤维。

39．内脏运动神经又称＿＿＿＿，它分为＿＿＿＿和＿＿＿＿两种。

40．脊髓前角内有＿＿＿＿神经元；后角内有＿＿＿＿神经元；侧角内有＿＿＿＿神经元，侧角仅见于＿＿＿＿脊髓节。

41．小脑位于＿＿＿＿，其腹侧邻接＿＿＿＿和＿＿＿＿，上方邻＿＿＿＿。

42．丘脑后下方的一对小隆起，分别是＿＿＿＿和＿＿＿＿，前者与＿＿＿＿传导有关，后者与＿＿＿＿传导有关。

43．两大脑半球间的硬脑膜称＿＿＿＿，枕叶与小脑间的硬脑膜称＿＿＿＿。

44．大脑前动脉起自＿＿＿＿动脉，大脑中动脉起自＿＿＿＿动脉，大脑后动脉起自＿＿＿＿动脉。

45．脑的营养动脉主要有＿＿＿＿、＿＿＿＿及其分支。

Ⅲ 简答题

1．脊髓位于什么部位？什么叫脊髓圆锥？

2．脊髓横切面上灰质可分哪几部？各有哪些主要神经核？

3．在脊髓前、后、外侧索各有哪些主要纤维束（传导束）？

4．脑由哪几部分组成？什么叫脑干？

5．延髓有哪些脑神经核？延髓脑神经核与哪些脑神经相联系？

6．脑桥有哪几对脑神经核？它与哪几对脑神经相联系？

7．中脑与哪几对脑神经相联系？有哪几对脑神经核？

8．脑桥和中脑有哪些非脑神经核？

9．古小脑、旧小脑、新小脑各有什么功能？古小脑综合征、新小脑综合征各出现哪些主要症状？

10．间脑包括哪几部分？其内腔是什么？

11．上丘脑、后丘脑各由哪几部分组成？

12．下丘脑包括哪几部分？下丘脑是什么中枢？

13．大脑半球借哪些沟区分为哪几个叶？额叶主要有哪几个回？

14．大脑半球顶叶、颞叶主要有哪些回？

15．大脑皮质中的古皮质、旧皮质和新皮质各指哪些部分？

16．试述大脑皮质的功能定位。

17．大脑基底核包括哪些结构？

18．什么是纹状体？什么是新纹状体、旧纹状体？纹状体有哪些功能？

19．内囊各部都有哪些纤维束通过？损伤右侧内囊后肢会引起身体何部位的何种感觉和运动障碍？

20．说明侧脑室的位置和区分。

21．比较躯干和四肢深、浅部感觉传导路的异同点。

22．头面部的浅部感觉传导路的传导途径是怎样的？

23．试述视觉传导路感受器和三级神经元的名称和位置。

24．视觉传导路在哪个部位交叉？有何特点？

25．外界光线到达视网膜后经怎样的途径才能发生瞳孔对光反射？

26．当右侧视神经、右侧动眼神经、右侧视束分别损伤各出现哪些临床症状？

27．当分别损伤视交叉中央部和一侧外侧部时会出现哪些临床症状？

28．管理眼裂以下的一侧面肌、一侧舌肌和一侧上下肢肌的上下神经元各位于什么部位？

29．上、下神经元损伤会出现哪些不同的临床症状？

30．硬脑膜形成哪些结构？硬脑膜窦的名称和流注关系是怎样的？

31．什么叫蛛网膜下隙、蛛网膜下池、蛛网膜粒？

32．什么叫大脑动脉环？从环上发出哪种分支？

33．大脑中动脉的皮质支主要分布哪些区域？该区存在哪些重要中枢？

34．大脑中动脉中央动脉有何特点？主要分布在哪些区域？一旦破裂出血会引起什么症状？

35．与海绵窦有关的结构有哪些？

36．说明躯干和四肢浅感觉（痛温、粗触）传导路的三级神经元的位置。

37．躯干和四肢深感觉（本体）传导路三级神经元各位于何处？

38．与中脑、脑桥相连的脑神经各有哪几对？

39．与延髓相连的脑神经有哪几对？

40．小脑位于何处？可分为哪几部？

41．说明第三、四脑室的位置与交通。

42．营养大脑的动脉有哪几条？各来自于哪个动脉？

43．出现硬瘫是由于损伤了什么结构，主要表现有哪些？

44．出现软瘫是由于损伤了什么结构，主要有哪些症状？

45. 损伤何结构出现面神经核上瘫？主要有什么症状？

46. 损伤何结构出现面神经核下瘫？主要有什么症状？

47. 说明脊髓半边横断性损伤的临床表现及原因。

Ⅳ 论述题

1. 试述脑脊液的产生、回流途径及功能。

2. 试述舌的神经分布。

3. 如针刺在左侧小指掌侧面皮肤，其痛觉是怎样传入脑中枢的？

4. 脊髓第 8 胸髓段左侧半离断，四肢有何机能障碍？

5. 脊髓颈膨大左侧半损伤，四肢运动和感觉有何障碍？

6. 右膝关节屈曲状态下，试述判定屈曲状态的神经冲动的传导通路。

7. 脑桥前内侧（基底部内侧半）损伤，有何功能障碍？

8. 面神经在镫骨肌神经和鼓索之间损伤，有何功能障碍？

9. 与孤束核有关系的神经有哪些？各神经的功能是什么？

10. 试述完成伸膝关节这一动作的传导路径。

11. 双上肢痛觉消失其病变部位在何处？为什么？

12. 颈部以下双侧深感觉及精细触觉消失，最可能的病变部位在何处？为什么？

13. 双侧半身深、浅感觉障碍，最可能的病变部位在何处？为什么？

14. 躯干和四肢硬瘫，一切感觉正常，最可能的病变部位在何处？为什么？

Ⅴ 名词解释

1. 神经元	17. 马尾
2. 突触	18. 小脑扁桃
3. 神经传导束	19. 胼胝体
4. 神经纤维	20. 硬膜外腔
5. 白质	21. 硬脑膜窦
6. 灰质	22. 节前纤维
7. 脑皮质	23. 节后纤维
8. 神经核	24. 交感干
9. 神经节	25. 锥体外系
10. 神经	26. 硬瘫
11. 网状结构	27. 软瘫
12. 边缘系统	28. 上神经元
13. 内囊	29. 下神经元
14. 大脑镰	30. 锥体束
15. 小脑幕	31. 皮质核束
16. 内侧丘系	32. 皮质脊髓束

自测题　周围神经系统

Ⅰ 选择题

1. 桡神经损伤可导致（　　）
    A. 猿手　　　B. 爪形手
    C. 垂腕　　　D. 方形肩
    E. 翼状肩

2. 参与颈丛组成的是（　　）
    A. 颈 1~4 脊神经
    B. 颈 1~4 前根
    C. 颈 1~4 后根

D. 颈 1~4 脊神经前支及部分颈 5

E. 颈 1~4 脊神经后支

3. 支配肱二头肌的神经是（　　）

  A. 尺神经　B. 桡神经　C. 肌皮神经

  D. 正中神经　E. 腋神经

4. 脊神经的性质是（　　）

  A. 运动性

  B. 感觉性

  C. 躯体运动性

  D. 内脏感觉性

  E. 混合性

5. 脊神经前根（　　）

  A. 由躯体运动纤维构成

  B. 属混合性

  C. 神经纤维有 3 种

  D. 神经纤维有 2 种

  E. 神经纤维有 1 种

6. 脊神经后根的神经纤维来自于（　　）

  A. 后角固有核

  B. 中间内侧核

  C. 脊神经节周围突

  D. 脊神经节中枢突

  E. 交感神经节前纤维

7. 脊神经节（　　）

  A. 由假单极神经元聚集而成

  B. 由双极神经元聚集而成

  C. 位于椎孔内

  D. 位于硬膜外腔

  E. 发出纤维参与组成前根

8. 属于颈丛的分支是（　　）

  A. 脊神经后支　　B. 枕大神经

  C. 枕小神经　　　D. 肌皮神经

  E. 脊膜支

9. 枕大神经、枕小神经（　　）

  A. 均由脊神经后支组成

  B. 均由脊神经前支组成

  C. 均为皮支

D. 均属混合性神经

E. 均为肌支

10. 脊神经的分支（　　）

  A. 脊神经的前支粗大

  B. 脊神经后支比前支粗大

  C. 腰神经前支仍保持节段性

  D. 颈神经前支仍保持节段性

  E. 所有的分支均为混合性

11. 膈神经（　　）

  A. 属运动性神经

  B. 属于感觉性神经

  C. 来自第 3~5 颈神经前支的纤维

  D. 行经肺根后方

  E. 穿膈的食管裂孔

12. 起于臂丛内、外侧束的神经是（　　）

  A. 肌皮神经　B. 胸长神经　C. 尺神经

  D. 腋神经　　E. 正中神经

13. 肌皮神经（　　）

  A. 支配臂肌　　　B. 支配前臂肌

  C. 支配臂前群肌　D. 起自内侧束

  E. 起自后束

14. 尺神经（　　）

  A. 穿过腕管

  B. 发自臂丛内侧束

  C. 支配桡侧、尺侧腕屈肌

  D. 支配指浅屈肌尺侧半

  E. 支配指浅屈肌桡侧半

15. 胫神经（　　）

  A. 是骶丛的直接分支

  B. 肌支分布于小腿肌外侧群

  C. 肌支分布于小腿肌前群

  D. 损伤后出现"马蹄内翻足"

  E. 损伤后出现"钩状足"

16. 滑车神经（　　）

  A. 纤维发自滑车神经核

  B. 此神经由中脑腹侧出脑

  C. 途中经由岩上窦

D. 经眶下裂入眶

E. 支配下斜肌

17. 舌前 2/3 味觉纤维来自（　　）

 A. 舌咽神经 B. 舌下神经

 C. 舌神经   D. 下牙槽神经

 E. 鼓索

18. 上颌神经（　　）

 A. 属于混合神经

 B. 属于感觉神经

 C. 属于运动神经

 D. 经卵圆孔出颅

 E. 经眶上裂入眶

19. 内脏大神经（　　）

 A. 由交感神经节前纤维组成

 B. 由交感神经节后纤维组成

 C. 起自第 10~12 胸交感干神经节

 D. 止于主动脉肾神经节

 E. 支配结肠左曲以下的消化管

20. 腋神经支配（　　）

 A. 大圆肌 B. 三角肌 C. 背阔肌

 D. 肱三头肌 E. 肱桡肌

21. 出现猿手可能是损伤了（　　）

 A. 桡神经

 B. 正中神经和尺神经

 C. 尺神经

 D. 肌皮神经

 E. 腋神经

22. 第一对颈神经的穿出部位是（　　）

 A. 寰椎与枕骨之间

 B. 经寰椎下方的椎间孔

 C. 经第 1 椎间孔

 D. 经第 2 椎体下方的椎间孔

 E. 以上都不对

23. 关于膈神经以下正确的是（　　）

 A. 属于混合神经

 B. 来自 1~4 颈神经前支

 C. 运动纤维主要支配膈

D. 左膈神经还分布于脾

E. 右膈神经分布于肝

24. 颈丛（　　）

 A. 由第 1~4 颈神经的皮支组成

 B. 位于胸锁乳突肌上部深方

 C. 发出膈神经

 D. 发出喉返神经

 E. 发出锁骨下神经

25. 臂丛（　　）

 A. 由第 5~8 颈神经前支和第 1 胸神经前支大部分组成

 B. 在腋腔内形成 3 个束

 C. 内、外侧束发出正中神经

 D. 外侧束发出尺神经

 E. 其内侧束发出桡神经

26. 股神经损伤可出现（　　）

 A. 屈髋无力

 B. 上楼困难

 C. 膝反射消失

 D. 大腿不能内收

 E. 小腿外侧皮肤感觉障碍

27. 坐骨神经（　　）

 A. 是全身最大的神经

 B. 由梨状肌下孔出骨盆

 C. 发出胫神经和腓总神经

 D. 行经大转子与坐骨结节间的连线的中点

 E. 是腰丛的分支

28. 腓总神经（　　）

 A. 腓深神经支配腓骨长、短肌

 B. 腓深神经支配小腿后群肌

 C. 起自坐骨神经

 D. 损伤后出现"马蹄内翻足"

 E. 主要分支有腓深、浅神经

29. 喉返神经（　　）

 A. 发自迷走神经颈段

 B. 发自迷走神经胸段

 C. 是喉肌的主要运动神经

D. 感觉纤维分布到声门裂以上的喉黏膜

E. 自咽下缩肌下缘以上的一段又称喉下神经

30. 副神经（　　　）

A. 为运动神经

B. 由颅根和脊髓根两部分组成

C. 脊髓根经枕骨大孔入颅

D. 出颅后分为内支和外支

E. 支配斜方肌

31. 舌下神经（　　　）

A. 起核是舌下神经核

B. 纤维从延髓后外侧沟出脑

C. 支配同侧全部舌肌

D. 受双侧皮质核束控制

E. 受对侧皮质核束控制

32. 植物神经低级中枢包括（　　　）

A. 脊髓的胸1（或颈8）~腰3（或腰2）节侧角的中间外侧核

B. 脑干副交感神经核

C. 脊髓骶2~4节内的骶副交感神经核

D. 下丘脑前部

E. 下丘脑后部

33. 内脏小神经（　　　）

A. 由交感神经的节前纤维构成

B. 由交感神经的节后纤维构成

C. 止于腹腔神经节

D. 止于主动脉肾神经节

E. 起自第10~12胸交感干神经节

34. 分布到三大唾液腺的副交感纤维来自（　　　）

A. 迷走神经　　　B. 舌咽神经

C. 面神经　　　D. 副神经

E. 动眼神经

Ⅱ 填空题

1. 腋神经起自臂丛_____束，穿_____孔，至三角肌深面。肌支支配_____和_____，皮支分布于_____部及_____部的皮肤。

2. 股神经由_____发出，其最长的皮支

是_____。肌支支配_____、_____和_____，皮支分布于_____、_____和_____。

3. 脊神经借_____、_____与脊髓相连。

4. 正中神经起自臂丛的_____和_____，并夹持着_____。与尺神经共同损伤后，手肌障碍出现_____。

5. 每一对脊神经都是_____性的，均含有四种纤维成分：_____、_____、_____和_____。

6. 颈丛由_____组成。臂丛由_____组成。

7. 腰骶干由_____和_____构成。

8. 嗅神经为_____，始于_____，穿_____进入颅前窝，止于_____。

9. 视神经为_____，传导_____冲动，纤维始于视网膜的_____。

10. 展神经为_____，其起核是脑桥的_____。从_____出脑后，经_____内，向前经_____入眶，支配_____。

11. 面神经为_____神经，主要含有_____、_____和_____3种纤维成分。

12. 前庭蜗神经由_____和_____两部分组成，其性质为_____入颅，于_____外侧部入脑，止于_____。

13. 舌下神经为_____，起核是_____，纤维由延髓的_____出脑，经_____出颅腔，支配全部_____。

14. 交感神经的低级中枢位于脊髓的_____内，副交感神的低级中枢位于_____和_____。

15. 白交通支是由脊髓_____细胞发出的交感神经节_____神经纤维组成，灰交通支是由_____发出的交感神经节_____神经纤维构成。

16. 内脏大神经起自_____，止于_____；内脏小神经起_____，止于_____。

17. 三叉神经是_____神经，与其联系的神经节主要有_____。自该神经发出三大分支，分别是_____、_____和_____。

18. 迷走神经含有_____种纤维成分，到喉的分支主要有_____和_____。

Ⅲ 问答题

1. 脊神经有多少对？它们是怎样合成的？
2. 说明脊神经的性质，脊神经前后根的性质及纤维构成。
3. 颈丛由脊神经哪些部分组成？主要有哪些分支？
4. 试述膈神经的纤维来源、主要行程及分布。
5. 臂丛由哪些纤维组成？位于什么部位？组成哪几个束？
6. 臂丛有哪几个主要分支？
7. 肌皮神经发自哪个束？主要分布于哪些部位？
8. 试述尺神经的起始部位及分布？
9. 桡神经发自哪个束？主要分布到哪些部位？
10. 试述胸神经前支的皮肤节段性分布。
11. 试述腰丛的位置、组成及主要分支名称。
12. 股神经分布到哪些部位？
13. 闭孔神经分布于哪些肌肉和皮肤？
14. 骶丛位于什么地方？由哪些纤维组成？发出哪个主要分支？
15. 试述坐骨神经的起始、主要行程、分支和分布。
16. 说明胫神经的分布。
17. 腓总神经分布哪些肌肉和皮肤？
18. "垂腕""猿手""爪形手"各由哪个神经损伤引起？
19. 脑神经有哪几对？各属于什么性质的神经？
20. 说明动眼神经的性质、纤维成分、起始核及支配的肌肉。
21. 说明滑车神经起核、性质、出脑出颅部位和支配的肌肉。
22. 说明上颌神经的性质、主要分布区域。
23. 试述下颌神经的性质和分布。
24. 下颌神经有哪几个主要分支？
25. 面神经主要分布于哪些部位？
26. 舌咽神经含有哪几种纤维成分？
27. 舌咽神经主要分布于何处？
28. 喉上神经和喉返神经主要分布于何处？
29. 迷走神经在腹部的分支分布到哪些器官？
30. 副神经支配哪几块肌肉？

Ⅳ 论述题

1. 试述面部皮肤的神经分布。
2. 试述大腿肌和小腿肌的神经支配。
3. 试述喉的神经分布。
4. 试述由胃到直肠肠管的交感神经和副交感神经分布情况。
5. 内脏运动神经与躯体运动神经有哪些不同？
6. 说明一侧视神经、一侧动眼神经分别损伤，患侧瞳孔对光反射的变化及原因。

Ⅴ 名词解释

1. 交感干　　　　2. 白交通支

（张爱林）

第十一章　内分泌系统

一、实验目标

（1）查看内分泌腺的组成，比较其与外分泌腺的区别。

（2）观察垂体的位置、形态、分部及毗邻结构。

（3）观察甲状腺的形态、位置、毗邻结构、被膜和甲状腺悬韧带。

（4）观察甲状旁腺、肾上腺和松果体的位置及形态。

（5）观察胰和胸腺内的内分泌组织。

（6）观察卵巢和睾丸内的内分泌组织。

二、实验教具

1. 标本

（1）湿颅底和正中矢状切湿颅底（示在体的鞍膈和垂体）。

（2）整尸（示在体的甲状腺、甲状旁腺、胸腺、肾上腺、胰、卵巢和睾丸）。

（3）游离脑（示松果体）。

2. 模型　全身内分泌腺。

3. 挂图　内分泌腺概观，甲状腺及甲状旁腺，胸腺及肾上腺，垂体。

三、实验内容

1. 整尸　甲状腺、甲状旁腺和肾上腺的位置及形态，胸腺、胰、卵巢和睾丸的位置。

2. 湿颅底　垂体。

3. 游离脑　松果体。

四、实验方法

1. 观察步骤及方法　首先应明确内分泌系统的组成（内分泌腺和内分泌组织），然后在整尸标本上观察内分泌腺（甲状腺、甲状旁腺、肾上腺、垂体和松果体）和内分泌组织（胸腺、胰内的胰岛、睾丸内的间质细胞、卵巢内的卵泡和黄体）的位置、形态及毗邻关系。内分泌系统的实验应以内分泌腺所分泌激素的作用作为主线，结合组织学特点进行观察、学习。

2. 内分泌腺

（1）垂体（图11-1）：在湿颅底标本上，观察垂体窝上方的鞍膈及鞍膈上的小孔，小孔内有漏斗通过。将鞍膈去除，观察垂体的位置及形态；将垂体取出，观察垂体的大小（似黄豆）及分部（腺垂体和神经垂体）。依据垂体的毗邻结构，查看垂体肿大时可压迫周围的哪些器官，产生何相应症状。

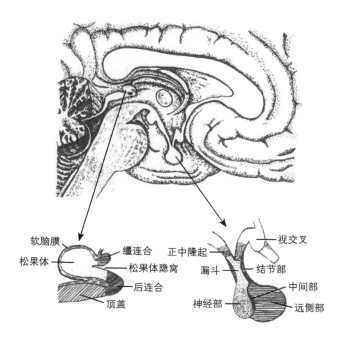

图 11-1　垂体和松果体（头部正中矢状面）

（2）甲状腺（图11-2）：在颈部标本上，观察呈"H"形的甲状腺，其贴附着于喉和气管的前外侧；查看甲状腺侧叶及峡部的位置和气管切开时对峡部的影响。观察甲状腺侧叶上达甲状软骨中部，下抵第6气管软骨环处。峡部位于第2~4气管软骨环前方，观察自峡部是否有向上伸出的锥状叶；注意甲状腺峡有时缺如。用镊子在甲状腺表面分离其被膜，外层较致密的是甲状腺鞘；观察是否有部分纤维将侧叶、峡部固定于喉和气管，此即为甲状腺悬韧带。查看甲状腺肿大时随吞咽上、下移动的原因。甲状腺囊极薄，可伸入腺实质内；甲状腺囊与鞘之间为囊鞘间隙（外科间隙），内有甲状腺上、下血管及其分（属）支。模拟病变后肿大的甲状腺，观察甲状腺可压迫周围的哪些器官。

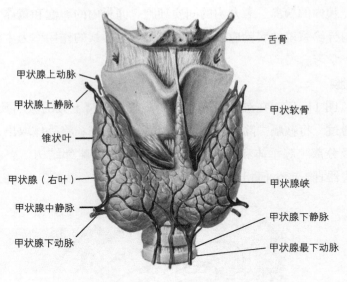

图 11-2 甲状腺

（3）甲状旁腺：在颈部标本上，翻起甲状腺，观察两对黄豆大小的甲状旁腺。上一对甲状旁腺的位置较恒定，位于甲状腺侧叶后面的中、上 1/3 交界处；下一对的位置不恒定。注意观察甲状旁腺的数目及位置，有时可埋入甲状腺实质内。施行甲状腺次全切手术时，要保留甲状腺侧叶的后部，可避免损伤甲状旁腺。

（4）肾上腺（图 11-3）：在新鲜整尸标本上，寻找壁腹膜后方的肾筋膜；肾筋膜包裹肾和肾上腺形成筋膜鞘。在肾筋膜鞘内，寻找肾上方的肾上腺；左侧呈半月形，右侧呈三角形。查看肾上腺是否由皮质和髓质构成。观察肾上腺前面的血管、神经等出入处，此即肾上腺门。

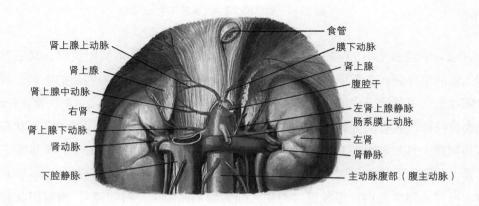

图 11-3 肾上腺

（5）松果体（图 11-1）：在幼儿脑的正中矢状切标本上，观察第三脑室后方和背侧丘脑上方的松果体。松果体呈绿豆大小的椭圆形小体，借柄连于第三脑室顶的后部。成人的松果体已钙化，丧失其功能。钙化的松果体是诊断颅内占位性病变的标志性结构。

3. 内分泌组织

（1）胰岛：在整尸标本上，翻起胃，观察其后方呈长条状的胰。将胰取出，观察其内散在的细胞团；胰尾部的细胞团较多，但肉眼不易观察到。

（2）胸腺：在幼儿整尸标本上，观察位于胸骨柄后面和上纵隔大血管前面的胸腺，呈长条状，有时可向上突至颈根部；成人常被结缔组织替代，不易观察到。幼儿时期胸腺的体积较大，随年龄增长继续发育，性成熟后的体积最大，然后逐渐萎缩退化；成年后的腺组织被结缔组织、脂肪组织等替代。区分胸腺是淋巴器官还是内分泌腺、内分泌组织。

（3）睾丸：观察男性阴囊内的睾丸，呈扁卵圆形。纵行切开睾丸，可见其表面的白膜伸入形成间隔，将睾丸分为睾丸小叶，内有盘绕的精曲小管。男性输精管结扎后对雄性激素的释放无影响，仅起到阻止男性生殖细胞通过的作用。

（4）卵巢：在女性盆腔正中矢状切标本上，寻找髂内、外动脉起始处（卵巢窝）的卵巢，或沿输卵管向外侧寻找。卵巢呈扁卵圆形，将其纵行剖开，观察内面的卵泡和黄体等。

自测题　内分泌系统

| 选择题

1. 属于内分泌腺的器官是（　　）
   A. 前列腺　　B. 垂体　　C. 卵巢
   D. 胰腺　　E. 睾丸
2. 内分泌腺的特点是（　　）
   A. 有导管　　B. 无导管　　C. 血管少
   D. 体积大　　E. 血流快
3. 甲状腺（　　）
   A. 由峡和两个锥体叶组成
   B. 质地较硬
   C. 甲状腺被膜的内层称甲状腺真被膜
   D. 甲状腺假被膜由颈浅筋膜构成
   E. 峡位于 5~6 气管软骨之间

4. 垂体神经部（　　）
   A. 本身没有分泌功能
   B. 为激素贮存处
   C. 贮存抗利尿激素和催产素
   D. 由神经纤维和神经胶质细胞构成
   E. 以上均正确
5. 属于内分泌组织的是（　　）
   A. 松果体　　B. 睾丸　　C. 甲状腺
   D. 胰岛　　E. 脾
6. 属于内分泌器官的是（　　）
   A. 胸腺　　B. 脾　　C. 胰岛
   D. 松果体　　E. 睾丸间质细胞

7. 内分泌腺（　　）

　　A. 血流慢，血压高

　　B. 重量大

　　C. 血管丰富

　　D. 包括肝

　　E. 包括胰

8. 甲状腺（　　）

　　A. 位于舌骨下肌群的前面

　　B. 仅由两个侧叶组成

　　C. 其前面附有甲状旁腺

　　D. 两个侧叶间连有甲状腺

　　E. 质地较硬

9. 胸腺（　　）

　　A. 位于胸腔前纵隔内

　　B. 上端达胸腔上口，有时可达颈根部

　　C. 青春期后生长较快，发育达顶点

　　D. 出生后两年内生长较慢

　　E. 无明显年龄变化

10. 肾上腺（　　）

　　A. 附于肾的内侧

　　B. 属于腹膜内位器官

　　C. 左侧呈半月形，右侧呈三角形

　　D. 可随下垂的肾下降

　　E. 包在肾纤维囊内

11. 垂体（　　）

　　A. 成对

　　B. 借漏斗连于下丘脑

　　C. 位于颅前窝内

　　D. 仅由神经组织组成

　　E. 不产生激素

12. 内分泌腺（　　）

　　A. 分有管腺和无管腺

　　B. 血流缓慢

　　C. 血压高

　　D. 血液循环旺盛

　　E. 分泌物直接入血液循环

13. 垂体（　　）

　　A. 不成对

　　B. 位于颅中窝

　　C. 连于下丘脑

　　D. 重量约为肾上腺的 1/10

　　E. 呈半月形

14. 甲状腺（　　）

　　A. 呈“H”形

　　B. 峡位于 2~4 气管软骨的前面

　　C. 均由侧叶、锥体叶和峡 3 部分构成

　　D. 有两层被膜

　　E. 血液丰富

15. 肾上腺（　　）

　　A. 是腹膜外位器官

　　B. 位于肾的内上方

　　C. 实质包括皮质和髓质两部分

　　D. 其分泌物的作用与副交感神经兴奋时一致

　　E. 髓质占腺体的大部分

16. 脑垂体分泌的激素有（　　）

　　A. 生长素

　　B. 催乳素

　　C. 促肾上腺皮质激素

　　D. 促甲状腺素

　　E. 抗利尿激素

17. 内分泌腺（　　）

　　A. 无导管

　　B. 包括甲状腺和前列腺

　　C. 血流缓慢、血压低

　　D. 分泌物直接进入血液循环

　　E. 血管丰富

18. 甲状腺（　　）

　　A. 由两个侧叶和一个峡组成

　　B. 峡可向上伸出一个锥体叶

　　C. 侧叶上端可达甲状软骨中部

　　D. 表面未有被膜

　　E. 吞咽时可随喉上、下移动

19. 肾上腺（　　）

    A. 附于肾上端的内上方

    B. 可随下垂的肾下降

    C. 左肾上腺呈三角形

    D. 位于腹膜后间隙内

    E. 与肾包在同一个肾脂肪囊和肾筋膜中

20. 内分泌腺包括（　　）

    A. 松果体　　B. 胰岛　　　C. 前列腺

    D. 垂体　　　E. 胸腺

‖ 填空题

1. 人体的腺体可分为_____和_____。

2. 内分泌系是全身_____和_____的总称，其主要功能是调节机体的_____、_____

和_____。

3. 内分泌腺包括_____、_____、_____、_____和_____。

4. 属于内分泌组织的有_____，胸腺内的_____，睾丸内的_____和卵巢内的_____和_____等。

5. 左肾上腺呈_____形，右肾上腺呈_____形。

‖ 简答题

1. 甲状腺位于什么部位？甲状腺肿大时会出现什么临床症状？

2. 说明甲状腺的分部和被膜。

3. 试述垂体的位置、分叶及功能。

（张爱林）

下篇　综合练习题

复旦大学医学院硕士研究生入学考试试题

一、名词解释

1. 骨膜
2. 上颌骨
3. 咽鼓管
4. 肝胰壶腹
5. 皮质核束
6. 睾丸下降
7. 室间隔
8. 生殖股神经
9. 大脑小脑
10. 孤束核
11. 泪道
12. 颈外侧下深淋巴结
13. 内囊

二、问答题

1. 描述心脏泵血的解剖学基础和主要过程。
2. 描述食物有效成分被运输到肝脏进行有效解毒以及胆汁进入肠道消化食物中脂肪的具体解剖学途径，并用解剖学的知识解释这些途径中可能出现的阻塞及引起的临床表现。
3. 请用桡神经的解剖学知识讨论桡神经的不同部位损伤所导致的临床表现。
4. 小脑后动脉的起源行程和分布范围，用解剖学知识解释小脑下后动脉阻塞所出现的临床表现。
5. 用脊柱及其周围的解剖学知识讨论脊柱在前屈或后伸过程中的动力及有关结构的运动状态，脊柱不当的过度前屈可能出现哪些变化？
6. 小儿为何容易患中耳炎？请用解剖学知识解释其可能的并发症。

中山大学医学院硕士及研究生入学考试试题

一、名词解释

1. 室旁垂体束
2. 下运动神经元
3. 枕下三角
4. 四边孔
5. 会阴中心腱
6. 肝胰壶腹
7. 肾段
8. 屈光装置
9. 颞下颌间隙
10. 迷路

二、简答题

1. 详细描述眼外肌的分布特点及眼球的运动。
2. 试述与脊髓相比脑干内部结构主要有哪几个方面的变化。
3. 从解剖学的角度叙述眶上裂综合征、岩尖综合征和颈静脉孔综合征可能损伤的结构和症状。
4. 试述心冠状动脉的分布与分布类型。
5. 试述腹膜与腹腔、盆腔各脏器的关系及腹膜在腹腔中形成的韧带。
6. 一名运动员打棒球时被球击中头部右侧，当时清醒。休息1小时后，性情改变，烦躁，站起来后摇摇晃晃然后跌倒。查体：呈嗜睡，面部左侧和左臂抽搐。诊断为硬膜外血肿。请问可能是头部右侧哪条动脉损伤？为何会出现以上症状？
7. 女，25岁，突感腹痛，并逐渐蔓延至全腹，后出现肩胛部疼痛，肛门坠胀感。疑为输卵管妊娠并破裂，失血性休克。欲剖腹探查。问题如下：

（1）试述输卵管的分部。

（2）为何出现肩胛部疼痛？

（3）为何出现肛门坠胀感？

（4）输卵管妊娠破裂出血来自哪些动脉？

（5）手术中如何找出输卵管？应与什么结构鉴别？

解剖学综合模拟题（一）

一、单项选择题（每小题 1 分，共 50 分）

1. 人体解剖学姿势为（　　）

    A. 身体直立，面向前

    B. 两眼向正前方平视

    C. 两足并拢，足尖向前

    D. 上肢下垂于躯干两侧，掌心向前

    E. 上肢下垂于躯干两侧，掌心向后

2. 长骨（　　）

    A. 长管状，分一体两侧

    B. 主要分布于躯干

    C. 两端内有髓腔

    D. 髓腔内终身为红骨髓

    E. 骺软骨不骨化

3. 肩关节（　　）

    A. 关节窝较深

    B. 关节囊松弛

    C. 关节四周有韧带加固

    D. 运动范围较小

    E. 双轴性关节

4. 胸锁乳突肌（　　）

    A. 起自胸骨锁骨端，止于乳突

    B. 位于颈部深层肌

    C. 由颈神经支配

    D. 可使头后仰

    E. 无上述情况

5. 上消化道是指（　　）

    A. 口腔至食管

    B. 口腔至胃

    C. 口腔至十二指肠

    D. 口腔至空肠

    E. 口腔至回肠

6. 肺下界在锁骨中线处相交于（　　）

    A. 第 6 肋　　B. 第 7 肋　　C. 第 8 肋

    D. 第 9 肋　　E. 第 10 肋

7. 属于男性外生殖器的是（　　）

    A. 阴囊　　B. 尿道　　C. 附睾

    C. 射精管　　E. 尿道球腺

8. 与精子的排出无关的是（　　）

    A. 附睾　　B. 输精管　　C. 射精管

    D. 膀胱　　E. 输尿管

9. 进出肾门的结构不包括（　　）

    A. 肾动脉　　　　　　B. 肾静脉

    C. 肾盂　　　　　　　D. 输尿管

10. 心正常的起搏点是（　　）

    A. 肾窦房结　　B. 房室结　　C. 房室束

    D. 束支　　　E. 浦肯野纤维

11. 胃网膜右动脉发自（　　）

    A. 脾动脉　　　　　　B. 肝固有动脉

    C. 肝总动脉　　　　　D. 胃十二指肠动脉

    E. 胃右动脉

12. 下肢的浅静脉为（　　）

    A. 胫前静脉　　　　　B. 胫后静脉

    C. 腘静脉　　　　　　D. 大隐静脉

    E. 股静脉

13. 脾（　　）

    A. 是人体最大的淋巴器官

    B. 位于腹上区

    C. 既可储血也可造血

    D. 长袖与第 10 肋一致

    E. 有 2 ~ 3 个脾切迹

14. 不属于淋巴器官的是（　　　）
    A. 淋巴结　　　　B. 集合淋巴滤泡
    C. 腭扁桃体　　　D. 脾
    E. 胸腺

15. 踇趾皮肤浅淋巴先回流至（　　　）
    A. 腘淋巴结　　　　B. 腹股沟浅淋巴结
    C. 腹股沟深淋巴结　D. 髂外淋巴结
    E. 髂内淋巴结

16. 与掌浅弓无关的血管是（　　　）
    A. 桡动脉掌浅支　B. 尺动脉末端
    C. 拇主要动脉　　D. 指掌侧固有动脉
    E. 小指尺掌侧动脉

17. 动眼神经不支配（　　　）
    A. 内直肌　　　　B. 上斜肌
    C. 下斜肌　　　　D. 上睑提肌
    E. 上直肌

18. 不与脑干相连的脑神经是（　　　）
    A. 嗅神经　　　　B. 三叉神经
    C. 动眼神经　　　D. 滑车神经
    E. 副神经

19. 从脑干背面出脑的神经是（　　　）
    A. 视神经　　　　B. 展神经
    C. 动眼神经　　　D. 三叉神经
    E. 滑车神经

20. 延髓前正中裂与前外侧沟之间为（　　　）
    A. 小脑下脚　　　B. 橄榄核
    C. 锥体　　　　　D. 薄束结节
    E. 楔束结节

21. 含副交感前纤维的脑神经是（　　　）
    A. 副神经　　　　B. 舌下神经
    C. 滑车神经　　　D. 舌咽神经
    E. 三叉神经

22. 与迷走神经相关的核团是（　　　）
    A. 副神经核　　　B. 下泌涎核
    C. 下橄榄核　　　D. 三叉神经脑桥核
    E. 三叉神经脊束核

23. 前庭小脑包括（　　　）
    A. 肾前叶　　　　B. 后叶
    C. 小脑体　　　　D. 绒球小结叶
    E. 整个蚓部

24. 在整脑的离体标本上可观察到间脑的是（　　　）
    A. 背侧面　　B. 腹侧面　　C. 内侧面
    D. 后面　　　E. 外侧面

25. 位于中脑的核团是（　　　）
    A. 蓝斑　　　B. 泌涎核　　C. 孤束核
    D. 齿状核　　E. 黑质

26. 关于 frontal axis 的描述哪一项是错误的（　　　）
    A. 是左、右方向的轴
    B. 又称额状轴
    C. 与水平面平行
    D. 与身体长轴垂直
    E. 与水平轴垂直

27. 左主支气管（　　　）
    A. 比右主支气管短
    B. 走向比右主支气管垂直
    C. 会厌关节
    D. 弹性圆锥
    E. 甲状舌骨膜

28. 关于椎间盘正确的描述是（　　　）
    A. 位于脊柱所有椎体之间
    B. 由纤维环和髓核构成
    C. 属间接连结
    D. 髓核最易向后方脱出
    E. 在中胸部最厚

29. 使足内翻的肌是（　　　）
    A. 腓肠肌　　　　B. 比目鱼肌
    C. 腓骨长肌　　　D. 腓骨短肌
    E. 胫骨后肌

30. 肩胛骨固定，一侧斜方肌收缩，则（　　　）
    A. 头屈向对侧，脸转向同侧
    B. 头屈向同侧，脸转向同侧
    C. 头屈向同侧，脸转向对侧

D. 头前屈

E. 头后仰

31. 通过斜角肌间隙内的结构（　　）

　　A. 锁骨下动脉　　B. 锁骨下静脉

　　C. 腋动脉　　　　D. 胸廓内动脉

　　E. 甲状颈干

32. 肋间外肌（　　）

　　A. 起自肋骨上缘　　B. 止于肋骨下缘

　　C. 降肋助呼气　　　D. 肌束斜向内上

　　E. 肋软骨间隙处为结缔组织膜

33. 不经肝门出入的结构是（　　）

　　A. 肝固有动脉　　B. 门静脉

　　C. 肝静脉　　　　D. 肝管

　　E. 神经

34. 关于咽峡，正确的描述（　　）

　　A. 是咽腔最窄处

　　B. 其上界为硬腭

　　C. 是消化道和呼吸道的交叉处

　　D. 下界为舌根

　　E. 两侧有咽扁桃体

35. 空肠（　　）

　　A. 小肠中最长的一段

　　B. 位于右下腹

　　C. 动脉弓级数较少

　　D. 有集合淋巴滤泡

　　E. 黏膜环状皱襞疏而高

36. 咽鼓管咽口位于（　　）

　　A. 咽鼓管圆枕后上方

　　B. 咽鼓管圆枕前下方

　　C. 下鼻道后下方

　　D. 中耳鼓室

　　E. 口咽部

37. 膀胱（　　）

　　A. 属于腹膜内位器官

　　B. 空虚时全部位于小骨盆腔内

　　C. 底朝向后上方

　　D. 在男性，底与前列腺相邻

E. 在女性，底与直肠相邻

38. 下述关于女性尿道的描述，错误的是（　　）

　　A. 较男性尿道宽、短、直

　　B. 通过尿性生殖膈

　　C. 与阴道前壁紧邻

　　D. 较男性尿道易于扩散

　　E. 开口于阴道与肛门之间

39. 子宫形态（　　）

　　A. 成人子宫呈梨形

　　B. 分底、体、颈和峡 4 部

　　C. 子宫颈不易发生肿瘤

　　D. 子宫峡在妊娠期伸展形成子宫下段

　　E. 子宫的内腔称子宫腔

40. 十二指肠（　　）

　　A. 介于胃与空肠之间

　　B. 位置较浅，紧贴腹前壁

　　C. 是小肠中长度最长，管径最大，位置最为固定的部分

　　D. 仅接受胆汁，功能不重要

　　E. 分上部，降部和下部 3 部分

41. 关于视神经盘的描述哪项错误（　　）

　　A. 位于眼球后极的内侧

　　B. 位于黄斑的内侧

　　C. 为节细胞轴突汇聚处即视神经起始处

　　D. 视网膜中央动，静脉经此出入

　　E. 该处视神经纤维最集中，视力最敏锐

42. 外耳道（　　）

　　A. 外 1/3 为骨部，内 2/3 为软骨部

　　B. 外 2/3 为骨部，内 1/3 为软骨部

　　C. 从外向内先向前上稍向后再向前下

　　D. 从外向内先向后上稍向内在向前下

　　E. 以上均不是

43. 脊髓后索的纤维由内向外依次来自（　　）

　　A. 颈、胸、腰、骶

　　B. 骶、腰、胸、颈

　　C. 胸、腰、骶、颈

　　D. 腰、骶、颈、胸

E. 骶、颈、胸、腰

44. 交感神经节前神经元胞体在脊髓（　　）

    A. 胸核

    B. 中间内侧核和中间外侧核

    C. 中间内侧核

    D. 骶部中间外侧核

    E. 中间外侧核

45. 上颌神经（　　）

    A. 通过眶上裂

    B. 支配颞肌

    C. 其神经纤维的胞体位于三叉神经节

    D. 通过卵圆孔

    E. 支配面肌

46. 与视觉传导相关的核团是（　　）

    A. 内囊膝状体　　　B. 外侧膝状体

    C. 顶盖前区　　　　D. 下丘核

    E. 上丘核

47. 下列关于皮质核束说法哪项是错误的（　　）

    A. 经内囊膝部下行

    B. 一侧受损、对侧面部表情肌瘫痪

    C. 舌下神经核仅受对侧皮质核束支配

    D. 止于脑干内的脑神经躯体运动核

    E. 又称皮质延髓束、皮质脑干束

48. 丘脑腹后内侧核接受的纤维束是（　　）

    A. 听辐射　　　　　B. 内侧丘系

    C. 脊髓丘系　　　　D. 三叉丘系

    E. 膈神经

49. 颈丛的分支不包括（　　）

    A. 耳大神经

    B. 颈横神经

    C. 枕大神经

    D. 锁骨上神经

    E. 膈神经

50. 女性输尿管进入膀胱前，从其前上方跨过的结构是（　　）

    A. 髂内血管　　　　B. 卵巢血管

    C. 闭孔神经　　　　D. 子宫动脉

E. 闭孔血管

二、名词解释（每小题 2 分，共 10 分）

1. 膀胱三角

2. 静脉角

3. 肝门

4. 翼点

5. 网状结构

三、填空题（每空 0.5 分，共 20 分）

1. 心血管系统由_____、_____、_____和_____组成。

2. 甲状腺的动脉有_____和_____，部分人尚有_____。

3. 眼副器包括_____、_____、_____、_____、_____和_____。

4. 下运动神经元的胞体为_____和_____。

5. 泌尿系统包括_____、_____、_____和_____。

6. 输尿管的 3 个狭窄部位分别位于_____、_____、_____。

7. 胃可分为_____、_____、_____和_____ 4 部分。

8. 十二指肠呈"C 形"，包绕_____，可分为_____、_____、_____和_____ 4 部分。

9. 壁胸膜可分为_____、_____、_____和_____。

10. 躯干、四肢本体感觉传导通路三级神经元的胞体分别位于_____、_____和_____，其中枢位于和_____。

四、简答题（每小题 4 分，共 20 分）

1. 简述颅中窝的孔裂及通过结构。

2. 简述内囊的位置、分布及通过的主要纤维束。

3. 简述肛门静脉系统的组成、属支、收集范围及与上腔、下腔静脉系统的吻合部位。

4. 简述食管的分段、狭窄及走行特点。

5. 舌下含化速效救心丸，使药物达到心脏扩张冠状动脉，以治疗心绞痛，简述药物经过的血管。

解剖学综合模拟题（二）

一、单项选择题（每小题 1 分，共 50 分）

1. 哪块骨不是脑颅骨（　　）
   A. 额骨　　　B. 蝶骨　　　C. 筛骨
   D. 鼻骨　　　E. 颞骨

2. 胸椎的特征（　　）
   A. 椎体和横突有肋凹
   B. 横突上有横突孔
   C. 棘突水平、末端分叉
   D. 椎体最小
   E. 矢径比横径短

3. 计数肋的标志是（　　）
   A. 剑突　　　　　　B. 肩胛冈
   C. 胸骨角　　　　　D. 颈静脉切迹
   E. 锁切迹

4. 在描述人体结构时，以何种姿势为准（　　）
   A. 立正姿势　　　　B. 解剖学姿势
   C. 仰卧姿势　　　　D. 俯卧姿势
   E. 侧卧姿势

5. 有关胸廓的描述错误的是（　　）
   A. 成人近似圆锥形
   B. 上部狭窄下部宽阔
   C. 横径小于前后径
   D. 胸廓下口被膈封闭
   E. 胸椎椎体前凸

6. 不开口于中鼻道的鼻旁窦有（　　）
   A. 额窦　　　　　　B. 上颌窦
   C. 蝶窦　　　　　　D. 前筛窦
   E. 中筛窦

7. 小腿三头肌瘫痪时，只不能（　　）
   A. 背屈　　　B. 跖屈　　　C. 内翻
   D. 外翻　　　E. 侧翻

8. 下消化道是（　　）
   A. 空肠至肛门　　　B. 十二指肠至肛门
   C. 盲肠至肛门　　　D. 直肠至肛门
   E. 回肠至肛门

9. 腮腺管开口于（　　）
   A. 舌下
   B. 舌下襞
   C. 舌根
   D. 平对上颌第二磨牙的颊黏膜上
   E. 平对上颌第一磨牙的颊黏膜上

10. 男性直肠触诊时能触及的器官是（　　）
    A. 阑尾　　　B. 精索　　　C. 输尿管
    D. 前列腺　　E. 膀胱

11. 进入肝门的结构（　　）
    A. 入肝门的有肝固有动脉和肝左管、肝右管
    B. 出肝门的有肝静脉和肝左管、肝右管
    C. 入肝门的有门静脉和肝固有动脉
    D. 以上都不对
    E. 以上都对

12. 关于鼻咽部的描述错误的是（　　）
    A. 经鼻后孔通鼻腔
    B. 经咽鼓管咽口通鼓室
    C. 咽鼓管圆枕是寻找咽鼓管咽口的标志
    D. 咽隐窝是咽癌的好发部位
    E. 经咽峡通口

13. 对腹膜的描述错误的是（　　　）
    A. 脏腹膜、壁腹膜相移行
    B. 不能分泌浆液
    C. 胃完全被腹膜包被，是腹膜内位器官
    D. 小网膜是腹膜的形成物
    E. 吸收腹腔内的液体和空气

14. 上呼吸道是（　　　）
    A. 鼻和咽
    B. 鼻、咽和喉
    C. 鼻、咽、喉和气管
    D. 鼻、咽、喉、气管和主支气管
    E. 鼻、咽和气管

15. 喉腔最狭窄的部位是（　　　）
    A. 前庭裂　　B. 声门裂　　C. 喉口
    D. 喉前庭　　E. 声门下隙

16. 肺（　　　）
    A. 位于胸膜腔内
    B. 右肺较左肺窄而长
    C. 右肺有肺小舌
    D. 肺尖高出锁骨内侧段上方 2～3cm
    E. 膈肌的下方

17. 对肾的描述错误的是（　　　）
    A. 泌尿器官　　　B. 左肾低于右肾
    C. 有三层被膜　　D. 内侧缘中部有肾门
    E. 右肾蒂较左肾蒂短

18. 对男性尿道的描述错误的是（　　　）
    A. 可分为前列腺部、膜部和海绵体部
    B. 耻骨下弯凹向前上，固定不可变
    C. 兼有排尿和排精双重功能
    D. 尿道膜部有射精管的开口
    E. 尿道有 3 个狭窄，3 个膨大和 2 个弯曲

19. 子宫（　　　）
    A. 呈前倾前屈位
    B. 后方紧贴膀胱
    C. 子宫颈全部伸入阴道内
    D. 子宫主韧带位于子宫体的两侧
    E. 子宫底部为肿瘤的好发部位

20. 输卵管（　　　）
    A. 位于子宫两侧，包在卵巢悬韧带内
    B. 其腹腔口与腹膜腔相通
    C. 卵子通常在峡部受精
    D. 输卵管结扎术常在壶腹部进行
    E. 子宫部段直径最粗

21. 有关心的说法错误的是（　　　）
    A. 位于胸腔的纵隔内
    B. 心肌是心壁的主要组成部分
    C. 正常时左、右心房借卵圆孔相通
    D. 2/3 位于正中线的左侧
    E. 前方对向第 2～6 肋软骨

22. 三角瓣位于（　　　）
    A. 主动脉口　　　　B. 肺动脉口
    C. 右房室口　　　　D. 左房室口
    E. 上腔静脉口

23. 有关静脉的说法错误的是（　　　）
    A. 是血液流回心房的血管
    B. 起自毛细血管
    C. 管径比相应的动脉略大
    D. 静脉内流动的都是静脉血
    E. 数量比动脉多

24. 升主动脉发出的分支是（　　　）
    A. 头臂干　　　　　B. 胸廓内动脉
    C. 支气管动脉　　　D. 左、右冠状动脉
    E. 左颈总动脉

25. 腹腔干的直接分支是（　　　）
    A. 胃右动脉　　　　B. 脾动脉
    C. 肝固有动脉　　　D. 胃网膜右动脉
    E. 肾动脉

26. 门静脉通常（　　　）
    A. 由肠系膜上静脉和肠系膜下静脉汇合而成
    B. 由肠系膜上静脉和肝静脉汇合而成
    C. 由肠系膜下静脉和脾静脉汇合而成
    D. 由肝静脉和脾静脉汇合而成
    E. 由肠系膜上静脉和脾静脉汇合而成

27. 对眼球的描述错误的是（　　）
 A. 纤维膜的前 1/6 是角膜，无血管分布
 B. 晶状体有折光作用，无血管分布
 C. 脉络膜位于血管膜的前部
 D. 虹膜与角膜交界处的环形区称虹膜角膜角隙
 E. 视盘陷凹无感光细胞

28. 房水（　　）
 A. 由晶状体产生
 B. 由虹膜产生
 C. 由玻璃体产生
 D. 经视神经盘入眼静脉
 E. 有屈光作用

29. 上直肌收缩时，该眼球瞳孔转向（　　）
 A. 上方　　B. 上内　　C. 上外
 D. 下方　　E. 下外

30. 不属于内耳的是（　　）
 A. 窝管　　B. 咽鼓管　　C. 半规管
 D. 耳蜗　　E. 椭圆囊

31. 关于脊髓内部结构的描述错误的是（　　）
 A. 由灰质和白质构成
 B. 灰质在内部，白质在周围
 C. 横切面上灰质呈 "H" 形
 D. 各节段灰质都具有前角、后角和侧角
 E. 中央管纵贯脊髓全长，含脑脊液

32. 颈丛（　　）
 A. 由全部颈神经前支组成
 B. 位于胸锁乳突肌的表面
 C. 只发出肌支
 D. 膈神经是混合性神经
 E. 副膈神经为颈丛恒定分支

33. 前角细胞属于（　　）
 A. 感觉神经元
 B. 联络神经元
 C. 运动神经元
 D. 交感神经元
 E. 副交感神经元

34. 不与前髓相连的脑神经是（　　）
 A. 三叉神经　B. 舌咽神经　C. 迷走神经
 D. 舌下神经　E. 副神经

35. 支配骨骼肌随意运动的传导束是（　　）
 A. 皮质脊髓束　　B. 脊髓丘脑束
 C. 红核脊髓束　　D. 薄束和楔束
 E. 外侧丘系

36. 甲状腺肿瘤患者手术切除后出现声音嘶哑，可能是伤了（　　）
 A. 喉肌　　B. 喉上神经　C. 喉返神经
 D. 声带　　E. 喉软骨

37. 支配三角肌的神经是（　　）
 A. 肌皮神经　B. 腋神经　　C. 肩胛背神经
 D. 副神经　　E. 肩胛上神经

38. 头面部痛、温度觉传导路第 1 级神经元的胞体位于（　　）
 A. 脊神经节　　　B. 三叉神经节
 C. 三叉神经脊束核　D. 三叉神经中脑核
 E. 三叉神经脑桥核

39. 脑和脊髓的被膜由外向内依次是（　　）
 A. 硬膜、软膜、蛛网膜
 B. 软膜、蛛网膜、硬膜
 C. 蛛网膜、硬膜、软膜
 D. 硬膜、蛛网膜、软膜
 E. 软膜、硬膜、蛛网膜

40. 脑脊液产生于（　　）
 A. 硬脑膜窦　B. 蛛网膜粒　C. 脉络丛
 D. 软脑膜　　E. 第三脑室

41. 通过颈椎横突孔的是（　　）
 A. 脊神经　　B. 迷走神经　C. 椎动脉
 D. 颈内动脉　E. 颈外动脉

42. 颏舌骨肌（　　）
 A. 一侧收缩，舌尖偏向对侧
 B. 一侧收缩，舌尖偏向同侧
 C. 两侧收缩拉舌向后
 D. 一侧颏舌骨肌瘫痪，伸舌是舌尖偏向对侧
 E. 两侧收缩下降舌骨

43. 阑尾（   ）
    A. 附于结肠的起始部
    B. 是腹膜间位器官
    C. 3 条结肠带在阑尾根部集中
    D. 开口于回盲瓣上方
    E. 位置固定

44. 下列结构哪项是肾皮质（   ）
    A. 肾小盏，肾大盏   B. 肾乳头
    C. 肾锥体   D. 肾盂
    E. 肾小管

45. 射精管开口于（   ）
    A. 尿道前列腺部   B. 尿道膜部
    C. 尿道海绵体部   D. 尿道球部
    E. 尿道舟状窝

46. 限制子宫向侧方移动的主要结构是（   ）
    A. 盆膈   B. 子宫阔韧带
    C. 子宫圆韧带   D. 子宫骶韧带
    E. 子宫主韧带

47. 肠系膜上动脉发自（   ）
    A. 腹主动脉 B. 腹腔干   C. 脾动脉
    D. 肝总动脉 E. 胃十二指肠动脉

48. 正常桡动脉的摸脉点在（   ）
    A. 肱桡肌腱的外侧
    B. 掌上肌腱的内侧
    C. 指浅屈肌的深面
    D. 肱桡肌腱的内侧
    E. 腕上方桡侧腕屈肌腱外侧

49. 脑膜中动脉（   ）
    A. 发自颈内动脉
    B. 发自上颌动脉
    C. 经圆孔入颅
    D. 经卵圆孔入颅
    E. 发自颞浅动脉

50. 成人脊髓末端终止部位（   ）
    A. 第 1 腰椎下缘   B. 第 2 腰椎下缘
    C. 第 1 骶椎下缘   D. 骶管裂孔
    E. 第 1 骶椎上缘

二、名词解释（每小题 2 分，共 10 分）

1. 胸骨角   4. 螺旋器
2. 肋膈隐窝   5. 大脑动脉环
3. 乳糜池

三、填空题（每空 0.5 分，共 20 分）

1. 关节的主要结构包括_____、_____和_____。

2. 膈上有三个裂孔：①_____，有____和_____通过；②_____，有____和_____通过；③_____，有_____和_____通过。

3. 咽峡是_____的门户，由_____、_____和_____共同围成。

4. 盲肠和结肠具有 3 种特征性结构：_____、_____和_____。

5. 喉的软骨主要有_____、_____、_____及一对_____。

6. 纵隔前界为_____，后界为_____，两侧界为_____，上界至_____，下界达_____。

7. 肾的表面有 3 层被膜，自内向外依次为_____、_____和_____。

8. 固定子宫的韧带有_____、_____、_____和_____。

9. 掌深弓是由_____和_____吻合而成。

10. 含有内脏运动纤维的脑神经有_____、_____、_____和_____。

四、简答题（每小题 4 分，共 20 分）

1. 食管有几个生理狭窄，各位于何处？
2. 男性患者肾结石由肾排出体外需要经几个狭窄？
3. 当视物时，晶体的曲度是如何调节的？
4. 试述手掌和手背皮肤的感觉神经分布。
5. 左上颌牙痛时，痛觉是如何传导的？

（丁淑琴）